ARTE DE CRIAR BEM
OS FILHOS NA IDADE
DA PUERÍCIA

ARTE DE CRIAR BEM OS FILHOS NA IDADE DA PUERÍCIA

Alexandre de Gusmão

Edição, apresentação e notas
RENATO PINTO VENÂNCIO
JÂNIA MARTINS RAMOS

Martins Fontes
São Paulo 2004

Copyright © 2004, Livraria Martins Fontes Editora Ltda.,
São Paulo, para a presente edição.

1ª edição
julho de 2004

Acompanhamento editorial
Helena Guimarães Bittencourt
Preparação do original
Ana Luiza Couto
Revisões gráficas
*Alessandra Miranda de Sá
Lilian Jenkino
Dinarte Zorzanelli da Silva*
Produção gráfica
Geraldo Alves
Paginação/Fotolitos
Studio 3 Desenvolvimento Editorial

Dados Internacionais de Catalogação na Publicação (CIP)
(Câmara Brasileira do Livro, SP, Brasil)

Gusmão, Alexandre de, 1629-1724.
 Arte de criar bem os filhos na idade da puerícia / Alexandre de Gusmão ; edição, apresentação e notas Renato Pinto Venâncio, Jânia Martins Ramos. – São Paulo : Martins Fontes, 2004. – (Coleção clássicos)

Bibliografia.
ISBN 85-336-1998-7

1. Crianças – Criação 2. Educação cristã de crianças 3. Educação de crianças 4. Gusmão, Alexandre de, 1629-1724 – Crítica e interpretação 5. Pais e filhos I. Venâncio, Renato Pinto. II. Ramos, Jânia Martins. III. Título. IV. Série.

04-3236 CDD-649.1

Índices para catálogo sistemático:
1. Criação de filhos : Vida familiar 649.1
2. Crianças : Criação : Vida familiar 649.1

Todos os direitos desta edição reservados à
Livraria Martins Fontes Editora Ltda.
*Rua Conselheiro Ramalho, 330/340 01325-000 São Paulo SP Brasil
Tel. (11) 3241.3677 Fax (11) 3105.6867
e-mail: info@martinsfontes.com.br http://www.martinsfontes.com.br*

Índice

Apresentação.. IX
Cronologia XXXI

ARTE DE CRIAR BEM OS FILHOS NA IDADE DA PUERÍCIA

Ao menino de Belém JESUS Nazareno............................... 3
Prólogo ao leitor... 5
Licenças.. 7

PARTE I

I. Da importância da boa criação dos meninos......... 13
II. Explica-se a importância desta criação dos meninos com algumas semelhanças dos santos padres......... 19
III. Da utilidade da boa criação dos filhos enquanto meninos... 25
IV. De quanta utilidade seja para os pais a boa criação dos filhos 31
V. De quanta utilidade é para toda a república a boa criação dos meninos.. 37
VI. Da obrigação que têm os pais de criar bem os filhos na idade de meninos...................................... 43

VII. Quão severamente castiga Deus nesta vida os pais negligentes na boa criação dos filhos.......... 49
VIII. Quão severamente castiga Deus na outra vida os pais negligentes na boa criação dos filhos.......... 55
IX. Quanto se agrada Deus dos pais que sabem criar bem seus filhos.. 61
X. Quais estejam mais obrigados à criação dos meninos, os pais ou as mães....................................... 67
XI. Da obrigação dos tutores, aios e mestres de meninos... 71
XII. Dos pais que enjeitam os filhos pelos não criar... 79
XIII. Da crueldade dos pais que matam os filhos pelos não criar ou por outros respeitos humanos.. 85
XIV. Da boa criação dos meninos enjeitados............. 93
XV. Da boa criação dos meninos órfãos..................... 101
XVI. Do cuidado que devem ter os pais dos meninos defuntos... 107
XVII. Como se hão de haver os pais com os filhos de má condição... 113
XVIII. Que naquilo em que os pais puseram os filhos na puerícia ficarão toda vida................................ 119
XIX. Do cuidado que os antigos tiveram da boa criação dos meninos... 125

PARTE II
Como se hão de haver os pais na criação dos meninos

I. De quanta importância é oferecer a Deus a criança logo em nascendo.. 133
II. Como se hão de haver os pais com os filhos na primeira idade de infantes..................................... 139
III. De quanta importância é para a boa criação dos meninos serem criados aos peitos de suas próprias mães... 145

IV. Que coisas principalmente devem prevenir os pais aos meninos tanto que chegam aos anos da discrição 153
V. Do temor de Deus e ódio ao pecado em que se devem criar os filhos desde a puerícia 159
VI. Do amor da castidade e horror a toda torpeza com que se devem criar os meninos 167
VII. Dos pais que permitem ou dissimulam aos filhos coisas desonestas 175
VIII. De outros vícios próprios dos meninos, de que os devem afastar os pais 181
IX. Quanto importa para a boa criação dos meninos o bom exemplo dos pais 189
X. Da boa companhia dos meninos 197
XI. Que se não devem criar os meninos à vontade... 205
XII. Quanto dano causa criar os meninos com mimo . 211
XIII. De quanta importância é criar os meninos em piedade e devoção 217
XIV. De quanta importância é criar os meninos na devoção da Virgem Maria, Nossa Senhora 223
XV. Da boa eleição do mestre dos meninos 229
XVI. Do respeito e obediência a seus mestres, aios e tutores em que se hão de criar os meninos 235
XVII. Quanto importa castigar os meninos quando erram 241
XVIII. Que não devem ser demasiadamente severos os pais nos castigos dos meninos 247
XIX. Que não hão de amaldiçoar nem praguejar os filhos, mas encomendá-los a Deus e a Virgem Nossa Senhora 251
XX. Qual deve ser o amor dos pais na criação dos meninos 255
XXI. Como devem os pais inclinar os filhos na pueadolescência... 261

XXII. De quanta importância é inclinar os filhos ao estado religioso logo de sua puerícia 267
XXIII. Se convém que os filhos tomem o estado religioso na idade da puerícia? 275
XXIV. Dos jogos e brincos dos meninos 283
XXV. Do especial cuidado que se deve ter na criação das meninas 291

Índice onomástico.. 297

Apresentação

> Para Maria Luiza Marcílio, que inspirou
> uma geração de historiadores brasileiros*.

A *história da infância* é um campo de estudo consolidado. Há muito, Philippe Ariès escreveu páginas magistrais a respeito das práticas e representações do mundo infantil no passado europeu[1]. Uma legião de historiadores seguiu essas pistas e hoje dispomos de uma visão matizada a respeito da questão. Nesses estudos, abandonou-se a procura da origem do sentimento de infância[2] em troca de uma visão voltada

---

* Somos gratos às críticas e sugestões dos professores Duda Machado, Luciano Raposo Figueiredo e Maria Carlota Amaral Paixão Rosa.

1. ARIÈS, Philippe. *L'enfant et la vie familiale sous l'Ancien Régime*. 2. ed. Paris: Seuil, 1973 (originalmente publicado em 1960). Há uma versão resumida dessa obra em português, publicada sob o título: *História social da criança e da família*. Rio de Janeiro: Zahar, 1978. Até meados da década de 1970, as pesquisas especializadas a respeito da história da infância ainda eram raras; um levantamento de 55 livros a respeito do tema revelou que apenas quatro deles eram de autoria de historiadores profissionais. MAUSE, Lloyd de (ed.). *The History of Childhood: the Evolution of Parent-Child Relationships as a Factor in History*, 2. ed. Londres: Condor Book, 1980, p. 56 (originalmente publicado em 1974).

No Brasil, esse pioneirismo coube a Gilberto Freyre com *Casa-grande & senzala*. 18. ed. Rio de Janeiro: José Olympio, 1977 (originalmente publicado em 1933).

2. Há uma bibliografia bastante extensa a respeito da história do "sentimento de infância" (ou seja, da representação da infância como um período específico da vida, sujeito a cuidados e atenções especiais). Tais pesquisas reavaliaram as teses de Philippe Ariès a respeito da ausência de "sentimento de infância" antes da Época Moderna. Conforme observa Lloyd de Mause: "Ariès... igno-

para a análise da maior ou menor centralidade do tema nas práticas e discursos dos diferentes períodos e sociedades. O século XVI deu início a uma época de intensa valorização da infância. Qual seria a razão dessa preocupação? Quanto a isso, cabe lembrar que a Reforma Protestante e a Reforma Católica fizeram da criança uma espécie de tábua de salvação da humanidade; alterando-a, seria possível alterar tudo mais[3]. Os sistemas monárquicos, por sua vez, depositaram esperanças de estabilidade política na forma "correta" de educar as crianças, que, quando adultas, transformar-se-iam em súditas obedientes. No conjunto da cristandade, o rigor e a disciplina presentes até então nos conventos e mos-

....

res voluminous evidence that medieval artists could, indeed, paint realistic children..." (op. cit., p. 5). Para uma crítica ainda mais detalhada à noção de "ausência de sentimento de infância", ver: ALEXANDRE-BIDON, Danièle e CLOSSON, M. *L'enfant à l'ombre des cathédrales*. Lyon: PUL/CNRS, 1985, e SHALAR, Shulamith. *Childhood in the Middle Ages*. London: Routledge, 1990. Em relação ao período anterior à Idade Média, ver: CORBIER, Mireille. La petite enface à Rome: lois, normes, pratiques individuelles et collectives. *Annales HSS*, n. 6, pp. 1257-90, 1999. No caso brasileiro, há numerosos indícios a respeito do "sentimento de infância" desde o período colonial. Ver: MARCÍLIO, Maria Luiza. *História social da criança abandonada*. São Paulo: Hucitec, 1998; PRIORE, Mary Del (org.). *História das crianças no Brasil*. São Paulo: Contexto, 1999; e *História da criança no Brasil*. São Paulo: Contexto, 1991; RIZZINI, Irma (org.). *Crianças desvalidas, indígenas e negras no Brasil: cenas da Colônia, do Império e da República*. Rio de Janeiro: USO Ed. Universitária, 2000, e *Olhares sobre a criança no Brasil*. Rio de Janeiro, 1997; FREITAS, Marcos Cezar de (org.). *História social da infância no Brasil*. São Paulo: Cortez, 2001.

3. De modo geral, a Igreja da Contra-Reforma fez da família um dos lugares privilegiados da vida cristã. Talvez pelo fato de a Reforma havê-la auxiliado a tomar consciência da força dos laços domésticos e das possibilidades que esses laços ofereciam para vigiar e educar a massa de fiéis. Ver: FLANDRIN, Jean-Louis. *Famílias: parentesco, casa e sexualidade na sociedade antiga*. 2. ed. Lisboa: Estampa, 1985, pp. 123-56. A Reforma Católica pode ser interpretada tanto na "curta duração", simbolizada pelo Concílio de Trento (1545-1563), quanto na "longa duração", englobando o período compreendido entre 1520 e 1680. Ver: CHAUNU, Pierre. *La civilisation de l'Europe classique*. Paris: Arthaud, 1984, p. 450.

teiros foram generalizados para o mundo infantil. Como é fácil perceber, havia um acentuado viés normativo nesse projeto. Daí a profusão de manuais e tratados de costumes, que se repetiam uns aos outros, insistindo na mudança de hábitos dos pequerruchos. A importância que o tema adquire também pode ser percebida através da presença de intelectuais renomados nesse debate, como foi o caso de Erasmo, que, em 1530, publica *De civilitate morum puerilium*[4], ou então de John Locke, que, em 1693, apresenta seu tratado de educação infantil sob o título *Some Thoughts concerning Education*[5] – isso para citarmos apenas dois exemplos.

Além de uma constelação de influentes filósofos existiu uma multidão de autores que caiu no esquecimento, permanecendo conhecidos apenas por um grupo reduzido de especialistas. O autor de *Arte de criar bem os filhos na idade da puerícia* é um desses casos. Alexandre de Gusmão[6], proveniente da pequena nobreza, nasceu em Lisboa, em 1629. Aos 15 anos embarcou, com a família, para o Brasil e, em 1646, ingressou na Companhia de Jesus do Rio de Janeiro, de onde saiu como pregador duas décadas mais tarde[7]. No colégio jesuítico carioca, freqüentou cursos de humanidades, retórica e teologia, destacando-se como um notável orador sacro[8], sendo um exemplo de intelectual que não teve sua formação complementada na sociedade metropolitana. Uma vez professado, Alexandre de Gusmão foi mestre de noviços no Rio de Janei-

---

4. Há uma versão portuguesa deste livro: *A civilidade pueril*. Lisboa: Editorial Estampa, 1978.

5. Em 1996, a editora inglesa Hackett Publishing reeditou esse texto. Existem também traduções francesas, sendo uma delas publicada sob o título: *Quelques pensées sur l'education*. Paris: Vrin, 1992.

6. Não confundir com o diplomata homônimo, Alexandre de Gusmão (1695-1753), sobrinho e afilhado do jesuíta.

7. LEITE, Serafim. *História da Companhia de Jesus no Brasil*. Rio de Janeiro: Instituto Nacional do Livro, 1949, t. VIII (Escritores, I), p. 289.

8. CIDADE, Hernâni e SELVAGEM, Carlos. *Cultura portuguesa*. Lisboa: Empresa Nacional de Publicidade, 1973, vol. 10, p. 75.

ro e reitor do Colégio Jesuítico do Espírito Santo e da Bahia. Nessa mesma capitania, fundou e foi reitor do Seminário de Belém da Cachoeira. Atuou ainda em São Paulo, na administração de índios aldeados, onde promoveu missões e chegou a ser prisioneiro de piratas; faleceu na Bahia, em 1724, aos 95 anos. A vida atarefada e tumultuada não o impediu de escrever, entre livros e sermões, treze obras; uma delas, *História do predestinado peregrino e seu irmão Precito* (1682), conheceu relativo sucesso[9], tendo sido traduzida em castelhano e reeditada até o século XIX.

Arte de criar bem os filhos na idade da puerícia, conforme mencionamos, insere-se nos quadros mentais do mundo católico, mundo que estava seriamente ameaçado em razão do avanço protestante, daí a multiplicação de obras voltadas para o ensino dos preceitos religiosos, apresentando títulos semelhantes[10] e pontos em comum nos conteúdos[11].

Em Portugal, a produção de textos voltados à educação ou à formação moral de crianças vinha sendo registrada des-

---

9. Como pode ser percebido nos escritos de Nuno Marques Pereira, *Compêndio narrativo do peregrino da América* (1725). Aliás, a noção de "peregrinação" também é observada nas *Cartas chilenas*, de Cláudio Manuel da Costa. Ver: MARTINS, Wilson. *História da inteligência brasileira (1550-1794)*. São Paulo: Cultrix/Edusp, 1976, vol. 1, pp. 315 e 480.

10. *Arte de orar, arte da galantaria, arte de escrever cartas, arte militar, arte de bem morrer* etc. Ver: FRANÇA, Eduardo d'Oliveira. *Portugal na época da Restauração*. 2. ed. São Paulo: Hucitec, 1997, p. 135. Segundo dicionários da época, "arte" podia significar "regras e métodos, com cuja observação se fazem muitas obras úteis, agradáveis e necessárias à República". Ver: BLUTEAU, Raphael. *Vocabulário português e latino*. Coimbra: Colégio das Artes da Companhia de Jesus, 1712, vol. I, p. 573. O termo "ars" era tradicionalmente definido como "conhecimento reduzido a regras". Ver CURTIUS, Ernst Robert. *Literatura européia e Idade Média latina*. São Paulo: Hucitec, 1996, p. 285.

11. "A arte de criar bem os filhos e a arte de bem morrer não só participam de um fundo comum, como têm os mesmos porta-vozes." ARAÚJO, Ana Cristina. A esfera pública da vida privada: a família nas artes de bem morrer. *Revista Portuguesa de História*, 1996, t. XXXI (2), p. 353.

de a primeira metade do século XVI. Em 1525, Antônio de Beja publica *Breve doutrina e ensinança de príncipes*[12]. Na década seguinte, surgem novos títulos, como *Cartinha para aprender a ler*[13], 1539, e *Diálogo de preceitos morais com prática deles em modo de jogo*[14], 1540, ambos de autoria de João de Barros; três décadas mais tarde registra-se o livro *Da instituição real e suas disciplinas*[15], de autoria de Jerônimo Osório, voltado para a educação dos príncipes. No início do século XVII, é a vez de as crianças indígenas começarem a ser alvo de uma literatura específica, inclusive aquela escrita em tupi ou "língua geral", como ficou registrado, em 1618, com a publicação das *Cantigas para mínimos na Santa Doutrina*, de Christovam Valente, ou do *Cathecismo para instrução dos meninos e meninas nos rudimentos de fé com exercício quotidiano de manhã e de tarde*, de autoria de Antônio Pereira. Também surgem livros de caráter geral, como o *Tratado da boa criação e polícia cristã*, 1633, de Pedro Santa Maria. Tal literatura é enriquecida pela contribuição de médicos, como Manoel de Azevedo, autor de *Correção de abusos introduzidos contra o verdadeiro método da medicina e farol medicinal para médicos, cirurgiões e boticários, dividido em três tratados. 1º da fascinação, olho, ou quebranto, e que é enfermidade mortal não só para meninos, senão para os de maior idade com os sinais para se*

....
12. Há um exemplar dessa obra no *Real Gabinete Português de Leitura*, Rio de Janeiro, cód. Misc. 907-7.

13. Há uma edição fac-similada dessa obra, publicada pela Biblioteca Nacional, Lisboa, 1981.

14. Há um exemplar dessa obra na Biblioteca Nacional, Rio de Janeiro, cód. W1, 3, 4 DRG-OR.

15. Há uma edição desse livro, de 1944, publicada em Lisboa, Edições Pro Domo. Um exemplar da edição original pode ser encontrado na Biblioteca da Faculdade de Letras, Universidade de Coimbra, cód. 7-7-94 (vol. 1). Para uma análise deste autor ver: HANSEN, João Adolfo. Educando príncipes no espelho. In: FREITAS, Marcos Cezar de e KUHLMANN Jr., Moysés (orgs.). *Os intelectuais na história da infância*. São Paulo: Cortez, 2002, pp. 61-97.

conhecer e remédios para se curar; 2º da curação das bexigas e sarampão; 3º dos pós-purgativos de ouro preparado, chamado Quintillo[16], 1680.

O surgimento dessa literatura médica, contudo, não implicou o abandono da tradição anterior. No século XVII, continuam a ser editados manuais de civilidade voltados à boa criação dos príncipes – como foi o caso do *Opúsculo da infância e puerícia dos príncipes*, publicado em 1644, de autoria de Francisco da Silva. No século XVIII, são registrados novos títulos, como: *Apontamentos para a educação de um menino nobre*, 1734, de Martinho de Mendonça de Pina e de Proença*[17]; e *O livro dos meninos. Em que se dão as idéias gerais e definições das coisas que os meninos devem saber* (1778), de João Rosado Vilalobos e Vasconcelos. A longo prazo, porém, os tratados médicos tendem a suplantar os de natureza moral. Em 1787, Manuel Joaquim Henrique de Paiva escreve o *Aviso ao povo ou Sumário dos preceitos mais importantes concernentes à criação das crianças às diferentes profissões e ofícios, aos alimentos e bebidas, ao ar, ao exercício, ao sono, aos vestidos, à intemperança, à limpeza, ao contágio, às paixões, às evacuações regulares etc. que se devem observar para prevenir as enfermidades, conservar a saúde, e prolongar a vida*[18]; dois anos mais tarde, vem a lume o famoso *Tratado de educação física dos meninos para uso da nação portuguesa*[19], de Francisco Melo Franco.

....

16. Há um exemplar dessa obra na Biblioteca Nacional, Lisboa, cód. Res 2604P.

17. Uma edição recente desse texto pode ser encontrada em: GOMES, Joaquim Ferreira. *Martinho de Mendonça e sua obra pedagógica*. Coimbra: Instituto de Estudos Filosóficos, 1964. Há também uma versão na Internet: http://bnd.bn.pt/od/sa-2184-p/ficha.html.

18. ARAÚJO, Ana Cristina, op. cit., p. 364. A autora menciona a existência desse texto no Arquivo Nacional da Torre do Tombo, Real Mesa Censória, n. 1344.

19. Há um exemplar dessa obra na Biblioteca Nacional, Rio de Janeiro, 20, 020, ex 1-OR.

Essa lista que poderia ser em muito ampliada se a ela acrescentássemos as histórias de proveito e exemplo ou os inúmeros sermões, orações e autos escritos em louvor ao Menino Jesus. Isso para não mencionarmos ainda as traduções e livros destinados às reformas educacionais, que procuravam combater a influência da escolástica – tema inspirador de numerosos textos eruditos da Ilustração portuguesa[20], como o de Luís Antônio Verney, *Verdadeiro método de estudar* (1746)[21] ou as *Cartas sobre a educação da mocidade*, de Ribeiro Sanches[22], chegando até mesmo a influenciar a literatura de cordel[23].

Perante esse conjunto de obras, qual seria a importância da *Arte de criar bem os filhos na idade da puerícia*? Ora, em primeiro lugar, este livro destaca-se por se tratar de uma síntese elaborada em fins do século XVII, época em que os preceitos tridentinos há muito vinham sendo implementados nas sociedades católicas. De certa maneira, a referida obra pode

---

20. Um bom levantamento desse material é feito por FERNANDES, Rogério. *Os caminhos do ABC: sociedade portuguesa e ensino das primeiras letras (do pombalismo a 1820)*. Porto: Porto Editora, 1994, pp. 715-34. Cabe lembrar que o tema da educação foi central nos debates políticos do século XVIII, pois a passagem da noção soberania régia para soberania popular (i.e., "soberania da razão") pressupunha a generalização do ensino. Conforme sublinham vários autores, é bastante significativo o fato de Rousseau ter publicado, no mesmo ano de 1762, *Contrat social* e *Émile ou de l'éducation*. Para uma contextualização do caso português, ver: SILVA, Maria Beatriz Nizza da. A educação de um príncipe no período pombalino. *Revista de História das Idéias*, pp. 377-83, 1982.

21. Há uma edição recente dessa obra: VERNEY, Luís Antônio. *Verdadeiro método de estudar (Cartas sobre retórica e poética)*. Lisboa: Editorial Presença, 1991. Há uma versão dessa obra na Internet: http://bnd.bn.pt/ecrans/lingua.html.

22. A última edição dessa obra foi em 1922, publicada pela Imprensa da Universidade de Coimbra. Há uma versão dessa obra na Internet: http://bnd.bn.pt/od/sc-16289-p/ficha.html.

23. *Diálogo dos meninos da escola que hão de representar quatro figuras que são Florêncio, Roberto, Aurélio e Jerônimo*. Lisboa: Officina de Miguel Menescal, 1758. apud PRIORE, Mary Del (org.). O cotidiano da criança livre no Brasil entre a Colônia e o Império. In: *História das crianças no Brasil*, p. 104.

ser considerada um exemplo do apogeu do projeto da Reforma Católica em relação à infância. Mais ainda: conforme é sabido, até a data da expulsão da Companhia de Jesus, em 1759, essa instituição praticamente deteve o monopólio do ensino de primeiras letras no Brasil colonial. O livro *Arte de criar bem os filhos na idade da puerícia* permite que seja conhecido outro aspecto importante do projeto pedagógico jesuítico: aquele referente à reforma da vida familiar.

O interesse desta obra não se encerra nesse ponto. Cabe lembrar que Alexandre de Gusmão, conforme mencionamos, viveu a maior parte da vida na América portuguesa. Certos trechos do livro revelam essa experiência, sendo precedidos de observações, como a seguinte: "... confessava eu, na Bahia...". Por isso mesmo, o presente livro também pode ser considerado um testemunho valioso a respeito das dificuldades e impasses da implantação dos preceitos cristãos numa sociedade escravista[24].

Na *Arte de criar bem os filhos* podem ser identificadas duas partes: uma voltada para a análise dos fundamentos teológicos da *boa educação* e outra dedicada a aconselhamentos práticos aos pais[25]. Esses últimos eram formulados através das lentes dos textos clássicos, como ficou registrado nos trechos em que o autor condena a entrega de bebês a amas-de-leite escravas: *Por esta causa, Platão admoestava as amas dos meninos que, de nenhuma sorte, lhes contassem fábulas nem falassem diante deles cousas desonestas, porque facilmente aprendem as crianças semelhantes linguagens.* O texto bíblico também guiava a escolha dos princípios educativos: *Deus,*

---

24. Uma instigante análise dessas dificuldades é desenvolvida por: VAINFAS, Ronaldo. *Ideologia e escravidão: os letrados e a sociedade escravista no Brasil Colonial.* Petrópolis: Vozes, 1986.

25. Para a análise das tradições neotomistas ou da "segunda escolástica" na Bahia Seiscentista, ver: PÉCORA, Alcir. *Teatro do sacramento: a unidade teológico-retórica-política dos sermões de Antônio Vieira.* São Paulo: Ed. Unicamp/Edusp, 1994.

Nosso Senhor, que por todos os caminhos busca nosso bem, ditou um livro inteiro, que chamam dos Provérbios, a Salomão, em que se ensinam os primeiros princípios da boa criação dos meninos e mancebos...

O reconhecimento da importância dessas tradições intelectuais, contudo, não impede que sejam percebidas especificidades no texto em questão, decorrentes provavelmente do meio social em que foi produzido. Assim, não deixa de ser interessante sublinhar que, quando comparado a outros autores de época, Alexandre de Gusmão destaca-se na defesa mais freqüente do uso da violência[26]. Uma contagem dos termos utilizados ao longo do livro reforça essa impressão. As palavras "açoite"/"açoute" estão presentes quase duas vezes mais que os termos "amor paterno"/"amor dos pais"; a palavra "carinho" aparece apenas duas vezes, ao passo que o termo "castigo" é usado setenta e nove vezes![27]

Conforme mencionamos, *Arte de criar* não é um testemunho da sociedade colonial, mas sim um projeto de reformá-la. Nesse sentido, é bastante interessante observar que, ao escrever o presente tratado, o jesuíta destinava-o não só à leitura dos adultos como também ao estudo das crianças, sugerindo dessa maneira que os preceitos nele contidos eram pouco difundidos: *Se nos pais houver cuidado em ler e praticar este tratado a seus filhos; e nos meninos houver curiosidade em estudar o que lhes pertence, espero, com a gra-*

---

26. A violência é referida com menor freqüência no *Tratado sobre educação de meninas* (1687), de Fénelon, e no livro *Alguns pensamentos sobre a educação* (1693), de Locke. Ver FERREIRA, Antonio Gomes. Três propostas pedagógicas de finais de Seiscentos: Gusmão, Fénelon e Locke. *Revista Portuguesa de Pedagogia*, vol. XXII, 1988, p. 287.

27. É importante ressaltar, entretanto, a recomendação do autor, referente ao modo pelo qual os pais devem amar os filhos: "para fugir destes dois extremos, do mimo e do rigor, tão nocivos para a boa criação dos meninos, necessário é o amor que os saiba unir, temperando o rigor com o mimo, e o mimo com o rigor".

ça de Deus e favor de sua santíssima mãe, haja nas famílias muita melhoria, nas repúblicas, muita reformação, na igreja, muitos justos e, no céu, muitos santos.

Aliás, a difusão do texto não devia ser feita somente por meio da leitura. Em toda a cristandade, tratados dessa natureza serviam de fonte para sermões – lidos em casamentos e em homilias, por ocasião das festas da Epifania e da Sagrada Família –, sendo também transmitidos oralmente, no momento da confissão[28]. Mas que preceitos eram esses? Ora, o leitor de nossos dias, pertencente a uma sociedade que é constantemente bombardeada por conselhos e advertências médicas, sem dúvida ficará surpreso: o esforço do escritor é primordialmente destinado à proteção da alma e não da saúde da criança. Assim, lemos que a escolha de vestimentas, longe de corresponder aos preceitos de comodidade e higiene de nossos dias, subordinava-se à pedagogia da salvação; elas – afirma o jesuíta – não deveriam estimular a vaidade em detrimento do aprendizado religioso, tornando-se fonte de pecado: *Muitas vezes vejo eu alguns pais muito curiosos de trazerem os filhos pequenos muito enfeitados e alindados, e dos mistérios da fé e piedade nada curam; vê-los-eis com espadinhas prateadas, vestidos de seda arrendada de prata, porém sem cartilhas para aprenderem os mistérios da fé, nem rosários, ou Horas de Nossa Senhora, para terem oração.*

Exemplos desse tipo poderiam ser multiplicados. Eles traduzem a ênfase primordial na proteção espiritual e não física da criança. Um caso-limite dessa postura ocorria por ocasião da reação que os pais deveriam ter no momento da morte dos filhos; segundo tradições que estendiam raízes no mundo medieval, as meninas e meninos que faleciam antes

---

28. DELUMEAU, Jean e ROCHE, Daniel. *Histoire des pères et de la paternité.* Paris: Larousse, 1990, p. 132.

do batizado iam para o "limbo das crianças", onde "só arcam com o pecado original e não padecem as penas dos sentidos"[29]. Situação bem distinta ocorria com os inocentes que faleciam após receberem os devidos sacramentos e sufrágios: eles se tornavam "anjinhos" e iam direto para o céu. Ora, nesses casos, as manifestações excessivas de dor e tristeza familiar eram interpretadas como falta de fé, conforme o autor sublinha: *Há de ser... moderado o sentimento dos pais nas mortes dos filhos meninos, porque, assegurando eles naquela idade a salvação, pede o amor bem ordenado que antes se deviam alegrar que entristecer... Os pais, que amam os filhos com amor bem ordenado, mais razão tinham de se lembrar da vida eterna dos filhos que de se entristecerem pela morte temporal... E, na verdade, razão tem de se alegrar o pai na morte do inocente por ter no céu mais uma estrela; no jardim da glória, mais uma flor; entre os espíritos celestiais, um anjinho; e, entre os santos da glória, um filho*[30].

Há ainda outras dimensões fundamentais no texto de Alexandre de Gusmão. Uma delas refere-se, por assim dizer, à interpretação da "psicologia infantil". Quanto a isso, o primeiro item abordado era o de saber que limites etários delimitavam os primeiros anos de vida. Conforme informa o je-

---

29. *Livro do Sínodo de Salamanca* (1410). Apud BASTOS, Maria do Rosário. Prescrições sinodais sobre o culto dos mortos nos séculos XIII a XVI. MATTOSO, José (org.). *O reino dos mortos na Idade Média peninsular.* Lisboa: Edições João Sá da Costa, 1996, p. 113.

30. É interessante observar que, nesse aspecto, a pregação religiosa encontrava correspondência nas estruturas demográficas da época: os elevadíssimos índices de mortalidade infanto-juvenil (c. 500 por 1.000 até os sete anos de idade) tornavam a morte de crianças um fenômeno corriqueiro; numerosos viajantes, ao percorrerem o interior do Brasil no século XIX, observaram que "a morte do recém-nascido era recebida com tiros e foguetes, comida, bebida e música – uma festa em que se dançava para o anjinho". REIS, João José. *A morte é uma festa: ritos fúnebres e revolta popular no Brasil do século XIX.* São Paulo: Companhia das Letras, 1991, p. 123.

suíta, não havia um critério único, mas sim várias formas de delimitar o fim da infância: *Diversamente computam os autores a primeira idade da infância; porque uns a estendem até os sete anos, outros a limitam até o tempo em que os meninos começam a falar, o qual é conforme a etimologia do nome de infante, que quer dizer o que não fala; outros chamam infantes ao menino enquanto mama; e outros, enquanto lhe não amanhece a primeira luz da razão. A Sagrada Escritura variamente fala neste particular, porque, pondo exemplo no mesmo menino Jesus nascido, o anjo lhe chama infante, no presépio; o Evangelista, daí a oito dias, lhe chama menino, na circuncisão. Nós chamamos infante à criança, enquanto de si não tem ação racional e, para viver, necessita de alheio socorro.*

Da mesma forma que a maioria de seus contemporâneos, o jesuíta considerava a consciência da criança uma *tabula rasa*, um *papel em branco*, em que tudo poderia ser escrito[31]: *nenhum menino há, de tão ruim condição, que não possa ser corrigível, e domesticável, se no pai ou no mestre houver vigilância e prudência para o criar enquanto é menino.* Tal interpretação implicava, porém, procedimentos complexos, pois transferia exclusivamente para os adultos a responsabilidade pelos desvios e mau comportamento das novas gerações. Para evitar isso, os pais deviam se empenhar arduamente na criação dos pequeninos. Conforme sublinha Alexandre de Gusmão, havia mesmo uma estrita especialização de papéis familiares: *Suposta a obrigação dos pais na boa educação dos meninos, perguntareis a quem ocorre mais obrigação de os ensinar, ao pai ou à mãe? Não há dúvida que é de ambos a obrigação, porém, com esta distinção, que o pai está mais obrigado à correção e a mãe à direção (...) Donde se vê a obrigação maior que ocorre às mães de criar*

---

31. PRIORE, Mary Del (org.). O papel branco, a infância e os jesuítas na Colônia. In: *História da criança no Brasil*. São Paulo: Contexto, 1991, p. 10.

bem os filhos, enquanto são meninos; porque, depois de chegarem à idade juvenil, mais necessitam da disciplina e correção do pai. Tais princípios – diga-se de passagem – não deviam ser estranhos ao mundo patriarcal e traduziam-se no alheamento dos homens no trato de bebês e no relacionamento lúdico com as crianças, apresentando-se apenas nos momentos das advertências e dos castigos, ou como modelo de honestidade a ser seguido. O fracasso na criação dos filhos impedia que eles alcançassem corretamente a idade adulta. Para ilustrar isso, Alexandre de Gusmão recorre à imagem do Cupido, símbolo do pecado, e representado sempre na forma de criança: *meninos [que] foram criados com o leite de Vênus nunca chegarão a ser homens de valor mais que para a desonestidade, como Cupido, que sempre o pintam menino.*

Por isso mesmo, os pais que não agiam de acordo com as normas cristãs deveriam ser substituídos no processo educativo. Isso ocorria em situações de "contato" com os povos indígenas: *Ao tempo que isto escrevo, me lembrou o que os nossos padres missionários obram com os filhos dos bárbaros tapuias neste sertão do Brasil, que sendo os pais barbaríssimos e que, nos acidentes, pouco diferem dos brutos animais, os filhinhos são tão doutos na doutrina, que podem competir com os filhos dos mais polidos europeus.* Mesmo no interior da sociedade cristã havia situações em que essa substituição era inevitável. A orfandade, fenômeno corriqueiro nas sociedades do passado, era um desses momentos. Daí o papel estratégico dos tratados de puerícia; eles, por assim dizer, guiavam como deveria ser feita a escolha dos novos responsáveis pela criança. Alexandre de Gusmão afirma que a integração familiar dos meninos e meninas desamparados podia ser *por meio de adoção ou legal filiação.* No entanto, não considera esse procedimento superior ao acolhimento informal, sem legalização, pois *o que a Deus principalmente mais agrada é criá-los como fi-*

lhos, no santo temor e amor de Deus, no estudo das letras e exercícios das virtudes[32].

Gusmão escreve ainda a respeito da eleição de bons tutores[33] e padrinhos, chegando a lamentar que a escolha desses últimos *se não atende hoje ao fim para que a Igreja os ordenou, que foi para ensinar e instruir o afilhado nas coisas da fé e bons costumes, e pela maior parte mais buscam os pais compadres para si que padrinhos para os filhos*. A boa seleção de aios e mestres preenche outros capítulos do livro. Em algumas situações, porém, esses substitutos dos pais biológicos não atuavam. Isso ocorria particularmente por ocasião do abandono de crianças. Prática corrente no Antigo Regime, a entrega de recém-nascidos a outras famílias e a hospitais, quando não o abandono em estradas e terrenos baldios, subvertia o modelo familiar em que se supunha garantir a formação cristã dos meninos e meninas. Costume bárbaro e anticristão, o "enjeitamento" de crianças é asperamente condenado pelo jesuíta. No entanto, tal gesto era considerado menos deplorável que o infanticídio. Por isso mesmo, exaltavam-se famílias que acolhiam filhos alheios,

---

32. Idem, p. 127. Durante o Antigo Regime, o parentesco criado pelo "sangue" foi central no ordenamento das hierarquias sociais; por outro lado, na ausência dos pais biológicos, o padrinho e a madrinha – pais espirituais – deveriam encarregar-se de cuidar do órfão. Dessa forma, Estado e Igreja aliaram-se no desestímulo à prática da adoção legal, procedimento raro tanto na Europa quanto no Brasil dos séculos XVI-XIX. GUTTON, Jean-Pierre. *Histoire de l'adoption en France*. Paris: Publisud, 1993; GAGER, Kristin Elizabeth. *Blood Ties and Fictive Ties: Adoption and Family Life in Early Modern France*. Princeton: Princeton University Press, 1996; e MATTOSO, Kátia de Queiroz. A família e o direito no Brasil no século XIX. *Anais do Arquivo do Estado da Bahia*, vol. 44, pp. 229-35, 1979.

33. Administrador dos bens dos órfãos, até esses últimos completarem 25 anos, quando então eram considerados aptos para gerir os bens herdados. Para uma análise detalhada da legislação que regulamentava a vida familiar no Brasil colonial, ver: SILVA, Maria Beatriz Nizza da. *Sistema de casamento no Brasil colonial*. São Paulo: T. A. Queiroz/Edusp, 1984.

afirmando: *assim como é impiedade grande enjeitar os filhos próprios pelos não criar; assim é suma piedade criar os alheios para que se não percam*; acrescentando: *Donde manifestamente se colhe quão agradável misericórdia será para Deus todo o cuidado que se tiver dos órfãos, principalmente dos meninos, porque estes são os mais desamparados e mais dignos de compaixão; porque se ele é pai dos órfãos e, como a filhos, os ama e defende, e quer que nós os amemos e defendamos, quanto estimará que nós os amemos e criemos como filhos?*

A aceitação de crianças estranhas aos domicílios, mais do que revelar a importância econômica do trabalho infantil, traduzia uma atitude religiosa[34] – o que, a longo prazo, estimulou até mesmo famílias modestas a acolherem numerosos meninos e meninas expostos[35]. Em certo sentido, a assistência às crianças desamparadas também permitia a construção de uma identidade diferenciada em relação à dos "povos bárbaros". A condenação em relação ao infanticídio de

---

34. No Brasil colonial, aceitar um enjeitado podia ser uma forma de cumprir uma promessa, conforme ficou registrado na documentação das Santas Casas da Misericórdia. Ver: VENÂNCIO, Renato Pinto. *Famílias abandonadas: assistência à criança de camadas populares no Rio de Janeiro e em Salvador – séculos XVIII e XIX*. Campinas: Papirus, 1999, p. 63.

35. A influência da religião também pode ser percebida em razão da raridade com que as sociedades protestantes estabeleceram instituições para crianças abandonadas. Para uma discussão geral da história do abandono, consultar as sínteses: BARDET, Jean-Pierre (ed.). *Enfance abandonnés et société en Europe XIVème-XXème siècles*. Roma: École Française de Rome, 1991; BOSWELL, John. *The Kindness of Strangers: the Abandonment of Children in Western Europe from Late Antiquity to the Renaissance*. Nova Iorque: Pantheon Books, 1988 (há uma versão francesa desse livro: *Au bon coeur des inconnus: les enfants abandonnés de l'Antiquité à la Renaissance*. Paris: Gallimard, 1993); SÁ, Isabel dos Guimarães. *A circulação de crianças na Europa do Sul: o caso dos expostos do Porto no século XVIII*. Lisboa: Fundação Calouste Gulbenkian, 1995. No caso brasileiro, ver: MARCÍLIO, Maria Luiza. *História social da criança abandonada*. São Paulo: Hucitec, 1998.

bebês deficientes físicos ou mentais tornava as sociedades cristãs – conforme afirma o jesuíta – eticamente superiores às da Antiguidade: *Alguns dos antigos gentios tinham estes [meninos] por incapazes de doutrina e, por isso, os matavam... Os brâmanes provavam os meninos logo aos dois meses depois de nascidos e, se os achavam deste mau natural, os matavam ou os lançavam nos matos. Os lacedemônios também lançavam, nos rios, os meninos que lhes pareciam de mau natural; porque não esperavam que, com a criação, melhorassem.*

Surpreendentemente, porém, e talvez em razão do ambiente patriarcal em que a obra foi escrita, o jesuíta aceita de bom grado os exemplos de pais que ameaçavam de morte os filhos desobedientes: *Um homem... teve, entre outros filhos, um de todos o mais moço, de maus e perversos costumes e, não podendo nem com o castigo nem com a admoestação corrigi-lo, o entregou à justiça, para que executasse nele o último castigo da morte, foi levado diante do rei dos persas, Artaxerxes, que, admirado de que um pai acusasse seu próprio filho, lhe disse: "E terás tu coração para ver matar ao filho que geraste?" Ao que respondeu...: "Eu, senhor, corto da minha horta das alfaces os grelos que me parece ser necessários; e tão fora está de se queixar a alface que, antes, mostra alegrar-se, porque, então, floresce e cresce melhor. Assim eu, agora, quero cortar de minha família este mau filho, para que ela melhor se conserve, e tão fora estou de me entristecer por isso que antes me alegrarei de ver fora de minha casa este escândalo." Admirado, Artaxerxes.... o constituiu um dos juízes reais de seu reino, atendendo que quem era tão inteiro e reto, para com os seus, melhor o seria para com os estranhos. Premiou o pai, e não quis castigar o filho, posto que com graves palavras o ameaçou.*

Há ainda conselhos a respeito da prevenção diante do infanticídio não intencional, risco a que estavam particularmente sujeitas as crianças entregues às amas-de-leite: *O que neste particular se pode advertir às amas que lhes dão de ma-*

mar é que não durmam com a criança ao peito, porque não suceda o que a outra mulher, que conta o terceiro Livro dos Reis, a qual, dormindo com a criança ao peito, a sufocou com a teta.

Alexandre de Gusmão também dá pista a propósito dos conflitos culturais interiores à própria sociedade à qual pertencia. Nesses casos, procurava combater os elementos da tradição popular que se contrapunham ao que considerava um comportamento cristão aceitável. Vez por outra, o jesuíta complementa a condenação, fazendo afirmações do tipo: *... e é sonho de velha dizer* – o que equivalia a "é desarrazoado afirmar". Por meio desse recurso, o autor desautoriza as tradições populares, assimilando-as à feminilidade e à senilidade. Em certas ocasiões, porém, havia proximidade entre a cultura oficial e a popular, como ocorria em relação às bruxas. Assim, aos olhos atuais é claramente surpreendente que o jesuíta se preocupe em aconselhar as mães a protegerem os filhos de tais seres: *Costumam estas bruxas entrar às crianças em figuras de gatos, cachorros e outros domésticos animais; por isso é necessário que, naqueles dias antes do batismo, haja nisto muita vigilância, porque isso é o que o demônio principalmente pretende. Os sinais de estar a criança embruxada não são fáceis de conhecer; pode ser sinal (como notou Del Rio) ver algumas gotas de sangue, ou picaduras de alfinetes, ou os beicinhos feridos da peçonha; e se acaso enxergarem algum destes sinais, é necessário acudir primeiro ao remédio da alma, que é o batismo, e logo a Deus e seus santos pelo remédio do corpo.* Em contraposição ao batismo, os rituais das bruxas implicavam a morte da criança: *Os fins que estas diabólicas feiticeiras têm, em tão execranda crueldade, são... para fazerem do sangue e carne dos inocentes infantes os seus ungüentos e encantamentos, como uma convencida confessou*[36].

---

36. Idem, p. 172. Cabe lembrar que, nesse caso, não se tratava de uma postura específica do jesuíta em questão. No século XVII, os "tratados de demo-

Como seria de esperar, a cultura material também é alvo de análises detalhadas. Além da menção às roupas, há indicação dos instrumentos utilizados no castigo das crianças: *... se deve guardar o pai de usar, no castigo dos filhos, de outros instrumentos mais que a vara, disciplina*[37] *ou palmatória; e não de outros instrumentos ásperos, que podem ser de dano da saúde ou perigo de vida, como sucede aos menos prudentes ou mais precipitados... Que ganha o pai de famílias com o escorpião*[38]*, quando sobeja a palmatória?* Ainda em relação à cultura material, discute-se a boa escolha dos brinquedos e brincadeiras. Havia aqueles recomendados (péla, cavalinho, peões) e os proibidos, principalmente quando envolviam o risco da sensualidade (bailes, danças etc.) ou da violência: *Jogos nocivos* – afirma o jesuíta – *chamo àqueles, que alguns pais permitem aos filhos que lhes podem ser nocivos à vida e bons costumes, como são jogar pedradas, esgrimir, correr a cavalo e outros semelhantes, em que os meninos aprendem a ser espadachins, impacientes, cruéis, e soberbos, e correm grandes riscos e desventuras*[39]. Uma vez mais, porém, deve-se lembrar que tais passagens não refletiam simples anotações de práticas locais, mas sim eram fundamentadas por autores vinculados à tradição escolástica.

....

nologia" eram leituras obrigatórias nos seminários. Para uma análise das práticas de feitiçaria na América portuguesa, ver: SOUZA, Laura de Mello. *O diabo e a Terra de Santa Cruz: feitiçaria e religiosidade popular no Brasil colonial.* São Paulo: Companhia das Letras, 1986, pp. 153-93.

37. Qualquer tipo de chicote utilizado para açoitar. Ver: BLUTEAU, Raphael, op. cit., vol. III, p. 240.

38. Tipo de chicote feito de plantas espinhosas ou de bolas de metal. Idem, vol. III, p. 221.

39. Idem, p. 370. Para uma interessante história dos brinquedos, ver: MANSON, Michel. Diverses approches sur l'histoire de la poupée du XV.e au XVII.e siècle. In: ARIÈS, Philippe e MARGOLIN, Jean Claude (orgs.). *Les jeux à la Renaissance.* Paris: Vrin, 1982, pp. 525-51; ALTMAN, Raquel Zumbano. Brincando na história. In: PRIORE, Mary Del. *História das crianças no Brasil.* São Paulo: Contexto, 1999, pp. 231-58.

Embora não ocupe um papel importante na presente obra, a educação escolar também é analisada. O autor salienta a importância das "escolas paroquiais", que, desde a Idade Média, eram obrigadas a existir: *A este fim se instituiu, nas igrejas catedrais, a dignidade de mestre-escola, para que não faltando honra e proveito no mesmo cargo, não faltasse quem atendesse à ocupação de tanta importância. No Concílio III, que se celebrou em Constantinopla, e é o texto universal, se manda que os clérigos tenham escolas em que ensinem os filhos dos fiéis com grande caridade, animando-os para isso com o que diz Daniel: Que os que ensinam a outros a justiça resplandecerão como as estrelas em perpétuas eternidades.*

O modo de educar, recomendado pelo autor, transparece na forma pela qual o texto de Alexandre de Gusmão se desenvolve: um ensinamento é proferido e retomado várias vezes e, a cada uma, segue um episódio exemplar, que confirma a preleção. Desse modo, vai-se desenvolvendo um conjunto de *sucessos*: uns assustadores, outros intrigantes, uns encantadores, outros aflitivos. E são inúmeras as comparações com imagens fortes. O autor, ao fazer uso da exemplaridade, tece um discurso não passível de contestação. Afinal, como discordar de narrativas extraídas de fontes como a Bíblia ou de textos de reconhecidos filósofos? Nas margens das páginas, em destaque, aparecem as fontes consultadas. Sua leitura conduz a um passeio por eruditas bibliotecas da América portuguesa do século XVII.

Enfim, *Arte de criar bem os filhos na idade da puerícia* reúne os principais elementos do projeto de formação de crianças cristãs. Acima, indicamos alguns deles; cabe agora ao leitor fazer suas próprias descobertas.

Critérios desta edição

A presente edição utilizou cópia produzida a partir de microfilme da Biblioteca Nacional de Lisboa (Cód. 2947)[40]. Nela, não interviemos na escolha lexical ou na ordem de palavras. Interviemos no espaçamento entre palavras, reunindo itens que hoje aparecem juntos, tais como: *com tudo > contudo, a aquele > àquele; ao diante > adiante; com quanto > conquanto*; e separando itens que aparecem hoje separados, como: *dirvosha > dir-vos-á*. Interviemos na ortografia, atualizando-a e desenvolvendo as abreviaturas. Além disso, restringimos o uso de letras maiúsculas, mantendo-as nos nomes próprios, nos títulos e cargos que os acompanham. Na pontuação, mantivemos a delimitação de períodos e parágrafos, mas alteramos os sinais e suas posições no interior das sentenças.

A propósito da pontuação, gostaríamos de ressaltar que os critérios utilizados por Alexandre de Gusmão, embora sistemáticos, diferem dos critérios atuais, vigentes no Brasil. Para melhor compreender as diferenças, é necessário inicialmente ter em conta certas semelhanças entre este texto e textos latinos, abundantemente referidos pelo autor. Acompanhando Maria Carlota Rosa[41], podemos afirmar que uma diferença básica entre a pontuação em textos latinos e em português atual consiste, nos primeiros, na escolha por marcar a con-

---

40. Em 2000, foi publicado um fac-símile da presente obra, pela editora Seiva, de Pelotas, com introdução de Elomar Tambara e Gomercindo Ghiggi. Nessa edição há alteração da ordem das páginas iniciais: a dedicatória, composta de dois fólios, é apresentada separadamente: o primeiro fólio aparece logo após a folha de rosto, no início do volume; o segundo fólio aparece após a página 387, no final do volume. O prólogo contém dois fólios, que também vêm separados: o primeiro aparece na última página do volume, e o segundo, no verso da dedicatória.

41. ROSA, Maria Carlota Amaral Paixão. *Pontuação e sintaxe em impressos portugueses renascentistas*. Tese de Doutorado, Universidade Federal do Rio de Janeiro, 1994.

tinuidade e, nos últimos, na escolha por marcar a descontinuidade. Essa diferença decorre do fim precípuo para o qual os textos são utilizados: enquanto os textos atuais são escritos para serem lidos silenciosamente, os latinos eram escritos para serem lidos em voz alta e, certamente, memorizados. *E he tam importante o apontar a scriptura, que muitas vezes se ignora o verdadeiro sentido dela, por falta ou erro dos pontos. Item serue para conceber na memoria o que se lee. Porque os espaços e balisas fazem parecer o caminho mais pequeno, & ser mais facil, & o que não stá diuidido, he mais comprido & enfadonho.*[42]

Para marcar a continuidade, nos textos latinos aparece o sinal denominado *cólon*, que deu origem ao atual *ponto*. Aparece também o sinal denominado *coma*, que evoluiu para o que hoje conhecemos como *vírgula*. Esse último indicava "que o sentido não estava completo[43] e que algo pertinente podia ser acrescentado; no caso, o desenvolvimento do argumento. Estes sinais tinham como principal função indicar a coesão entre os elementos do texto, e não distinguir orações e sentenças"[44], como hoje acontece.

Em *Arte de criar bem os filhos na idade da puerícia*, encontram-se usos de pontuação cujo propósito não é distinguir orações nem partes de orações, mas indicar que argumentos serão acrescentados, o que faz com que uma vírgula, com freqüência, se situe na fronteira entre verbo e complemento. Sistematicamente, a vírgula aparece antes dos conectivos *que* e *&*. Veja-se (i):

---

42. LIÃO, Duarte Nunes do. *Ortographia da Lingoa Portugueza. Obra util, & necessara, assi pera bem screuer a lingoa Hespanhola como a Latina. E quaisquer outras, que da Latina teem origem. Item um tractado dos pontos das clausulas.* Lisboa: João de Barreira, 1576:75, fol. 74-78, citado por ROSA, Maria Carlota A.P., op. cit., p. 230.

43. ROSA, Maria Carlota A.P., op. cit., p. 49.

44. Idem, pp. 228-30.

> *(i) Considerai assim mesmo os outros quadros já perfeitos, & vereis, **que** huns assim nos matizes, como na valentia, representam ao vivo seus exemplares; outros ainda que no colorido das tintas, & e no asseio do pincel são uns quadros mui lindos, parecem umas figuras mortas, & quando muito pintadas, por lhes faltar a valentia da mão.*

Há também, entretanto, usos que se assemelham ao do sistema atual de pontuação: apostos, orações adjetivas explicativas, orações de verbo *discendi* vêm sinalizadas. Essas últimas ora aparecem delimitadas por vírgulas, ora por parênteses, ora por colchetes e parênteses. Mantivemos os parênteses por motivo de clareza.

Ainda sobre o sistema de pontuação, é importante ressaltar que Alexandre de Gusmão, tal como autores do século anterior ao seu, faz uso de ponto de interrogação tanto para indicar pergunta como exclamação. Veja-se (ii):

> *(ii) Pois vede agora nesta história como pelo contrário os bem criados se salvam a si, e são causa da salvação de seus pais?*

Optamos por não manter esse sinal, chegando assim a uma pontuação coerente com as normas em vigor.

Quanto ao vocabulário, itens que apresentam significado diferente do atual ou são pouco conhecidos receberam notas de pé de página, cuja elaboração teve como fonte os dicionários de Raphael Bluteau (1712) e Aurélio Buarque de Holanda Ferreira (1975).

Em resumo, através desta edição buscamos tornar acessível ao leitor atual o texto de Alexandre de Gusmão.

RENATO PINTO VENÂNCIO
JÂNIA MARTINS RAMOS

Cronologia

1629. Alexandre de Gusmão nasce em Lisboa.
1644. Vinda para o Brasil.
1646. Ingresso no Colégio Jesuítico do Rio de Janeiro.
1664. Alexandre de Gusmão é ordenado jesuíta.
1678. Publicação do *Escola de Belém. Jesus nascido no presépio.*
1682. Publicação da *História do predestinado peregrino e seu irmão Precito, em a qual debaixo de uma misteriosa parábola se descreve o sucesso feliz do que se há de salvar e infeliz sorte do que se há de condenar.*
1685. Publicação da *Arte de criar bem os filhos na idade da puerícia, dedicada ao menino de Belém JESUS Nazareno.*
1686. Publicação do *Sermão na catedral da Bahia de Todos os Santos, nas exéquias do Ilustríssimo Senhor D. Fr. João da Madre de Deus, primeiro arcebispo da Bahia.*
1689. Publicação da *Meditação para todos os dias da semana, pelo exercício das três potências da alma, conforme ensina S. Inácio, fundador da Companhia de Jesus.*
1695. Publicação das *Meditationes digestae per annum.*
1695. Publicação do *Menino cristão.*
1709. Publicação de *Rosa de Nasareth, nas montanhas de Hebron. Virgem Nossa Senhora na Companhia de Jesus.*
1717. Publicação do *Eleição entre o bem & mal eterno.*

1724. Alexandre de Gusmão falece em Cachoeira, Bahia.
1734. Publicação póstuma de *O corvo e a pomba da Arca de Noé, no sentido alegórico e moral.*
1734. Publicação póstuma da *Árvore da vida. Jesus crucificado, dedicado à Santíssima Virgem Maria, N. S. Dolorosa ao pé da Cruz.*
1783. Publicação póstuma do *Compendium perfectionis religiosea*. Provavelmente também é dessa data a publicação das *Preces recitandae statis temporibus ab alumnis Seminarii Bethlemici.*

***ARTE DE CRIAR BEM OS FILHOS
NA IDADE DA PUERÍCIA***

Ao menino de Belém
JESUS Nazareno

Este tratado em que pretendo, com vosso favor, formar um perfeito menino para que, nos anos da adolescência, chegue a ser um perfeito mancebo, não é justo se ofereça a outro, senão a vós, ó JESUS Nazareno, ó Menino de Belém. Porque se vós, sendo o antigo dos dias de Ezequiel, vos reduzistes à brevidade de menino para nossa doutrina, bem é que os pais de filhos e mestres de meninos que houverem de ler este livro encontrem logo convosco, para que em vós, como livro que sois do Apocalipse, leiam os primeiros e melhores documentos com que os devem crer.

Mas, porque nem todos vos sabem ler, porque nem todos entendem o alfabeto de vossa doutrina, permiti que saia à luz este tratado, em que, a nosso modo, explico aos pais de famílias, com muitas razões, [a] que em uma só palavra lhes ensinais. Recebei pois, ó JESUS Nazareno, esta pequena oferta entre os ricos dons que vos ofereceram os três reis do Oriente e fazei que todos percebam a importância do assunto, que nela se trata, para que saibam encaminhar os filhos meninos segundo os primeiros passos de vossa santíssima puerícia, para glória vossa e bem eterno de vossos redimidos.

Indigno Servo de Vossa Companhia

ALEXANDRE DE GUSMÃO

Prólogo

Ao leitor

É tão próprio da Companhia de JESUS atender à boa instituição dos meninos nos primeiros anos de sua puerícia, que faz disso especial menção na forma de sua profissão; porque, sendo seu instituto ensinar as boas artes e inculcar os bons costumes a todos, para maior glória de Deus e bem das almas neste particular de instituir os meninos, quis seu fundador, iluminado pelo Espírito Santo, que houvesse na Companhia especial obrigação. Por esta causa, ocupando-se a Companhia em ensinar aos mancebos as ciências maiores, não somente em escolas públicas, mas em doutíssimos comentários com que cada dia sai a luz; com o mesmo cuidado se ocupa em ensinar aos meninos os primeiros princípios e as primeiras ações dos bons costumes, com que se colhe o fruto, que a todo mundo é manifesto.

Sendo, pois, esta a obrigação dos da Companhia, fica clara a razão por que resolvi fazer este tratado, que intitulo *Arte de criar bem os filhos na idade da puerícia*, para que os pais de famílias saibam a obrigação que têm de os criar e saibam também como o hão de fazer com acerto. E juntamente para que entre as jóias com que dotam suas filhas, quando lhes dão estado de casadas, lhes dêem um livro destes como jóia de maior utilidade e de maior estimação, em que aprendam a ser mães de filhos; como, lemos na Sagrada Escritura, fizeram os pais de Sara, esposa de Tobias (Tob. 9.), quando a entregaram a seu marido, que, com a metade de toda a sua fazenda que lhe deram em dote, lhe deram juntamente um memorial de conselhos de como havia de governar sua casa, amar seu esposo e criar bem seus filhos.

Não é esta matéria de tão pouca importância e autoridade, que não fosse tratada já pelos mais ilustres engenhos que no mundo houve. Dos antigos, trataram políticas de meninos: Platão, Plutarco e Aristóteles e outros filósofos antigos. Dos doutores católicos, escreveram os principais da Igreja: São Jerônimo, Santo Ambrósio, São João Crisóstomo, São Basílio, São Bernardo, além de outros muitos, que em seus escritos encarecem a boa criação dos meninos como coisa de grandíssima importância, e nós adiante veremos. Reparto esta obra em duas partes. Na primeira trato da importância, obrigação e utilidade da boa criação dos meninos. Na segunda trato da forma em que os devem criar seus pais e mestres, e, por isso, chamo a estas duas partes: *Arte de criar bem os filhos na idade da puerícia.* Se nos pais houver cuidado em ler e praticar este tratado a seus filhos; e nos meninos houver curiosidade em estudar o que lhes pertence, espero, com a graça de Deus e favor de sua santíssima mãe, haja nas famílias muita melhoria, nas repúblicas, muita reformação, na igreja, muitos justos e, no céu, muitos santos.

Licenças

Da Religião

Antônio de Oliveira, da Companhia de JESUS, Provincial da Província do Brasil, por especial concessão que me foi dada de nosso M.R.P. Prepósito Geral Carlos de Noyelle, dou licença para que se imprima este livro, intitulado *Arte de criar bem os filhos na idade da puerícia*; composto pelo Padre Alexandre de Gusmão, da mesma Companhia, da Província do Brasil, examinado e aprovado por dois religiosos graves e doutos da mesma Companhia. Colégio da Bahia 21 de Julho de 1682.

Antônio de Oliveira

Do Santo Ofício

Vistas as informações, pode-se imprimir o livro de que esta petição faz menção; e, depois de impresso, tornará para conferir e dar licença, para correr e sem ela não correrá. Lisboa, 31 de Agosto de 1683.

Manoel Pimentel de Sousa.
Manoel de Moura Manoel.
Jerônimo Soares.
Bento de Beja de Noronha.
João da Costa Pimenta.

Do Ordinário

Pode-se imprimir este livro, de que a petição faz menção e depois tornará para se dar licença para correr, e sem ela não correrá. Lisboa 28 de Setembro de 1683.

Serrão.

Do Paço

Senhor

Vi o livro de que trata esta petição e não tem coisa que faça reparo a Vossa Majestade lhe dar a licença, quem pede para se poder imprimir; e o assunto é de tanta utilidade à república quanta mostra o cuidado que todas as bem governadas em todas as idades puseram sempre na boa educação da juventude. Razão pela qual grandes santos na fundação de suas Religiões, ainda das Monacais mais retiradas, quiseram [que esta] fosse parte* da obrigação de seus religiosos e uma de seus institutos. Lisboa São Roque 17 de Setembro de 1683.

João de Almeida.

Que se possa imprimir vistas as licenças do Santo Ofício e ordinário; e, depois de impresso, tornará a esta Mesa para se conferir e taxar e sem isso não correrá. Lisboa 19 de Outubro de 1683.

Roxas. Lamprea. Noronha.

---

* No original: "quiseram fosse esta, parte da obrigação".

Visto estar conforme com seu original, pode correr este livro. Lisboa 30 de Janeiro de 1685.
Manoel de Moura Manoel. Jerônimo Soares. João da Costa Pimenta. Bento de Beja de Noronha.

Pode correr. Lisboa 31 de Janeiro de 1685.
Serrão.

Taxam este livro em cento e cinqüenta réis. Lisboa 30 de Janeiro de 1685.
Roxas. Lamprea. Marcham. Azevedo

Parte I

CAPÍTULO I

Da importância da boa criação dos meninos

É de tanta importância, ó pais de famílias, a boa criação dos filhos na idade da puerícia, de tão infelizes conseqüências sua ruim educação que, de uma e outra coisa, pela maior parte, depende o bom ou mau sucesso de vossas famílias. Se vossos filhos forem criados desde sua primeira idade em santos e honestos costumes, podereis esperar deles boa ventura. Se pelo contrário forem criados em liberdade de vida, e depravados costumes, podereis com fundamento temer a ruína de vossas famílias e, de toda a república, o escândalo; porque, como diz Aristóteles, todo o bem dos meninos depende de sua boa criação. Por esta causa o Espírito Santo nos diz: Se tendes filhos, ensinai-os e domai-os desde sua puerícia; quebrai-lhes os brios enquanto são moços; açoutai-os enquanto são meninos; por que não suceda que, depois de grandes, se façam rebeldes e não tomem vossos conselhos, com dor de vossa alma ou com mágoa de vosso coração. A este modo são outros lugares de Salomão, por todo o livro dos provérbios, sentenças dos santos e ditos dos antigos filósofos, como adiante veremos. *(Eth. 2.)* *(Eccl. 7. & 30.)*

Um político disse que eram os ânimos dos meninos como uma tábua rasa que um insigne pintor tem aparelhada para pintar nela qualquer imagem, o que nela quiser pintar isto representará, se anjo, anjo; se demônio, demônio representará. E assim como sair bem, ou mal pintado, o quadro depende das *(Saved. Emp. 2.)*

primeiras linhas que nele o pintor lançou; assim o sair bem, ou mal criado, o filho depende dos primeiros ditames que nele, como em tábua rasa, debuxou* o pai enquanto menino.

E se não entrai, para vosso desengano, na casa de um insigne pintor, vereis a vários quadros, uns começados somente com os primeiros borrões, outros já perfeitos e acabados com a última mão. Dos que estão ainda em borrão, com as primeiras linhas, vereis que uns levam jeito de serem quadros mui excelentes, e que já naqueles primeiros borrões mostram a perfeição do que hão de ser; já naquelas primeiras linhas mostram ser o retrato de César ou de Alexandre; porém, vereis outros quadros, tão confusamente principiados que, se não for por testemunho do oficial, não atinareis a julgar o que representam. Considerai assim mesmo os outros quadros já perfeitos e vereis que uns, assim nos matizes como na valentia**, representam ao vivo seus exemplares; outros, ainda que no colorido das tintas e no asseio do pincel, são uns quadros mui lindos, parecem umas figuras mortas, e quando muito pintadas, por lhes faltar a valentia da mão. Outros, ainda que lhes falte o ânimo do pincel ou o unido das cores, parecem contudo umas figuras vivas, pela alma que o artífice lhes deu.

De toda esta diversidade de quadros, qual vos parece, é a diferença? Perguntai-o ao mais insigne pintor e dir-vos-á que tudo esteve nas primeiras linhas ou nos primeiros borrões. Das primeiras linhas, que vireis lançar no quadro, colhereis o que há de vir a ser o painel; e do primeiro debuxo, que nele lançou o artífice, dependeu todo o bom sucesso da pintura. O mesmo sucede nos ânimos pueris, que, como tábuas rasas, estão dispostos para se formarem neles quaisquer imagens; conforme for a primeira doutrina, conforme a primeira educação que deres a vossos filhos, podereis

---
* Desenhou.
** Perícia.

conhecer o que hão de vir a ser; serão bons filhos, se forem bem criados na puerícia; e maus, se forem mal formados no princípio; porque, assim como sair bem ou mal pintado o painel depende do primeiro debuxo que nele lançou a mão do oficial; assim sair bem ou mal criado o filho depende da primeira criação que seu pai lhe deu.

Por esta causa os antigos, que da boa criação dos meninos fizeram a devida consideração, que pedras não moveram para sair com este assunto? Os filósofos com suas sentenças; os políticos com seus ditames; os legisladores com seus preceitos; os reis com seus decretos; os magistrados com seu poder; todos conspiram para persuadir aos pais e para entabular nas repúblicas a boa criação dos meninos. Pois os meninos príncipes, e filhos de reis, cuja criação é de maiores conseqüências, que não fizeram os reis, seus pais, por sua boa educação? Buscavam por todo o mundo os mestres mais célebres, para os ensinar nas letras; os capitães mais esforçados, para os exercitar nas armas; conduziam os aios mais bem morigerados, para os informar nos costumes. Oito sortes de mestres assinalavam os reis persas ao filho, tanto que nascia; dos quais, quatro tinham o cuidado do corpo e quatro do ânimo do menino. Por esta causa usaram muitos monarcas congregar, em seus palácios, os meninos principais e de melhor engenho, para que, criados nas ciências e bons costumes, não só fossem de exemplo aos filhos herdeiros, mas deles saíssem sujeitos insignes para os magistrados. Assim o faziam os reis de Macedônia, como se colhe do primeiro Livro dos Macabeus, quando diz que Alexandre dividira seu Império com os meninos com quem se havia criado. Assim o faziam os reis de Israel, como parece significar o Texto Sagrado, quando conta que Roboão se aconselhava com os mancebos com quem se havia criado na puerícia. E mais claro se mostra no que fez Nabucodonosor, acabada a conquista de Judéia; porque, tornando para Babilônia, mandou escolher muitos meninos de nobre sangue

Mach. 7.

3. Reg. 12.

e bom entendimento, para que, criando-se em seu palácio, aprendessem as letras dos caldeus; o qual (como diz Josefo) usava com todas as nações que sujeitava; sabendo que, criados juntos com a doutrina de escolhidos mestres e virtuosos aios, melhor se doutrinam e são insignes varões.

Outros príncipes, considerando que nas próprias pátrias não tinham os meninos a necessária comodidade para sua boa educação, os mandavam a terras estranhas, onde pudessem ser melhor criados, como lemos, fizera o nosso famoso Sertório; o qual, ajuntando todos os meninos filhos dos nobres, os enviou a Osca e aí lhes destinou mestres que os ensinassem nas letras gregas e latinas. E ainda Deus, Nosso Senhor, que por todos os caminhos busca nosso bem, ditou um livro inteiro, que chamam dos Provérbios, a Salomão, em que se ensinam os primeiros princípios da boa criação dos meninos e mancebos, além de outros documentos, que São Paulo e Siracides ensinaram; e todas as vezes que, por meio de seus anjos, Deus, Nosso Senhor, anunciou o que haviam de ser alguns grandes santos e amigos seus, o que em primeiro lugar anunciavam era o que havia[m] de, ou deviam ser em meninos; particularizando muitas vezes o que haviam de comer e obrar na infância e puerícia, como fez a Sansão, Samuel e ao grande Batista.

Licurgo, rei e legislador dos espartanos, para explicar a seus cidadãos a importância da primeira educação, usou de um vulgar exemplo entre os autores de grande estimação. Criou dois cachorros em casa, filhos ambos dos mesmos pais; um criou em casa com as migalhas de sua mesa e, como escreve Rodigino, costumou ter [um*] com a boca em uma vela acesa; o outro cachorro aplicou ao exercício da caça. Para persuadir, pois, a seu povo, os santos e virtuosos costumes e de quanta importância era para isso a criação boa desde a puerícia, fez vir diante de todos os dois cachorros,

---
* No original: "mão".

lançou-lhes ao mesmo tempo uma lebre viva com umas poucas [porções] de espinhas de peixe; o cachorro que estava costumado à caça, não fazendo caso das espinhas de peixe, se enviou logo à lebre e a colheu; o cachorro que estava costumado ao descanso, largando a vela, que tinha na boca, se enviou às espinhas e não tratou da lebre. Então, o prudente príncipe, falando com os seus, disse: não vedes como pode com estes mais a criação que a natureza? E não vedes, ó cidadãos, como estes dois cachorros, sendo ambos da mesma casta, e filhos dos mesmos pais, pela diversa criação que tiveram, saíram de tão diferentes inclinações; pois sabei que vos montará pouco seres descendentes de Hércules, como sois, para merecer a glória e nobreza de espartanos, se não criares vossos filhos desde meninos como Hércules se criou. Hércules, porque desde o berço se costumou a matar serpentes, depois teve valor para matar hidras. A vida de Hércules, desde menino, foi toda de trabalhos, por isso adiante foi toda de proezas.

Bem se deixa ver, nesta prudente demonstração, a força da boa ou má criação. E quantas vezes o experimentamos nós em nossos filhos? Quantas vezes os mesmos irmãos, filhos dos mesmos pais, uns saem protervos*, outros morigerados; uns de muito, outros de nenhum préstimo? Bem examinado, tudo nasce da primeira criação; e, se bem muitas vezes pode nascer do natural, de ordinário não é senão da falta da doutrina.

Com a parábola de dois cachorros, por ser semelhante à sobredita de Licurgo, se pode isto muito bem declarar, porque, ainda que seja fábula, quiseram os antigos com essa mentira significar esta verdade. Eram, pois, dois cães irmãos ambos e ambos do mesmo senhor; um era caçador e o outro não tinha mais ofício que ladrar e comer da caça, que apanhava seu irmão; não podia o cão caçador levar em paciên-

<small>Poliant v. Educatio.</small>

---
* Insolentes.

cia que seu irmão estivesse todo o dia ocioso, comendo de seu trabalho e não fosse também ao mato caçar com ele, e assim tudo era queixar-se e lançar em rosto ao irmão sua inércia; o que, vendo o cachorro murmurado, foi necessário dar sua satisfação dizendo que a culpa era de seu senhor pelo não saber criar desde pequeno, nem ensinar, como a ele, a caçador, que, se ele tivera o mesmo ensino, tivera também o mesmo préstimo; com a qual razão ficou o cachorro queixoso, satisfeito. O mesmo passa entre nós. Vereis em uma família dois irmãos, um de muito, outro de nenhum préstimo; um de bons costumes, outro de péssimos procedimentos. Isto que é senão falta de criação? Pois por isso o Espírito Santo, com tão encarecidas palavras, nos encomenda que, se temos filhos, os ensinemos bem desde sua puerícia, porque nessa primeira criação consiste todo o bom sucesso de sua vida.

Eccl. 7.

Como se o lesse na Sagrada Escritura, o fazia assim Licurgo, gentio, só com a luz da razão e experiência que dissemos. Fazia que os meninos, desde os sete até os doze anos, se exercitassem com os de sua idade, que andassem descalços e cortassem os cabelos. Desde os doze até os quatorze anos, que vestissem uma túnica ao costume da pátria; nem permitia que se banhassem ou usassem de outro semelhante regalo; fazia que em tudo guardassem modéstia e honestidade; que pela rua guardassem silêncio, levassem as mãos recolhidas com a capa [e] olhos baixos. Tanto que enchiam os quatorze anos, não queria que saíssem à praça senão ao campo, para que passassem os primeiros anos em trabalho e não em superfluidades. Não foi baldado* o seu zelo, porque de Lacedemônia saíram depois tão valorosos capitães, insignes governadores e esclarecidos príncipes, que deram assaz [o] que escrever aos cronistas e [o] que admirar aos leitores; o que tudo atribuem os autores ao zelo com que, na puerícia, foram instituídos por Licurgo.

Xenop. de Rep. Lac.

....
* Frustrado.

CAPÍTULO II

Explica-se a importância desta criação dos meninos com algumas semelhanças dos santos padres

Entre os santos padres que mais encareceram a importância da boa criação dos filhos foi o doutor da Igreja, São Jerônimo, escrevendo a Leta, a Santa Paula, e a Salvina, umas vezes compara seus filhos a pedras preciosas, outras vezes a flores do prado; e, da mesma semelhança usa São Clemente Alexandrino, quando comparou os filhos de uma família às flores de um jardim; a fim ambos de persuadir aos pais que, o mesmo cuidado, que se tem das flores tenras, se há de ter dos filhos pequenos; e a mesma vigilância, que se tem sobre as pedras preciosas, se há de ter sobre os filhos meninos.

Epist. 7.

L. 2. Pedag. c. 8.

E começando por esta metáfora de flores, digo, que assim como o jardim, para que suas flores venham a servir de agrado à vista, de ornato aos altares, e de coroas para a cabeça, é necessária toda a vigilância, toda a indústria, todo asseio, curiosidade e aplicação do jardineiro; assim para que os filhos venham a ser alegria dos pais, ornato dos altares de Deus, coroa e glória de suas famílias, é necessária toda a vigilância, indústria e aplicação dos pais na primeira idade de meninos; porque, se na família de um casal houver o descuido que tem o negligente jardineiro, será sua casa como a horta do preguiçoso que conta Salomão, na qual, em lugar de flores, haviam crescido abrolhos, em lugar de frutas, espinhos; isto é, em lugar de virtudes brotaram os vícios; e parecerá sua casa, não jardim de flores cultivado, senão mata silvestre de abrolhos in-

Prov. 24.

culta. Salomão diz que, quando vira a horta do preguiçoso, em lugar de flores, cheia de urtigas, logo aprendera dali como havia de disciplinar sua família. Considere o prudente pai a mata de urtigas de vícios a que tem chegado a horta, ou casa de seu vizinho, pela negligente educação dos filhos, e aprenderá daí, como Salomão, a disciplina, ou como deve disciplinar os seus enquanto são capazes; porque, assim como a roseira, se se não açouta a seu tempo, não dá rosas; e os craveiros, se se não águam a suas horas, não dão cravos; assim o filho, se se não disciplina a tempo, que é na idade da puerícia, não vem a ser de proveito.

S.Bern.
S.Bas.

Conforme a esta semelhança de flores é a de plantas tenras, a que comumente comparam os santos padres os meninos; porque, assim como a planta, quanto mais nova é, tanto mais necessidade tem da vigilância do agricultor; assim os filhos, quanto mais meninos mais necessitam da vigilância dos pais e da cultura dos mestres. Que cuidado não tem o agricultor das plantas onde espera colher o melhor fruto? Que plantas de maior estimação, que os filhos que nasceram de vosso tronco e raiz, e que, pela tenrura da idade, mais necessitam de cultura? Pois não seria mais que culpável negligência deixá-los ao sucesso do tempo sem os cultivar, para que vicejem ao sucesso da natureza, como a árvore silvestre, a quem falta o agricultor?

Além disto, a diferença que vai da árvore hortense à árvore silvestre, isto vai do filho bem ensinado ao que não teve criação. A árvore hortense, como quer que [fora*] cultivada, de ordinário, dá melhor fruto do que a árvore silvestre que, por inculta, ou não dá fruto ou o dá desabrido. O mesmo passa nos filhos, a quem faltou a doutrina na idade de meninos, que, como árvores agrestes sem cultura, ou não vieram a dar fruto de boas obras ou o deram tão desabrido e amargoso a seus pais, que mais lhes foram de desgosto que de

* No original: "foi".

sabor, mais de dano que de proveito. Porém, os filhos bem criados desde meninos, como árvores cultivadas, deram o fruto esperado de bons procedimentos, de gostos para seus pais e de glória para toda sua família e geração.

De outra mais encarecida comparação usou São Jerônimo, quando assemelhou os filhos de Leta, não só a lírios, senão a pedras preciosas, as quais tanto têm mais de formosura, quanto mais têm de indústria. As pedras preciosas não nascem logo com o resplendor, que a arte lhes comunica; o diamante e a esmeralda, que são pedras de maior valor, à força do braço se pulem, ao poder da indústria se lavram; o diamante se pule com o pó de outro diamante e a esmeralda com o pó de outra esmeralda; a arte lhe dá o valor e a indústria, a formosura. Quantos filhos há que, de seu nascimento, são umas pérolas ou uns diamantes, que, por falta de indústria e criação, são umas pedras toscas e sem lustre algum? Lástima é ver um mancebo nobre e de lustre nascimento, tosco, inurbano e intratável; enfim, uma pedra tosca sem formosura ou valor algum; e isso porque senão por falta de lapidário que o lavrasse ou por falta de mestre que o instruísse? *Epist. 7.*

Os alquimistas cingem do vidro, e ainda dos seixos da praia, pedras tão parecidas às preciosas, que não parecem senão verdadeiras pedras; tudo fez a indústria à força do fogo e do braço. Tudo pode suceder nos filhos, ainda que sejam de seu nascimento toscos e rudes, se com eles houver cuidado em os criar. Se puseres uma destas pedras de vidro junto de um diamante tosco por lavrar, parecer-vos-á o vidro diamante e o diamante vidro, porque ao diamante lhe falta a indústria que o vidro tem. Se comparares o filho de um oficial de humilde nascimento, porém bem disciplinado desde menino, com o filho de um príncipe de ilustre sangue, porém sem criação nem ensino, parecer-vos-á o filho do oficial diamante e o filho do príncipe vidro; porque, ainda que um seja ilustre e outro não, um seja vidro e o outro diamante, o ilus- *Epist. 7.*

tre é diamante tosco e o vil é vidro lavrado. Pois agora diz muito bem São Jerônimo, falando com os pais de famílias; se tanto estimais o vidro falso, quanto mais deveis estimar o diamante fino? Quanto à pérola preciosa? Pérolas são e diamantes são os filhos que Deus vos deu; pois se vós pondes tanta indústria em lavrar o vidro falso, quanta mais deveis pôr em lavrar o diamante fino? Quer dizer, se vós pondes tanto cuidado em buscar as coisas que menos importam, qual é a fazenda, quanto mais deveis pôr nas que são de maior importância, quais são os filhos?

<small>Plut. de Educ. fil.</small>

Vergonha é que ponham os homens mais cuidado em procurar e guardar a jóia, que em guardar e doutrinar o filho para quem a jóia é. Ridícula coisa (disse Sócrates, filósofo) que ponham os homens toda a indústria em buscar boas riquezas para os filhos e não procurem primeiro que sejam os filhos bons. Edificam-lhes asseados palácios para sua habitação, grandes herdades para seu sustento; e do ânimo, que mais importa, nada curam; vestem-nos de lindas galas e curiosos enfeites para o corpo, e das virtudes da alma nada tratam. Dão-lhes luzidos acompanhamentos de criados, que os sirvam, e não acham um só mestre que os ensine. São estes, diz Plutarco, como aquele que todo o cuidado põe no asseio do calçado e, no cabo, se fica com o pé descalço, ou como aquele que toda a curiosidade pusesse na bainha e da espada não tratasse. Com razão escarnece destes o poeta Juvenal, porque seriam (diz) como aquele que se envergonha de ter a casa menos ornadada de lindas e curiosas alfaias, e não se envergonha de ter a casa povoada de protervos e mal criados filhos.

<small>Sat. 14.</small>

Levara um filho a Atenas certo senador romano, muito enfeitado com curiosas galas, lindas jóias e ricos trancelins de pedraria, e, visitando em sua companhia a um daqueles grandes senadores do Ariopago, vendo que não fazia demasiado reparo no filho, lhe disse: olhai, que vos saúda meu filho; ao que, respondeu o grave Ariopagita: é muito lindo,

<small>Engel-grave D. 6. post. Pent.</small>

todo se parece com seu pai; não teve outra coisa mais que louvar no rapaz, porque seu pai se ocupou mais no alinho do corpo do filho que na polícia do ânimo, mais em lhe procurar jóias para ornato do vestido, que em lhe ensinar as virtudes para o ornato da alma. Mais diferente foi a outra matrona Cornélia, mãe de Glaco, que conta Plutarco; mostrava ela suas jóias a outra sua amiga, por nome Campania, e, como esta gabasse com admiração sua curiosidade, pegou Cornélia em seus filhos que, naquela ocasião, chegavam da escola, e, mostrando-lhos, disse: estas são as minhas jóias mais prezadas; na boa criação e excelentes costumes destes é que eu ponho toda minha estimação, mais que nestas jóias de ouro e pedras preciosas. [Val. Max.*]

Pelo que, tornando à nossa metáfora, digo que deve considerar o pai de famílias seus filhos como pedras preciosas de maior estimação que as esmeraldas e que os diamantes, e formar deles uma jóia como o *Racional de Aram***, de doze pedras, que significavam os doze filhos de Jacó e, trazendo-os sempre na memória, como Aram na testa, fazer deles a devida e racional estimação, como àquela jóia de Aram se chamava, isto é, que vivam conforme a razão e não conforme ao apetite; procurando que andem todos como as pedras na jóia unidas entre si, fundados no ouro puríssimo da divina graça e esmaltados com o esmalte das virtudes, guardando-os a sete chaves para que se não percam, como se faz à jóia de maior estimação.

---

* Ilegível no original.
** Uma das vestes sagradas dos sacerdotes do Antigo Testamento.

CAPÍTULO III

Da utilidade da boa criação dos filhos enquanto meninos

O grande padre Santo Agostinho, considerando a grande importância da boa criação dos filhos na idade da puerícia, comparou uma escola povoada de meninos a uma árvore carregada de flores; porque, assim como aquelas flores são o ornato da árvore, as esperanças do colono e do fruto o melhor prenúncio; assim os meninos bem disciplinados são ornato de sua geração, esperança de seus pais e o melhor prenúncio que há de vir a ser lustre de toda a república. Donde se colhe que, assim como aquela árvore carregada de flores é útil para si, para o colono e para a república, assim a boa educação é de utilidade para os mesmos meninos, para os pais e para toda a república de Cristo.

E começando pela utilidade própria, infinitos são os bens que granjeiam os meninos pela boa criação. O Espírito Santo, falando com o de pouca idade, diz assim, por Salomão: Ouve, filho meu, as minhas palavras e multiplicar-se-ão os anos de tua vida. Por esta vida, entende Jansênio, a vida temporal; Hugo, a vida da graça; Beda, a vida da glória; Salazar, a vida civil e o mesmo entende de todas juntas; e foi o mesmo, quer dizer, conforme este doutor: filho, se tomares meus conselhos e conservares a boa criação dos primeiros anos, não só assegurarás a vida temporal com saúde, mas ainda a vida civil com mil modos de a passar com sossego; não só conservarás a vida da graça, com os bons costumes, que

Prov. 3.

Apud. Salaz.

com a boa criação se conserva, mas assegurarás a vida eterna da glória, que com a vida da graça se assegura.

Quanto à primeira vida temporal, assegura-se com a boa criação, porque, de orde ordinário vivem mais os que foram bem criados, como o mesmo Espírito Santo afirma, dizendo: não afastes do menino a disciplina, porque, se o açoutares com a vara, não morrerá. Da vida civil, quando faltou já mais modo de vida na idade juvenil, ao que foi bem disciplinado na puerícia e, na adolescência, se ocupou no estudo das boas artes? Nunca vi, diz Davi, o justo desamparado, nem seus filhos buscar de comer, porque, como o justo sabe criar os filhos em justiça, e, como prudente, os sabe prevenir com os exercícios das boas artes, é impossível que fiquem desamparados sem modo de viver. O mesmo Espírito Santo, segundo os Setenta*, às palavras acima (multiplicar-se-ão os dias de vossa vida) acrescenta: para que tenhais muitos caminhos de vida, quer dizer (como explica Salazar), terás muitos modos de passar a vida e de granjear o sustento para viver.

Quanto à vida da graça e glória, o mesmo Espírito Santo claramente diz: tu o castigarás com a vara e livrarás sua alma do inferno; porque como o menino bem disciplinado necessariamente há de ser de bons costumes, com os quais a vida da graça se conserva, conservando a vida da graça assegura a vida da glória, que só pela graça de Deus se assegura.

E ainda que esta seja a principal utilidade, que os meninos tiram da boa criação, também há outras muitas que para esta grandemente aproveitam. A primeira é que aquele que foi bem criado na puerícia, de ordinário, foi bem morigerado na mocidade; porque, como a experiência nos ensina, à boa puerícia se segue boa mocidade, assim como à boa vida, boa morte; e, como bem ponderou Jacob Sadoleto, é a pue-

---

* Nome dado aos livros do Antigo Testamento, traduzidos do hebraico e do aramaico para o grego.

rícia como a raiz da rama que, assim como a boa raiz produz bom ramo, assim a boa puerícia, boa mocidade. Como é possível que da raiz do salgueiro amargoso brote o formoso ramo da oliveira? Ou como pode ser que semeando um homem no seu campo cizânia amargosa colha trigo formoso e anafil*? O que o homem semear no tempo da primavera, isso há de colher no tempo do verão; o que semeares na terra nova dos ânimos dos meninos na primavera da puerícia, isso haveis de colher depois no verão da mocidade; porque, como prudentemente disse o filósofo antigo, o pai que deseja seus filhos famosos e virtuosos mancebos e, no tempo de meninos, os não doutrinou ou lhes ensinou ditames errados, é como aquele hortelão que, para colher alfaces, semeou urtigas na sua horta. De fil. inst.

Tem, além desta, outra razão, que, assim como para que os campos venham a seus tempos com o fruto desejado, é necessário observar com a diligência os tempos de plantar e os meses de semeadura (que, por se não semear a seu tempo, o trigo não deu o campo sua novidade), assim a doutrina e boa criação se se não ensina aos filhos a seu tempo, que é o da puerícia, não frutifica no tempo do verão da mocidade e muito menos no inverno da velhice. Donde veio a este mesmo propósito o adágio de Erasmo: *o ano produz e não o campo*; quis dizer que, assim como era de maior utilidade para a colheita do trigo a observância do tempo que a feracidade** da terra, assim era de mais utilidade no menino a menoridade dos anos que a índole do natural, para haver de produzir nele e frutificar a semente da doutrina. In Adag. p. 118.

O grão do trigo, semeado no tempo do verão, e a planta transplantada no maior excesso do calor pode acontecer que frutifiquem por algum sucesso do tempo ou extraordinária chuva do céu, porém, o natural é que, para nas-

---

* Tipo de trigo originário do Marrocos.
** Fertilidade.

cer o trigo, se há de semear antes do verão e que, para pegarem as plantas, se hão de transplantar antes dos excessivos calores do sol. Assim, a esta semelhança, se bem é verdade que no verão de nossa vida, que é a idade de mancebos, quando o calor dos vícios mais endurece a terra de nossa alma e o sangue ferve mais com o calor da idade juvenil, possa acontecer que, por algum sucesso da divina graça ou por alguma extraordinária chuva celestial das inspirações de Deus, possa frutificar a palavra da doutrina nos ânimos juvenis, contudo; a boa ordem da doutrina pede que essa semente se lance na primavera da puerícia, antes dos excessivos calores da mocidade; e neste sentido é verdadeiro o adágio de Erasmo, *Annus producit, nom ager*, que o ano é o que produz e não o campo.

Com infinitos exemplos se pudera esta verdade confirmar, porque consta que os mais dos santos por isso foram tão santos na idade de mancebos porque o foram na idade de meninos, pela boa educação com que seus piedosos pais os criaram. Entre os gentios, que sem luz de fé amaram a virtude, se acham exemplos de muita admiração. A generosidade de Alexandre Magno se atribui à instituição de Aristóteles, seu mestre; o bom governo de Trajano, à boa criação de Plutarco. O primeiro procedimento de Nero, que, no princípio, não desdisse do procedimento de bom príncipe, se atribui à boa educação de seu mestre, Sêneca. Cipião Africano, Aníbal e outros capitães de fama, logo da puerícia se conheceu deles o que haviam de ser no tempo de mancebos; e, assim, de Cipião, colheram logo os romanos que ele havia de ser o libertador da pátria; e, de Aníbal, prognosticou Hano Cartagines que havia de ser a ruína de Cartago. Pelo que se conclui, que, da boa educação que tiveram os filhos na idade pueril, podem muito bem conjeturar os pais quais possam vir a ser na idade juvenil. Pelo qual, disse São Bernardo, que o melhor prognóstico do tempo vindouro é o procedimento da puerícia.

Ser. 86.
in Cant.

A outra utilidade que se segue aos meninos pela boa criação é que, na verdade, os que são bem criados são melhores do que os que não tiveram criação. Que coisa é um filho sem criação enquanto menino? Pouco difere de qualquer animalzinho no trato e conversação humana. Platão diz que o menino com criação é animal mansíssimo e diviníssimo, e, sem criação, é o mais brutal de todos os animais. Mogór, imperador gentio, meteu, por curiosidade, três meninos infantes em um lugar secreto, sem mestre ou comunicação de línguas, para ver a cabo de tempo que linguagem falava cada um; e, quando cuidou que saíssem uns Cíceros ou Demóstenes prodigiosos, saíram todos mudos sem falar linguagem alguma, como se fossem quaisquer animaizinhos irracionais. De um menino que se criou três anos entre lobos se conta que não podia andar depois senão de gatinhas, como lobo, e, sendo este depois achado de um caçador e levado ao príncipe daquela terra, procura[ram*] que andasse como os demais meninos em dois pés e não puderam facilmente consegui-lo. De outro também se diz que, sendo criado entre porcos, se metia como qualquer deles pelas imundícies. Também faz a este propósito o que se conta do filósofo Aristipo, perguntou-lhe um certo por que se cansava tanto em ensinar a um filho, que tinha menino. Respondeu que por isso se cansava tanto com o filho, para que, se algum dia saísse ao teatro, não fosse como uma pedra sobre outra pedra; quis dizer que o mínimo** sem ensino é como uma pedra tosca sem razão.

Pelo contrário, os meninos que tiveram boa criação tiveram outros espíritos generosos e outros procederes diferentes; e não falando dos meninos católicos, de Ciro se conta que, sendo menino, com tal prudência e majestade se houve, [que] sendo eleito rei por outros de sua idade, foi reconhe-

D. 30. de Leg.

Dreix. de vituitijs linguae c. 31. § I.

Lamb. Cousas de Germ. Ano 1344.

Laércio l. 2. c. 8.

Plut.

....
* No original: "procurou".
** Menino.

cido por tal de todos. Catão sendo bem rapaz, o importunou Pompeu que pedisse a seu tio Druzo certa coisa menos justa, e nunca o mínimo Catão o quis fazer, por mais que Pompeu o ameaçou; com que vieram os romanos a formar dele o conceito grande, do que foi Catão. Tanto como isto pode a boa criação nos meninos, e esta diferença vai do que é bem criado ao que não teve criação.

Ath. 16.

Morderam acaso umas moscas a Alexandre Magno e, para o lisonjear, um seu capitão, chamado Nicetas, disse que aquelas moscas, que se criavam com seu sangue, de força haviam de ser mais generosas que as demais. Assim, entre muitos meninos, ou filhos do mesmo pai, de necessidade hão de ser melhores os que se criarem com melhor doutrina e que, destes, não só se tenha melhor opinião mas que, de ordinário, sejam sujeitos de maiores esperanças. Quando Davi se ofereceu para sair a desafio com o gigante, disse Saul que não poderia prevalecer contra ele, sendo rapaz, e o Golias,

1.Reg. 17.

gigante. Porém, tanto que ouviu contar a Davi as proezas que fizera, sendo menino, pastorinho de seu pai, Isaí; como tirara a ovelha da boca do lobo, como matara ursos e despedaçara leões, logo se resolveu a conceder-lhe o desafio, esperando com razão que quem assim procedera, em menino tão valente, não poderia deixar de prevalecer contra tão forte adversário e tornar pelo crédito dos exércitos de Deus.

A última utilidade, e de não menor consideração, que os filhos tiram da boa criação da puerícia é que, começando bem desta primeira idade, se facilitam para o mais restante da vida a caminhar com constância o real caminho dos mandamentos de Deus. Experimentarão, toda a vida, a força do bom costume desde os tenros anos e merecerão o ditoso fim dos que bem começam. Mas, porque este ponto é de muita consideração, encarecido assim dos santos padres como dos filósofos antigos, trataremos dele adiante, em capítulo particular.

CAPÍTULO IV

De quanta utilidade seja para os pais a boa criação dos filhos

Com razão, disse Aristóteles, que mais dignos de glória eram os pais por haverem criado bem seus filhos, do que pelos haverem gerado; porque, pela geração, lhes deram o viver e, pela criação, o viver bem. Razão que, do mesmo Aristóteles aprendeu Alexandre, quando disse que maiores saudades tinha de seu mestre que de seu pai. Na mesma opinião estavam Filipe, pai do mesmo Alexandre, e Peleus, pai do capitão Aquileus, dos quais o primeiro disse que mais se gloriava por haver nascido o filho em tempo de Aristóteles, para ser dele ensinado, do que do próprio filho, para herdeiro do reino. O segundo disse que não se alegrava tanto por haver tido a Aquileus por filho, quanto se gloriava por ele haver tido por mestres a Fênix e Chiron. Conhecendo muito bem estes príncipes que maior glória lhes resultava pela boa criação, que pela nobre geração de tais filhos.

Quão grande seja esta glória, e de quanta estimação para os antigos, encarece bem Sêneca, filósofo, com os exemplos de muitos pais que, pelas proezas, sabedoria e bons procedimentos de seus filhos, foram no mundo conhecidos. Por ventura (diz) conheceria alguém a Aristo e a Grilo, senão por amor de Xenofontes e mais Platão, seus filhos? Conheceriam alguém a Sofronisco, senão por Sócrates, seu filho? Por onde foi conhecido Otávio, senão por Augusto? Por onde foi nomeado Peleus, senão por Aquileus? Prolixa coisa se-

Laércio
l.5. c. 2.

Plut.

L. 1. de benef.

ria se quisesse aqui nomear todos que, por razão dos filhos, foram nomeados no mundo. Destes, pois, diz o filósofo, quais deram ou fizeram maior benefício, os pais ou os filhos? Os pais, no ser natural, que deram aos filhos, ou os filhos, na glória, que granjearam a seus pais? É tal o gozo, tal a glória, que os pais recebem pela glória, pelo aumento de seus filhos, que têm por maior benefício a glória que deles recebem, que o ser natural que lhes deram.

Para confirmação desta sentença traz o filósofo o exemplo de um mancebo romano, a quem o pai havia criado desde menino nas letras e exercícios virtuosos, de sorte que veio a ser homem de grande autoridade na república e a sustentar a seu pai com a fazenda que adquiriu por suas letras. Este tal filho (diz Sêneca) podia muito bem dizer ao pai: tu, pai, me deste a vida e me criaste com as boas artes das ciências e nesse teu benefício recebestes outro maior de mim, porque, posto que eu recebi de ti o ser e a criação, tu, no gozo e na glória, que recebes em ver bem empregado em mim o fruto de teu trabalho, recebeste mais ainda, porque, mais vale o gozo, mais a glória, que os pais recebem em ver a seus filhos bem criados do que monta o trabalho que tiveram em sua criação.

Prov. 10.

E, na verdade, o Espírito Santo diz que o filho sábio, isto é, o que aproveitou com a boa criação, é alegria de seu pai e, na raiz hebréia e versão dos Setenta, magnifica e amplifica a seu pai. E, em outra parte, diz: ensina teu filho, ser-te-á de refrigério* e dará à tua alma delícias; e foi o mesmo que dizer, conforme Salazar, procura criar bem teus filhos,

Prov. 29.

enquanto meninos, fazendo que aprendam as boas artes e ciências; porque, se chegarem por isto a ser letrados e virtuosos, ser-te-ão de descanso e consolação, e, para toda tua geração, de glória e ornamento.

---

* Consolação.

Eliano faz um largo catálogo de muitos insignes varões de que a fama publica grandes proezas, que, sendo nascidos de humildes pais, por suas ilustres obras, foram famosos no mundo, glória e nobreza de suas gerações, como Dario, rei dos persas, e Arquelaos, rei dos macedônios, que foram filhos de duas escravas. Perseu, Temístocles e Antígono, filhos de uns homens pobres, de baixa sorte, e outros infinitos que não relato, os quais, pela boa educação, vieram a ser famosos glória de seus pais. Pela qual razão Licurgo, rei dos lacedemônios, fez uma lei em que ordenava que todo aquele pai, que fosse diligente em criar seus filhos, fosse admitido nos cargos mais autorizados da república, ainda que fosse de humilde e baixo solar*. Elian. L. 12

Outra utilidade que cresce aos pais pela boa educação dos filhos, melhor se entende do que se pode explicar, e é que, de ordinário, os filhos bem criados sabem criar também os seus quando chegam a ser pais, e estes aos seus, e assim vem toda a demais descendência a formar uma geração boa e de bons procedimentos. Donde vem que, em algumas gerações, se vêem reinar certas virtudes e certos vícios, como hereditários, que em todos, ou quase todos se acham; uns iracundos, outros pacíficos; uns castos e outros lascivos; e, por não ser odiosos à nossa nação, porei exemplo nas estranhas. Os cláudios, em Roma, foram tidos por soberbos. Os cipiões, por belicosos; em Espanha, os borjas, por piedosos, etc. Isto, ainda que pode nascer também dos naturais, não há dúvida que vem muito da primeira criação. Nenhum pai foi até agora mais bem afortunado com seus filhos que Abraão; ele foi pai da mais ilustre e mais numerosa família que houve no mundo, porque, além do copioso número dos reis, patriarcas e profetas, que dele descenderam, dele descende o mesmo Cristo, segundo a carne, que é Rei dos Genes. 18.

----
* Nobreza.

Reis e Senhor dos Senhores; e a causa disto deu o mesmo Deus, no capítulo dezoito do Gênesis, por estas palavras: porque sei que Abraão há de ensinar seus filhos e toda sua família a guardar meus mandamentos, a andar pelo caminho de Deus, a seguir a justiça, etc. Pois que maior glória pode esperar um pai da boa criação dos filhos, que vê-los todos santos e bem-aventurados da glória? Que pai haverá aí que não estime mais ver um filho virtuoso, que rico? Mais santo, do que rei? Quanto mais bem-aventurado foi São Francisco com sua pobreza, que Cresso com suas riquezas? Quanto mais glorioso foi Borja, por humilde na Companhia, que por grande de Espanha? Mais estimado é hoje na Igreja São Luís por santo do que por rei. Melhor lugar tem em Roma Pedro pescador, e todos seus sucessores, que Nero, imperador, com todos seus descendentes.

Toda esta glória pode muito bem esperar o pai de seus filhos, se os souber criar como é razão; porque aquilo, que lhe não pode conseguir de honras e de riquezas com o suor, lhes pode granjear de santidade com a boa criação. Mais que a vida e mais que as riquezas, estimaram, nesta vida, muitos pais a felicidade temporal dos filhos; e, assim, para que eles a conseguissem, se puseram a evidentíssimos perigos de as perder. Artaxerxes se privou voluntariamente do reino pelo dar ao filho Dario, só pelo gozo que teve de o ver em sua vida reinar. O mesmo fez Ariobarsanes, rei de Capadócia, tirando da cabeça o diadema real pelo gozo de o ver na cabeça do filho. Fábio Rutílio, depois de haver sido sete vezes cônsul, empreendeu, sendo já decrépito, uma perigosa guerra, só a fim de ver triunfar a Fábio, seu filho, seguindo-o atrás do carro triunfante em seu cavalo. Agripina, mãe de Nero, com saber que o império do filho lhe havia de ocasionar a morte, disse: que morresse ela, embora contanto que fosse o filho imperador. Quanto mais devem estimar os pais católicos as honras eternas dos filhos do que estes estimaram as temporais? Pois se estas se asseguram pela

Ravis. Off. v. amor

Valer. Max. L. 5.

boa criação, quanto devem fazer pelos criar bem, enquanto são meninos? E não somente o bem eterno dos filhos vem a granjear os pais com esta boa criação, mas também a própria salvação. São Paulo, escrevendo a seu discípulo Timóteo, informando-o como havia de admoestar os casados a criar bem seus filhos, diz que pela geração dos filhos se salvaria a mãe, o qual se entende, sabendo-os criar com piedade e devoção; e assim diz São João Crisóstomo, falando com os casados: ouvi estas palavras, ó pais de famílias, e totalmente vede como a boa criação dos filhos vos é causa de grandes prêmios; e, logo mais abaixo, diz: não é de pouco merecimento criar os filhos bem de sua primeira infância, porque, se assim o fizerem os pais, alcançarão grande prêmio e, se fizerem o contrário, conseguirão grande castigo. Donde, pelo conseguinte, se colhe que, assim como pela boa criação dos filhos alcançam os pais de grande glória nesta e na outra vida; pelo contrário, pela ruim criação conseguirão grandes danos e grande castigos, como largamente adiante veremos. Sirva, entretanto, este exemplo, que prova uma e outra coisa. [I. Tim. 2.]

Houve um santo varão que, desejando ver as penas e a glória da outra vida, foi levado por divina dispensação* por um anjo ao inferno e, além de outros condenados que ali viu padecer intoleráveis tormentos, viu a um pai e um filho que, com execrandas blasfêmias, se amaldiçoavam um ao outro. O pai dizia: filho, maldita seja a hora em que te gerei, maldito seja tudo aquilo que por ti obrei, que, por te não ensinar, vim a este lugar de tormentos. O filho, pelo contrário, dizia: maldito sejas tu pai e maldita a hora em que me geraste, porque me não ensinaste os preceitos divinos nem a penitência nem a ouvir a palavra de Deus e as mais obras boas; mas, ao contrário, me criaste em galas, vendas, usuras e outros vícios; nem me castigavas, quando eu errava; [Specul. Ex v. par]

....
* Concessão.

por isso vim a ser condenado e estou contigo nestas eternas penas do inferno. Vendo isto, aquele servo de Deus disse ao anjo que o guiava: não é bom ver estas coisas, anjo de Deus. Pelo qual o levou ao lugar do paraíso, onde viu outro pai e outro filho, com grande gozo e alegria, dando-se mil bênçãos e parabéns um a outro. O filho dizia: bendito sejas de Deus, ó pai, porque me criaste bem, me fizeste aprender as ciências, tu me convidaste muitas vezes a ouvir a palavra de Deus e ofícios divinos; tu me corrigiste, quando errava, me ensinaste o temor e amor de Deus; tu me ensinaste a fugir [d]os vícios e amar as virtudes; e, por me saberes criar tão bem, me salvei e vim a este lugar de repouso, pelo qual bendito sejas de Deus e bendita seja a hora em que me geraste. Da mesma sorte o pai, com semelhantes palavras, lançava ao filho mil bênçãos e, com um gozo inefável, se alegrava de haver sido seu pai.

CAPÍTULO V

De quanta utilidade é para toda a república a boa criação dos meninos

Uma das repúblicas mais florentes*, e que nas virtudes morais e estudo das boas artes foi exemplo às demais repúblicas do mundo, foi a Atenas, da Grécia. Descaiu esta, porém, de tal sorte, em um tempo, em vícios e ruins costumes que de um jardim de flores de virtudes se havia convertido em um mato agreste de vícios. Juntaram-se os senadores e mais anciãos da cidade para consultarem o remédio de tanto mal; que meio tomariam para reduzir sua república a seu antigo e florente estado? Um dos congregados, que dizem ser o filósofo Sócrates, lançando no meio do conclave uma maçã podre, disse que a sua república, no estado presente, era semelhante àquele pomo podre; porém, que, assim como naquele pomo podia haver alguma utilidade, assim na república depravada podia haver alguma esperança de remédio. Que, se no pomo podre estivesse a semente de dentro sã, se poderia semear e, nascendo a planta, se podia cultivar de modo que se colhesse o fruto da mesma espécie; assim, na república, posto que depravada, se a inocência dos meninos estivesse inteira, se podiam instruir ou instituir de novo nos bons costumes; e, assim cultivados como plantas tenras, se podia esperar o fruto desejado; e desta sorte tornar a república a seu primeiro estado. Agradou a to-

....
* Brilhantes.

dos este prudente conselho e, procurando que os meninos fossem bem criados segundo as leis e costumes de Atenas, se reformou a república; porque, assim como no pomo podre esteve o remédio e a conservação da planta na cultura da semente, assim na república depravada esteve o remédio na boa criação da puerícia, que é a semente da república. De semelhante metáfora usou Deus, Nosso Senhor, com uma serva sua. Queixando-se ela como estava a república cristã tão desbaratada nos costumes e que remédio haveria para sua reformação, o Senhor lhe mostrou uma maçã podre, dizendo que, assim para conservar a maçã podre, não havia outro meio senão semear a semente de dentro, assim para reformar a cristandade perdida era o remédio instituir bem a puerícia.

<small>Rib. Vid. S. Ign. 1. 3. c. 24.</small>

É, pois, de tanta utilidade à república a boa criação dos filhos na idade pueril que dela depende todo o seu bem, como de sua falta se segue toda sua ruína, como expressamente ensina Platão; e a razão disto está muito clara, e é do mesmo filósofo, porque, como a república não seja outra coisa mais que a congregação e comunidade de seus cidadãos, quanto estes forem melhores, tanto melhor será a república. E como para serem bons os cidadãos seja único meio a criação dos meninos, bem se deixa ver de quanta utilidade seja para toda a república. Depois de haver Antípatros vencido a Ágis, pediu-lhe, em reféns das tréguas que pretendia, cinqüenta meninos filhos dos principais. Responde a esta condição Etéocles que de nenhuma sorte convinha entregar os meninos em reféns; que, se quisesse mulheres e velhos, lhe daria quantos e quantas quisesse, mas que os meninos não, por não privar a república de outros tantos cidadãos; porquanto criados eles fora das leis da pátria, com os costumes estrangeiros, não poderiam ficar bem criados e, por conseguinte, não prestariam para cidadãos. De sorte que, na opinião deste filósofo, o mesmo era serem os meninos mal criados que não serem de préstimo para a república.

<small>Plut. in Lae.</small>

Nas comunidades religiosas, que são como umas repúblicas regulares, se tem por ditame certíssimo que da boa educação dos noviços depende o bem todo das religiões. Na Companhia de Jesus sei que, diz seu fundador Santo Inácio, que da boa instituição dos seus dependia toda a esperança da Companhia em o Senhor. Não há que esperar que saiam bons e observantes religiosos os que no noviciado não foram bons e observantes noviços. A este modo se deve ter por ditame infalível que da boa criação dos filhos enquanto meninos depende o bem todo das repúblicas, que também são umas comunidades cristãs e que não há que esperar bons repúblicos de cidadãos que da casa de seus pais saíram mal criados. Como é possível que se endireite o vaso de barro que da mão do oleiro saiu torto? Como é possível que se endireite, sem milagre, a criança que do ventre da mãe saiu aleijada? É coisa tão dificultosa sair bom mestre o que foi mal ensinado; sair bom rei, bom governador o que foi mal governado, como é impossível (diz Savedra) tirar uma linha direita por uma régua torta. A escritura que foi escrita por pauta torta e a pintura que foi formada por debuxo errado é força que saia a escritura torta e errada a pintura. Se vós não encaminhastes vossos filhos, no princípio de suas vidas, pelos direitos caminhos da política cristã nem os formastes pelo debuxo dos filhos honrados, senão que os criastes com ditames torcidos e pestíferas doutrinas, que cidadãos ou que repúblicos esperais que saiam? Esperais que saia prudente senador o que foi criado com ignorância? Que saiba dar documentos o que não teve ensino? Que saiba dirigir as leis o que não freqüentou as escolas? Que saiba coibir os maus, fazer justiça e governar a república o que foi criado à vontade, entre vícios e liberdade de vida? Isso é tão impossível como suceder que o que foi criado negro em África se faça na Europa branco; ou o que não soube falar Espanhol em Castela o fale na Grécia ou na Turquia.

Reg.
Mag.
nov. 1.

Emp. 2.

Por esta causa todos os que se ocupam em escrever políticas de príncipes, seu principal assunto é formar desde menino o príncipe pelas regras de Cristo e ditames da razão, mostrando como seus mestres e pedagogos os devem procurar desde aquela primeira idade, afastar de todo o vício e inclinar a toda virtude, para poderem ser depois regra e modelo a toda a república; porque assim como não há monstro mais cruel, em uma república, que um príncipe mal criado, assim, não há príncipe de melhores esperanças, para a mesma república, que o que teve bons mestres e boa criação. Com este fim Dionísio, tirano de Sicília, excogitando um meio para destruir a Dion, e toda sua república, achou ser eficacíssimo criar-lhe um filho seu menino, que tinha em seu poder, em todo gênero de vícios, como fez, entendendo que não podia excogitar pior peste, para desbaratar o reino de Dion, que dar-lhe um príncipe mal criado desde sua puerícia; o qual em efeito se experimenta cada dia, com ruína dos reinos e destruição das repúblicas.

> Emilio Probo.

Por esta causa todas as repúblicas bem governadas e todos os príncipes amantes do bem comum procuram conservar as escolas, onde os meninos se instituem, assim nas letras como nos bons costumes, sabendo que estas escolas são os seminários da religião, com que as repúblicas se conservam. Por isso os tiranos, inimigos da nossa fé, puseram todo esforço pelas desterrar da república de Cristo, entendendo que, consumida a semente, era fácil acabar com a planta que é a fé. O primeiro que usou esta diabólica traça foi Juliano, desterrando as escolas dos meninos e proibindo-lhes o estudo das letras humanas.

E pior ainda que ele foi o imperador Maximino, o qual mandou fazer uns cadernos semeados de heresias de mil blasfêmias contra Cristo e reparti-los pelas escolas dos meninos, para que mais docemente mamassem os erros de sua seita e, por este meio, destruísse a república cristã mais facilmente que com o rigor dos tormentos. Da mesma traça usaram os hereges luteranos e huguenotes, compondo versos semeados de mil erros contra a Igreja Romana, para que os meninos bebessem, com o amor da poesia, o ódio da fé. [Eus. Neer. 1. 9. c. 5.]

Um dia entrou o profeta Isaías na cidade de Jerusalém e, considerando as desordens que nela passavam, exclamou, dizendo: onde está o letrado, onde está o mestre dos meninos? Não viu o santo profeta, naquela desordenada cidade, por então, nem uma só escola de meninos e considerou que daqui nasciam todos seus desconcertos, que, como os meninos são as flores, são também as esperanças da república. Na versão hebréia, em lugar da palavra, onde está o mestre dos meninos, leu onde está o contador das torres. Como se cada menino bem disciplinado fosse uma torre, ou um baluarte, com que a república se defende. Donde claramente se vê a grande utilidade que a toda república se segue da boa criação da puerícia, e claramente pode entender quem considerar o incrível fruto que, por este meio, a Companhia de Jesus tem obrado em quase todas as principais repúblicas cristãs, como largamente pondera o padre Ribadaneira, na vida de seu santo fundador e no livro intitulado Imagem do Primeiro Século da Companhia. [Isai. 33.] [L. 3. C. ult. L. 3. Orat. 5.]

CAPÍTULO VI

Da obrigação que têm os pais de criar bem os filhos na idade de meninos

Desta importância, tão grande, e destas utilidades, tão conhecidas, se poderá colher a grande obrigação que têm os pais de criar seus filhos com vigilância todo o tempo da puerícia; porque, se a obrigação do preceito se colhe da importância da matéria, e as circunstâncias que o agravam se conhecem pelos efeitos que [o preceito] causa, sendo esta a importância e, sendo estes os efeitos da boa criação dos meninos, qual será a obrigação dos pais?

Primeiramente, assim como são obrigados os pais, por lei da natureza, buscar aos filhos o devido alimento corporal para a vida do corpo; assim, por lei divina e natural, estão obrigados a procurar o alimento espiritual para a vida das almas dos mesmos filhos; de tal sorte que pecarão gravemente se nisto forem tão negligentes que, por falta da devida educação, saírem os filhos mal criados, ou, por falta da doutrina, saírem tão ignorantes que não saibam as coisas necessárias para poderem conseguir o fim sobrenatural para que Deus os criou. Esta é a doutrina dos teólogos, como Santo Tomás, geralmente recebida na Igreja Católica. Colhe-se esta obrigação do mesmo preceito quarto, do Decálogo, que, como dizem os mesmos doutores, não menos obriga os pais a respeito dos filhos, que obriga os filhos a respeito dos pais; e, como a obrigação dos filhos, assim na reverência, obediência, amor e sustentação é tão estreita, assim é estreitíssima a obrigação dos pais.

S.Th
Opus. 4.
Soar.
Sanch.
Fagun.

Exod. 13.

Quando Deus, Nosso Senhor, mandou, no *Êxodo*, guardar o seu santo dia do sábado e mais cerimônias da lei, juntamente encomendou aos pais que tivessem cuidado de informar bem nelas seus filhos, para que, como notou São João Crisóstomo, entendessem os pais que a mesma obrigação lhes ocorria em formar aos filhos nas cerimônias sagradas da lei santa de Deus, que tinham eles mesmos de as guardar. Por isso, quando o mesmo Senhor ordenou que lhe oferecessem os filhos pequeninos, pouco depois de nascidos, mandou juntamente que os tornassem os pais, outra vez a resgatar, para que entendessem, como bem advertiu Fillo, hebreu, não [ficassem*] desobrigados de os criar e doutrinar, em suas casas, os pais, pelos haverem oferecido uma vez a Deus no templo.

Desta obrigação tão grande, que os pais têm de criar bem os filhos, nasce o atribuir-se-lhes, de ordinário, as culpas que cometem depois de grandes; porque, como os maus costumes e ruins procedimentos dos filhos, na idade juvenil, procedam, de ordinário, da ruim criação na idade da puerícia, vem a cair sobre as costas dos pais, que os não souberam criar, os pecados que os filhos cometem; e, por essa causa, assim como os prelados não só hão de dar conta a Deus das culpas próprias, mas também dos súditos que não souberam governar; assim os pais hão de dar estreita conta a Deus não só das culpas que cometeram, mas também dos defeitos dos filhos, que não corrigiram.

Eccl.11.

Hom. 59. in Genes.

Esta é doutrina expressa de Santo Ambrósio, o qual diz: a dissolução dos filhos se há de atribuir à negligência dos pais; porque, como diz o Eclesiástico, cada um se conhece no procedimento dos filhos. Se o filho é de bons procedimentos, sinal é que o pai procede bem. E São Crisóstomo diz: Rogo-vos, pais, que ponhais todo o cuidado na boa criação dos meninos, porque os pecados que cometerem a vós se hão de imputar.

....
* No original: "ficavam".

São Paulo, descrevendo as propriedades do bispo, uma diz que é se soube criar bem seus filhos, porque importava que o bispo fosse homem sem pecado*. Como se fosse impossível (diz agudamente São Jerônimo) estarem sem culpa os pais, cujos filhos não estavam sem pecado. Por isso Jacó, ouvindo as desordens que seus filhos haviam feito em Siquém, temeu, com razão, não viessem sobre ele os siquemitas, porque sabia, como prudente, que todas as desordens dos filhos vinham a cair sobre as cabeças dos pais. Por esta mesma causa Davi pedia a Deus lhe perdoasse não só os seus pecados próprios, mas também os dos seus filhos e vassalos; porque, como bem advertiu Eutímio, dificultosamente está sem culpa o pai, e o senhor, cujos filhos e cujos vassalos têm cometido muitas culpas. Uma vez viu Diógenes comer, à mesa, um menino com alguma sofreguidão e, levantando a mão, deu uma bofetada em seu mestre, supondo que, por culpa do mestre e falta de criação, cometia o discípulo aquela falta. Brigaram dois meninos lacedemônios, irmãos, uma vez, como muitas vezes sucede, e, vendo-os os senadores castigaram seu pai com pena pecuniária, supondo que a falta de ensino e coação do pai era a causa do desconcerto dos filhos.

Ad. T. it. 1.

Epist. Ad. Eph. c. 6.

Ps.18.

Por me não alargar mais neste ponto, o confirmarei com uma história breve e de grande autoridade, por ser referida de São Bernardo. Enforcaram, em Roma, um mancebo por enormes delitos e, estando já para lhe darem o garrote, pediu-lhe chamassem seu pai, porque se queria despedir dele. Chegou o pai e, fingindo o filho que lhe queria dar as últimas despedidas com ósculo de paz, lhe arrancou com os dentes o nariz, dizendo: Tu, pai, me matas e me puseste neste lugar, porque me não criaste bem, nem repreendeste, deixando-me

Plut.

Ser. 17. de Evag. aeterno.

....
* Cabe sublinhar que Alexandre de Gusmão, nesse trecho, faz referência a uma época em que ainda não havia obrigatoriedade do celibato clerical.

viver à vontade e, por tua culpa, cheguei a este fim. Guarda aqui bem a verdadeira sentença do Eclesiástico, que diz: os maus filhos se queixam de seus pais, porque, por sua causa, se vêem em desonra. O qual sucesso (acrescenta o Santo), ouvindo contar certa mãe, ajuntando todos seus filhos, os açoutou mui bem, dizendo: não me arrancareis vós a mim o nariz. Semelhante exemplo a este conta Alexandre ab Alexandro de uma mãe que permitia ao filho os furtos leves com que se veio a fazer ladrão famoso e, levado à forca, com o mesmo fim e dissimulação, que o acima dito, cortou a mãe, com os dentes, a orelha.

De tudo o sobredito se colhe quão grave pecado seja, e de quão perniciosas conseqüências, o grave descuido dos pais negligentes na boa educação dos filhos. São Paulo o encareceu, quando disse: se algum não tem cuidado de sua família, este é arrenegado e pior que o infiel. E a razão disto dá São João Crisóstomo sobre este lugar. Porque, muitas vezes, se acham infiéis hereges e gentios que ensinam seus filhos em mui honestos e louváveis costumes. Logo, se o cristão é nisto descuidado ou, o que pior, em lugar da piedade, lhe ensina a dissolução, vem a ser este tal pior que um infiel. Não sabeis, diz o mesmo santo, que o apóstolo São Paulo chama aos filhos templos de Deus? Pois que direis vós daquele sacerdote que, entregando-lhe Deus o seu templo santo e sagrado, o deixasse profanar por sua negligência e inaptidão? E que direis se, em lugar do nome santo de Deus e imagens sagradas, lhe colocasse os infames ídolos de Vênus ou de Adônis? Não seria o pecado deste sacerdote abominável sacrilégio e ele indigno do ofício sacerdotal? Pois, se Deus vos entregou os filhos como templos vivos, em que tanto de melhor vontade habita, quanto eles são mais puros pela inocência, que pecado tão grave será se, em lugar de os teres bem criados, e, o que pior é, se, em lugar das virtudes e santos ditames, plantares neles os de Vênus e Adônis, de torpes e vãos pensamentos. Com razão, diz São Paulo, que semelhantes pais são piores que os infiéis.

1. Ad. Tim. 5.

1. Cor. 3.

Sendo, pois, esta a obrigação tão estreita, e este o pecado tão grave, pasmo é considerar o descuido com que muitos pais se hão na criação de seus filhos. Homens há (diz Petrarca) mais cuidadosos da criação de seus cavalos e cachorros do que da criação de seus filhos. Um cavaleiro, diz o mesmo autor que conhecera, que adoecendo-lhe o seu cavalo o lançou em colchas de seda, o recolheu em uma casa dourada e lhe chamou o médico para o curar; não podia fazer mais ao filho morgado. A outros viu gastar muitas horas e muitos dias em ensinar e exercitar os cães da caça, e dos filhos nenhum cuidado tinham. Destes, pois, melhor é ser cavalo, ou cachorro, que filho. Donde veio a dizer Diógenes que, dos magarenses, melhor era ser carneiro que filho; porque estes, sendo mui cuidadosos do gado, são mui descuidados dos filhos.

Lib. 1. Dial. 31.

Eliano var. Hist l. 12.

Outros há não menos imprudentes, que, sendo mui cuidadosos a respeito dos filhos em coisas que menos importam, são mais descuidados nas de maior importância; são mui vigilantes (diz o mesmo filósofo) que o filho não use da mão esquerda na mesa e mais polícias*, mas que viva às esquerdas na vida e nos costumes nenhum cuidado tomam. Toda sua indústria põem no jardim e flores de sua horta, mas no conserto e boa ordem de sua família nenhuma diligência põem. Que diríamos nós daquele pai de famílias, diz São João Crisóstomo, que, vendo arruinar a casa, só trata do asseio da horta e não do reparo da casa; que, não fazendo caso da doença, só trata do conserto do vestido? Estes são aqueles pais que, sendo no demais vigilantes, só na criação dos filhos, que mais importa, são descuidados. Saibam, pois, sua obrigação estreitíssima e o grave pecado que cometem com sua negligência e a conta que a Deus hão de dar dos filhos que lhes deu, se, por sua culpa, [os filhos] se perderem, para que ponham todo o cuidado em os criar bem.

Hom. 60. in Matth.

---

* Termo referente à *polis*, cidade, ou seja, à urbanidade ou civilidade.

CAPÍTULO VII

Quão severamente castiga Deus nesta vida os pais negligentes na boa criação dos filhos

Sendo este o pecado e estas as circunstâncias tão agravantes, que os pais negligentes na boa criação dos filhos cometem, não é muito os castigue Deus mui rigorosamente nesta e na outra vida. Não é o menor castigo sofrê-los depois de grandes, quando, por sua má criação, saem protervos, dissipadores da fazenda e desonra de sua geração; porque, assim como é grande gozo de um pai ter um filho santo, assim é grande pena ter um filho vicioso. Que pena foi a do sacerdote Heli, vendo seus dois filhos, Ofini e Fenéias, tão viciosos e desaforados, com escândalo do povo de Deus, maiormente não ignorando que sua demasiada indulgência os encaminhara para tantos precipícios? Que tormentos não afligiram o coração d'El Rei Davi, vendo os desaforos de Amnon e as rebeliões de Absalão, seus filhos; considerando que a demasiada licença que lhes dera havia ocasionado tantas desordens? Não há dúvida que este é um grande tormento para os corações paternos, porque assim como o filho sábio, ou santo (diz Salomão) é alegria e gozo de seu pai, assim o ignorante ou vicioso lhe é de tristeza e aflição.

Se uma honesta matrona, quando esperava um filho morgado, herdeiro de sua casa, parisse um monstro, desonra de sua natureza, que pena seria esta, tão grande, para seu coração? E não há aí (diz Crisóstomo) homens monstros nos costumes, quando pela má criação da puerícia degeneram, na idade juvenil, de homens racionais? Por ventura He- Prov. 27.

rodes, Nero e Heliogábalo não foram uns monstros nas vidas e uns selvagens nos vícios? Lutero, Calvino e outros semelhantes não foram, na vida, uns monstros infernais? E ainda hoje não vemos a muitos que mais parecem, nos costumes, feras selvagens que homens de razão? Quantas mulheres houve que, por vício da natureza, saíram à luz com partos monstruosos? Cornélio Gema e Ambrósio Paren referem de muitas que, em lugar de filhos, pariram monstros, uns com cabeça de cachorro, outros de boi, outros com corpo de serpente; as quais mulheres, todas, ou morreram de espanto ou se consumiram de pena, vendo nascer de seus ventres semelhantes monstruosidades. E não é pior os que, nascendo homens, degeneram em brutos e em monstros nos costumes, por falta da primeira criação? Quantos veríeis não só gentios, senão cristãos, na ira, uns leões; na imprudência, jumentos; porcos, na desonestidade; raposas, na malícia; lobos, na crueldade; e veados, na ambição? Estes não são monstros, nos costumes, piores que os monstros da natureza? Pois, assim como seria grande castigo de Deus parir semelhantes monstros da natureza, assim é grande castigo de Deus gerar semelhantes filhos nos costumes; porque, assim como aqueles monstros da natureza foram desgosto e morte de suas mães, assim estes filhos são desgosto perpétuo e ruína de seus pais.

O Padre Alonso de Andrade, no seu *Itinerário*, conta de um homem desalmado que de sua casa e família não tinha mais conta que se fosse pior que um selvagem, porque este tem mais cuidado da criação de seus filhos do que ele tinha dos seus. Pariu-lhe a mulher, por justo castigo de Deus, um monstro, o mais horrendo que até hoje se tem visto, porque, da cintura para cima, da parte de diante, era homem e todo o mais restante do corpo era serpente; o qual, logo que nasceu, se enviou ao triste pai e, cercando-o com a cola**,

---
* Ilegível no original.
** Do espanhol *cola*, cauda, rabo.

lhe deu tais dentadas que logo ali expirou raivando; a mãe morreu também de espanto, e, atrás de ambos, o filho monstruoso, que só teve vida para morte e tormento de seus pais. Este verdadeiro e espantoso sucesso é um, como emblema do que verdadeiramente passa entre aqueles pais que, com seu mau exemplo e pior doutrina, criaram tais filhos, ou tais monstros, que lhes foram depois morte e destruição, justo castigo de sua muita negligência.

E é outro modo rigoroso com que Deus, Nosso Senhor, castiga a estes pais nesta vida, tomando, por instrumento, os mesmos filhos mal criados, para castigar aos pais negligentes. Quantas vezes o filho, que criastes com muito mimo, vos foi ingrato depois de grande e vos destruiu? É como quando criastes em casa o corvo, que vos tirou o olho; ou como o lobo, que depois vos mordeu, vendo-se crescido; e, deixando outras sentenças dos santos, referirei o que testemunha Santo Agostinho a este propósito por ser de tal autor. Houve em Hipona um fidalgo por nome Cirilo, o qual criou um filho com todo o regalo e liberdade, dando-lhe franca licença para fazer quanto quisesse. Desmandou-se o filho com esta liberdade em um abismo de vícios, como sucede; deu-se a péssimos costumes e, entre outros, à demasia do beber. Tomado um dia da força do vinho, entrou furioso em sua casa, oprimiu, com horrível e execrando incesto, sua própria mãe, pretendeu violar uma irmã, feriu mortalmente a dez irmãs suas e, por último remate, deu de punhaladas a seu próprio pai, de que morreu; tomando Deus, por instrumento, o filho mal criado, para castigo dos pais, cujos pecados eram próprios, pelo não haverem domado desde menino. Porque, quem semeia cardos* necessariamente há de colher espinhos e o que cria serpentes há de morrer de seu veneno.

<small>Serm. 3. ad Frat. in Er.</small>

Não é de menos rigor o tormento com que Deus castiga os pais negligentes na criação dos filhos; vê-los acabar, mi-

---
* Planta considerada praga da lavoura.

seravelmente, com mortes violentas, considerando com razão que sua desordenada indulgência os encaminhou a tão desastrados fins. A Sagrada Escritura conta que, entrando o profeta Eliseu na cidade de Betel, lhe saiu ao encontro um bando de rapazes que, por indução dos pais (como diz Abulense), começaram a escarnecer dele, chamando-lhe calvo; ofendido, o profeta lançou-lhes a maldição e, de improviso, saíram do mato dois ursos que, dando nos rapazes, despedaçaram, aos dentes, quarenta e dois, que não passavam de dez anos. Bem conhecia o profeta que aquelas apupadas* mais nasciam dos pais que dos filhos meninos, e que não era em tão tenra idade tão grande a culpa que merecesse tamanho castigo; mas, para castigar nos pais a má criação dos filhos (diz Justíssimo Mártir), achou que era mais severo castigo que os ursos despedaçassem os filhos, deixando os pais vivos para que, vendo seus filhos mortos com tão desastradas mortes, despedaçados diante de seus olhos, vissem neles rigorosamente castigada sua negligência, e má criação com que lhes ensinaram a dar apupadas ao profeta de Deus. Os egípcios, com terem pena de morte contra todo homicida, contudo, o pai que matava ao filho não incorria esta pena, porque tinham para si que podia o pai tirar a vida ao filho, por lha haver dado uma vez; tinham, porém, uma pena que cuidavam ser de maior castigo que a da morte, e vinha a ser que punham o filho morto, diante dos olhos do pai, por três dias contínuos, para que, afligindo a vista do filho morto, o coração do pai lhe fosse de maior tormento do que poderia ser a própria morte. Isto mesmo é o que Deus faz com o pai negligente na criação do filho, põem-lho, diante dos olhos, desastradamente morto, para que lhe seja de tormento maior do que se fosse ele mesmo o que morrera.

E, nos pais católicos, que têm luz de fé, pode ser ainda muito maior este castigo; porque, de ordinário, sucedem em

---

* Vaias prolongadas.

mau estado as mortes violentas dos filhos e podem, com razão, temer mais a perdição de suas almas que a morte de seus corpos. Davi sentiu, com grande excesso, as mortes de seus filhos Amnon e Absalão; o que não fez o Santo Jó, com as lastimosas e repentinas mortes dos seus; a razão disto, conforme os santos, é porque os filhos de Davi, um morria incestuoso, outro rebelde; ambos com mortes desastradas, e podia, com razão, temer Davi a condenação eterna de suas almas, acabando com tão desastradas mortes suas depravadas vidas; não assim os filhos do Santo Jó que, além de serem todos bons e criados, como diz São Gregório, em santo temor de Deus, estava então seu pai fazendo oração a Deus por eles, para que não cometessem algum pecado.

Em um lugar chamado Pedra Ruiva, houve um mancebo de estragada vida, tão dado a galas e profanidades que, para bem parecer, chegava a encrespar os cabelos como mulher; tudo via o pai e tudo calava, sem ter ânimo para o repreender. Por disposição divina chegou, por sua casa, a morte mais cedo do que imaginava; porque, escorregando em um monte de neve, caiu sem querer e morreu de repente; o corpo ficou na neve e a alma desceu ao fogo do inferno do qual foi ele mesmo, por justo juízo de Deus, a testemunha; porque, entrando o pai em casa, lhe apareceu a alma do filho, feia, horrível e espantosa, e lhe disse: oh pai malvado, que tão cruel foste para mim pois que, por tua culpa me condenei, por me não saberes ensinar, nem teres ânimo para repreender minhas vaidades, pelas quais permitiu Deus me colhesse a morte em pecado mortal e me condenasse; o triste pai ficou assombrado e, de puro sentimento, lhe apodreceu o sangue todo no corpo, em que em três dias acabou a vida. Eis aqui como Deus, Nosso Senhor, castiga nesta vida a negligência com que os pais procuram criar os filhos enquanto são meninos; e, posto que estes castigos sejam tão severos, são contudo mui suaves a respeito das penas com que, na outra vida, são castigados.

Cron. dos Capuch. p. 2. c. 29.

CAPÍTULO VIII

Quão severamente castiga Deus na outra vida os pais negligentes na boa criação dos filhos

Todos os castigos desta vida são como pintados a respeito dos verdadeiros, comparados com os da outra. E se os desta, com que os pais são castigados pela negligência com que criam a seus filhos, são tão severos, que serão os da outra vida?

O primeiro castigo com que Deus, na outra vida, começa a castigar estes pais é o descuido, ou impiedade, com que seus filhos, nesta, se esquecem das almas de seus pais, deixando-os padecer terribilíssimos tormentos, não dando à execução seus legados pios, ou por não socorrerem suas almas com missas e orações, em ocasião de tanta necessidade; este é um terribilíssimo castigo que Deus permite pela indulgência com que os criaram porque, se eles fossem criados desde meninos em piedade e devoção, seriam mais piedosos com as almas de seus pais, como fazem os filhos que tiveram boa criação.

Os atenienses tinham uma lei em que desobrigavam os filhos de socorrer aos pais velhos no tempo da maior necessidade, provando que não haviam sido deles bem criados no tempo de meninos; era este um severo castigo de pais tão negligentes, que julgaram aqueles prudentes repúblicos de Atenas que, pois [se] os pais haviam faltado aos filhos com o ensino no tempo de maior necessidade, qual é o da puerícia, faltassem os filhos aos pais com o socorro no tempo da

<small>Bapt. de Campo Fulg- 1. 2.</small>

maior necessidade, qual é o da velhice. Esta mesma lei vemos, a cada passo, praticada na república de Deus e tribunal de Cristo, entre os filhos mal criados e pais descuidados em sua educação; que, pois [se] os pais foram negligentes em os ensinar nesta vida, sejam os filhos descuidados em os socorrer na ocasião que mais necessitam de seus sufrágios, deixando-os Deus padecer àquelas terribilíssimas penas, por mais dilatados anos do que por ventura não padeceriam se fossem ajudados pela piedade dos filhos.

Semelhante a esta lei dos atenienses era a lei dos antigos romanos, na qual mandavam que os filhos bastardos estivessem desobrigados de socorrer seus pais necessitados; porque, como estes, na geração dos filhos, não pretendem o fim da natureza, que é a criação, senão o deleite, julgaram aqueles legisladores que, pois [se] os filhos bastardos não têm dos pais o ensino, não tenham deles os pais o socorro. Quantos casados há que dos filhos legítimos não têm mais cuidado que se fossem bastardos? Assim, pervertem o fim santo do matrimônio e vida conjugal, que não pretendem, como o adúltero, outra coisa, na geração dos filhos, mais que o apetite do deleite; pois estes pais semelhantes bem merecem, por justo juízo de Deus, que seus filhos se hajam com eles também como bastardos que, na maior necessidade das penas da outra vida, lhes faltem com o socorro das orações, assim como eles, nesta vida, lhes faltaram com o socorro do ensino.

Porém, o castigo maior destes pais, na outra vida, não é o das penas temporais do purgatório, senão das eternas do inferno. Já dissemos acima, com São Paulo, como muitos pais se salvam pela boa criação dos filhos. Oh, quantos se condenam pela ruim criação que lhes deram! E a razão disto é muito certa e conforme aos santos padres; porque, como os pecados dos filhos mal criados se imputarão, no divino juízo, ao descuido e negligência dos pais, assim como Deus castiga, com eterno tormento, os pecados dos filhos mal criados, assim castiga, com o mesmo castigo, os pais descuidados na boa criação. Pelo qual, diz Orígenes: Sabei, ó pais, que de todos os pecados dos filhos, que não ensinastes nem corrigistes, haveis de dar estreita conta no tribunal de Deus. In c. 1 Jó 1.

O exemplo que disto temos mais tremendo nas divinas letras é o do sumo sacerdote Heli: foram seus filhos, Ofini e Fenéias, tão mal disciplinados que, sendo sacerdotes, não sabiam que coisa era Deus, nem o ofício sacerdotal; por esta causa eram de tão maus procedimentos que escandalizavam o povo de Deus. Castigou-os Deus a eles com mortes desastradas e ao pai com morte repentina; e o que mais é a pai e filhos com morte eterna; e, posto que alguns dos santos padres têm, para si, que o castigo de Heli foi só temporal e não eterno, ao menos é coisa duvidosa e o afirmam muitos santos. E se assim é, coisa é de grande horror considerar que castigasse Deus, Nosso Senhor, a um sumo sacerdote tão zeloso de sua honra, como Heli, pela negligência que teve de ensinar bem seus filhos, de os corrigir quando pecavam. O mesmo Deus, Nosso Senhor, deu disto a razão, queixando-se do mesmo Heli, quando disse: Por que razão desprezaste, dando de coices a meu sacrifício, e honraste mais teus filhos do que a mim? Não havia Eli cometido estes delitos senão seus filhos, diz Abulense, mas porque os havia dissimulado e não castigado como convinha, os reputou Deus por próprios e os castigou, como tais, com morte repentina nesta vida e, com morte eterna, em a outra. Sobre o qual sucedeu, exclama São João Crisóstomo: rogo-vos, ó pais de famílias, que, à vista deste exemplo de Heli, temamos e tremamos; e, se tendes filhos, os crieis com sumo cuidado em santos e honestos costumes. I. Reg. 2.

1. Reg. Cap. 2.

Quaest. 25.

Hum 59. in Genes.

Desejou um servo de Deus ver as penas dos condenados e, por ordem do mesmo Deus, foi levado, em espírito, ao inferno, onde viu, entre outros condenados, o horrendo espetáculo de um pai e mais um filho que, entre crudelíssimos tormentos, se lançavam um a outro execrandas maldições; o pai por haver criado o filho com demasiada liberdade, o filho pelos pecados que daí se lhe originaram.

É mui conveniente razão, para confirmar esta verdade, o que comumente dizem os santos de quão rigorosamente castiga Deus, na outra vida, os prelados e príncipes negligentes em governar e corrigir seus súditos; porque a mesma e maior obrigação que há nos prelados, a respeito de seus súditos, e nos príncipes, a respeito de seus vassalos, há nos pais de famílias em ordem a seus filhos. São João Crisóstomo tem, para si, serem mui poucos os sacerdotes, curas de almas, que se salvam pela estreita conta que delas hão de dar a Deus e obrigação grande de as dirigir para a salvação. Muito maior, sem dúvida, é a obrigação dos pais para com os filhos, do que é a obrigação dos curas para com seus fregueses, e, por isso, a conta há de ser mais exata e o castigo mais severo; porque os curas estão obrigados por lei positiva e os pais, por lei natural; os curas podem livrar-se do encargo das almas, deixando o cargo do ofício; porém, os pais, como nunca se podem livrar da obrigação de pais, não se podem eximir dos encargos de sua obrigação. Logo, se Deus castiga com tanto rigor, na outra vida, os pecados dos prelados negligentes, castigando neles os pecados dos súditos, que não evitaram, conquanto maior rigor castigará os pais descuidados na boa criação dos filhos, tendo, por próprios, os pecados que não corrigiram. E para confirmação de uma e outra coisa servirão os exemplos seguintes.

Specul. Hist. l. 2 c. 49.

O primeiro é a terribilíssima visão do imperador Carlos Calvo, cuja alma foi levada, por ministério de um anjo, aos infernos, onde viu as almas de muitos prelados, príncipes e pais de famílias que, por não haverem feito sua obrigação em matéria de seus ofícios, se haviam condenado. Uns estavam metidos em tanques de fogo até a cabeça, outros eram arrebatados das correntes de enxofre ardendo, que de uns altos montes se despenhavam; e, entre estes, conheceu a seu próprio pai, Ludovico, que, pelas mesmas culpas, estava dentro de uma caldeira de água fervendo, todos com lamentáveis vozes, entre terribilíssimos tormentos.

O segundo exemplo não é de menos horror. No reino de França, criou certo pai um filho com tal liberdade que a tomou para todos os vícios, com que se fez tão desinquieto que, como outro Ismael, ele contra todos e todos contra ele contendiam. Morreu o pai e foi sepultado nos infernos, poucos dias depois adoeceu o filho e, chegada a hora da morte, ao tempo que lhe administravam os sacramentos, com um infernal frenesi, saltou fora da cama e com temerosas vozes começou a gritar: tomai as armas, ajudai-me contra meu pai que, feito capitão de meus inimigos, me pretende matar; e, dizendo isto, com uns olhos terribilíssimos e aspecto espantoso, caindo, expirou, dizendo: meu pai, com uma pedrada que me deu na testa, me matou.

CAPÍTULO IX

Quanto se agrada Deus dos pais que sabem criar bem seus filhos

Não é Deus, Nosso Senhor, menos liberal no prêmio do que é severo no castigo. Já que vimos quão rigorosamente castiga aos pais negligentes na boa educação dos filhos, é bem que vejamos quão liberal é em os premiar. Não é de pouco merecimento para com Deus (diz São Jerônimo) a boa criação dos filhos, assim como não é de pouca moléstia* para seus pais; porque, assim como se ofende tanto da negligência com que alguns pais se aplicam em os criar, assim se agrada muito do cuidado com que outros se aplicam em os ensinar. No capítulo quarto, vimos de quanta utilidade sejam, para os pais e toda sua geração, os filhos bem morigerados. E não é o menor prêmio com que Deus, nesta vida, costuma galardoar sua diligência verem os pais, no bom procedimento dos filhos bem logrados, o fruto de seu trabalho. Os netos (diz o Espírito Santo) são a coroa dos velhos, seus avós; nas quais palavras, dizem os expositores sagrados, quis o Espírito Santo intimar aos pais a estimação que deviam fazer dos filhos bem criados, considerando que nenhuma outra coroa ou prêmio podiam ter melhor nesta vida que vê-los bem morigerados. Que outra coisa deseja, nos dispêndios de fazenda, sustentando-o no estudo das boas artes, senão vê-lo letrado? Que outra coisa deseja em o apli-

Ep. 9. ad Salvinam.

Prov. 17.

....
* Inquietação.

car às coisas de piedade e devoção, senão vê-lo santo e servo de Deus? Pois, se Deus, Nosso Senhor, lhe faz tanta mercê, que chega a ver tudo isto com seus olhos, que outra coroa, ou que outro prêmio, podia esperar melhor nesta vida?

Quanto, pois, seja este merecimento para com Deus, que São Jerônimo diz não ser pouco, se pode colher assim do dificultoso da obra, como do quanto Deus dela se agrada, que são os dois princípios do merecimento. Quanto ao primeiro, é de suma dificuldade e excessivo o trabalho que os pais cuidadosos e honrados padecem na boa criação dos filhos. Que ânsias, que fadigas, que perigos e que tribulações não passa um pai honrado na guarda, sustentação e criação de seus filhos? O mesmo nome de filho (notou Novarino), segundo a força hebréia, soa trabalho e diz que vem a ser quase o mesmo *liber** que *labor*. E, na verdade, Jacó, quando chamou ao primogênito Rúben princípio de seu trabalho, lêem os Setenta, princípio de meus filhos, como se fosse o mesmo nascer um filho que nascer um trabalho, multiplicarem-se os trabalhos que multiplicarem-se os filhos. O mesmo Jacó que trabalhos, que sobressaltos, que desgostos não padeceu na boa criação de seus filhos? Que desgostos lhe não causaram Judá e Simeão, nas desordens de Siquém? Que sentimentos, na imaginada morte de José? Que quebrantos de coração, na violação de Dina? E que desvelos na boa criação de todos doze? A este modo foram todos aqueles santos patriarcas e antigos pais de famílias, e o experimentam assim todos os bons da lei da graça. Pois, se os pais de famílias padecem todos estes trabalhos na boa criação dos filhos por amor de Deus, e porque sabem que Deus muito disso se agrada, poderão deixar de ter nisso grande merecimento?

Quanto ao segundo, quão agradável seja para com Deus esta obra se deixa bem ver, sendo de tanta glória sua, utilidade das repúblicas e bem de toda a Igreja universal. San-

[margin: Aquae nup. l. 5.]
[margin: Genes. 49.]

....
* Livre.

to Isidoro Pelosiota encarece este agrado de Deus, quando diz que os pais, que ensinam bem seus filhos nas coisas de piedade, os sacrificam a Deus, e, os que os criam mal, e em vícios, os sacrificam aos demônios, como aqueles de que fala Davi, quando diz, sacrificaram seus filhos e suas filhas aos demônios. E, assim como Deus, Nosso Senhor, se agrada tanto do sacrifício, assim se agrada muito da boa criação dos filhos. O mesmo prêmio, que Deus prometeu a Abraão por lhe sacrificar seu filho Isaac, esse mesmo lhe prometeu porque havia de ensinar bem seus filhos. Quando o sacrificou, lhe disse: Porque fizeste uma coisa como esta, e não perdoaste a teu próprio filho, multiplicarei tua geração como as estrelas do céu; serão benditas em ti todas as gentes. Quando disse que, em Abraão, haviam de ser benditas todas as nações do mundo, acrescentou que por isso haviam assim de ser porque ele, Abraão, havia de ensinar a seus filhos os preceitos de Deus. Logo, se o prêmio é o mesmo, o mesmo agrado é o de Deus, e o mesmo merecimento é, para com Deus, ensinar bem os filhos que sacrificá-los a Deus.

L. 5. E. 9.

Ps. 105.

Genes. 22.

Genes. 18.

E, na verdade, se bem considerarmos os fins que levam os filhos bem criados, e os que não tiveram criação, acharemos serem os bem criados vítimas de Deus e, os mal criados vítimas do demônio; porque, de ordinário, os bons se criam para Deus e os maus para os demônios. Não mostramos, já acima, como os filhos mal criados, de ordinário, se perdem e são condenação dos pais que os não souberam criar? Pois, vede agora, nesta história, como, pelo contrário, os bem criados se salvam a si e são causa da salvação de seus pais.

Apareceu o arcanjo São Miguel a um servo de Deus, na hora da morte, e lhe disse que os filhos inocentes, que tinha no céu, lhe eram de maior proveito e intercessão naquela hora para sua salvação do que lhe era o seu anjo da guarda; a qual coisa, acrescentou São Miguel, há de obrigar muito aos pais a criar bem seus filhos no tempo da puerícia

Specul. Exep. V. Innocentia.

para que, salvando-se os filhos pela boa criação, sejam causa de se salvarem os pais, que os souberam bem criar. É, em termos o que São Paulo disse a Timóteo, que as mães se salvavam pela geração dos filhos; o qual, diz São João Crisóstomo, é bem que considerem os pais de famílias para se animarem a criar seus filhos com santa doutrina.

Mas perguntareis por que razão, sendo isto assim, há tão poucos que saibam criar bem seus filhos? O que cria seus filhos em santos costumes consagra-os a Cristo e sacrifica-os a Deus; o que os cria em vícios consagra-os ao mundo e sacrifica-os aos demônios. Pois qual será a causa por que tantos sacrificam seus filhos aos demônios e tão poucos a Deus? No modo com que antigamente se sacrificavam os filhos a Deus, e mais ao demônio, poderemos entender a cegueira do tempo presente; os que sacrificavam o filho a Deus punham o infante nos braços do sacerdote, este o oferecia a Deus, e depois disto o resgatavam os pais, conforme suas posses e a lei dispunha.

Os que sacrificavam aos demônios punham o menino nos braços de um ídolo de metal abrasado em fogo, e para que os pais não ouvissem os brados do filho e detestassem o abominando sacrifício, estava entretanto o povo ao som de atambores*, adufes** e pandeiros, fazendo grande estrondo e alarido. A este modo, os pais do mundo, estrugidos*** com o reboliço desta vida, não percebem o mal que fazem em consagrar o filho ao mundo, pelo caminho da vaidade, fazendo-o desse modo infausta vítima dos demônios, levados talvez como aqueles de popular estimação, em que são tidos dos mundanos. Porém, os pais cristãos sabem que os filhos consagrados a Deus não só se não perdem, senão que ficam redimidos com o custo da boa criação e por isso os consagram à virtude, para serem vítimas de Deus bem-aventuradas.

---
* Tambor.
** Espécie de pandeiro quadrado sem soalhos, feito de madeira.
*** Abalados.

Além disto, os pais, que sabem bem criar seus filhos, são deles duas vezes pais, uma vez pela geração temporal do corpo, outra pela boa criação do espírito; e, é certo, conforme as Escrituras, que mais agradam a Deus os pais pelos filhos que geraram, no espírito, para Deus, que pelos filhos que geraram para o mundo, na carne. Das divinas letras sabemos que Jair, um dos juízes de Israel, fora pai de trinta filhos machos; Gideão, de setenta, e, de outros setenta, Acabe. Não agradaram, contudo, isso mais a Deus do que Abraão, que, sendo pai de dois filhos somente na carne, foi pai de inumeráveis filhos no espírito. Também, das histórias humanas sabemos que Artaxerxes foi pai de cento e dez filhos; Átila, de sessenta; não foram, contudo, estes pais mais agradáveis a Deus que São Bento, São Francisco e Santo Inácio, com inumeráveis filhos espirituais, que geraram para Deus com sua doutrina. Logo, se os pais cuidadosos na boa criação dos filhos são duas vezes pais, na carne e mais no espírito, quão agradáveis serão a Deus e com que prêmio galardoará Deus seu trabalho!

Judic. 10.

Judic.

4. Reg. 10.

Ravis. Offic. v. Filius.

Persuadam-se os pais de famílias que nenhuma coisa podem fazer a Deus mais agradável e que melhor lhes haja de pagar, nesta e na outra vida, que o cuidado na boa criação dos filhos, enquanto meninos, e governar sua família pelos ditames da razão; porque, ainda que todas as mais obras de piedade lhe sejam muito agradáveis, nenhuma lhe agrada tanto como este santo e diligente cuidado. Agradou-se o Senhor tanto do Santo Jó, que o avaliou pelo mais santo, justo e inocente que então havia no mundo todo, ainda antes de experimentar sua paciência. Que o avaliasse Deus por tal, depois de o ver padecer tantos tormentos, era muita razão? Por que não se prova o ouro fino da virtude senão com o fogo da tribulação; mas que, antes de padecer, o julgue o Senhor pelo melhor, qual será a razão? Leia-se o que o texto sagrado conta de sua obra e logo se entenderá a razão. O que a Escritura relata (como bem ponderou São Gre-

Jó I.

^{In Job c. 1.} gório) é somente o cuidado que tinha de seus filhos e família e que, quando estavam os filhos em seus festins, o pai solícito do bem de suas almas os estava encomendando a Deus, para que, nem por pensamento, cometessem algum pecado; sobre o qual, diz o mesmo santo: que cuidado seria o de Jó na boa criação dos filhos presentes, quando dos ausentes, era tão cuidadoso? E São João Crisóstomo diz: se dos pecados duvidosos dos filhos era tão solícito o Santo Jó, que seria dos verdadeiros? Se o descuido que poderiam ter seus filhos em dar a Deus graças lhe dava tanto cuidado, que seria se soubesse que eles eram ingratos a Deus, cometendo algum grave delito? Pois, eis aqui a razão por que o Senhor tanto se agradou do Santo Jó por que se agrada muito dos pais diligentes na boa criação dos filhos.

CAPÍTULO X

Quais estejam mais obrigados à criação dos meninos, os pais ou as mães

Suposta a obrigação dos pais na boa educação dos meninos, perguntareis a quem ocorre mais obrigação de os ensinar, ao pai ou à mãe. Não há dúvida que é de ambos a obrigação, porém, com esta distinção, que o pai está mais obrigado à correção e a mãe à direção; o qual insinua o Espírito Santo, nestas palavras, falando com o menino: Ouve, filho, a disciplina de teu pai e não largues a lei de tua mãe; de sorte que ao ensino do pai chama disciplina, que denota severidade, e, ao ensino da mãe chama lei, que significa brandura; o qual notou mui bem Salazar, porque, segundo a força hebréia, disciplina significa aquela doutrina com que por meio do castigo o pai morigera o filho, ou o mestre, o discípulo. Pode muito bem declarar isto a antiga questão, qual seja, maior amor o do pai ou da mãe para com os filhos? Responde Aristóteles que o amor do pai é mais forte e o da mãe mais doce; conforme esses amores são também as doutrinas dos pais para com os filhos, os pais ensinam os filhos com mais severidade, porque os amam com mais força, e as mães os ensinam com mais suavidade, porque os amam com mais doçura.

E qual destas doutrinas é mais útil aos filhos, a do pai ou a da mãe? Respondo que, enquanto os filhos são meninos, de mais proveito lhes é a doutrina das mães, porque assim como o leite da mãe é mais proveitoso ao menino do que

Prov. 1.

outro qualquer leite para a criação da natureza, assim a doutrina da mãe é mais útil aos meninos para a criação dos costumes; isto parece significar Salomão nas palavras que se seguem, às que referimos acima; porque, dizendo filho, não deixes a doutrina de tua mãe, acrescentou logo: filho, se os pecadores te quiserem dar a mama, não a tomes, como se fosse do mesmo efeito o leite da doutrina, para a criação dos costumes, que o leite de peito, para a criação da natureza, e; como quer que, para a criação da natureza, é de maior proveito o leite da mãe, como logo veremos, assim é o leite da doutrina para a criação dos costumes.

Jacó e Esaú, ambos foram irmãos gêmeos, filhos de Isaac e de Rebeca; Isaac amava mais a Esaú, a quem fizera pastor do gado e que, de ordinário, estava no campo fora de casa em companhia do pai; Jacó era mais amado de Rebeca, e, como testifica a Escritura, estava sempre em casa em companhia de sua mãe. Eram estes pais santos e, como tais, criavam seus filhos na fé do verdadeiro Deus, esperança do Messias e exercício dos bons costumes; pergunto, destes dois filhos qual saiu mais bem criado, qual mais santo, o que se criou com a doutrina da mãe ou o que se criou com a doutrina do pai? Não há dúvida que Jacó foi o melhor, que se criou com a mãe, do que Esaú, que se criou com o pai.

Prov. 10.

Daqui vem que o saírem os filhos bem ou mal criados se atribui às mães; o qual significou o Espírito Santo por estas palavras: o filho sábio é alegria do pai e o filho ignorante é tristeza de sua mãe; quer dizer (conforme os Expositores), o filho bem criado é glória de seu pai, e o mal criado é desonra de sua mãe; ou, como mais claramente diz no capítulo vinte e nove dos Provérbios, o filho criado à vontade é confusão de sua mãe; e por que razão o filho mal criado há de ser mais confusão e desonra da mãe do que do pai? É a razão por que a má criação dos filhos mais se atribui ao descuido das mães do que à negligência dos pais, e, por isso, há de ser delas também a desonra e confusão.

Algumas razões há disto muito congruentes. Primeira porque, como largamente prova Tiraquelo, Aristóteles, Galeno e Avicena, os filhos mais participam às naturezas e inclinações das mães que dos pais, e, saindo maus os filhos, se presume ser mais culpa das mães do que dos pais. Por esta causa os lacedemônios, como refere São Gregório Nazianzeno, condenaram com grave pena a Arquideno, rei, porque se havia casado com uma mulher de corpo muito pequeno, porque teria dela filhos de pequena estatura, que imaginavam indigna da majestade real. _{AdLL. Conub. n. 73.} _{In vita Agelsae.}

Segunda razão é porque, como a natureza destinou às mães mais tempo para a geração e criação natural dos filhos do que [a]os pais, assim parece lhes tem cometido mais tempo para a criação dos costumes; e, assim como saírem os meninos mal criados nos corpos se atribui às mães e não aos pais, o mesmo se há de dizer da criação moral, se saírem mal criados nos costumes.

Terceira razão é porque as mães, como assistem* mais tempo com os filhos, enquanto são meninos, do que podem assistir os pais, têm mais ocasião de lhes assistir com o ensino e de os corrigir com a repreensão; o que não há nos pais, que andam fora de casa, e muitas vezes, da pátria, por diferentes regiões, procurando o sustento e granjeando o cabedal. Logo, se não saírem os filhos bem morigerados, se presume que foi por negligência das mães que, podendo, se descuidaram na boa direção dos filhos.

Quarta razão é porque os filhos, enquanto são meninos, tomam melhor e têm por evangelho as palavras de suas mães; que, por isso, Salomão aos conselhos de sua mãe, Betsabé, chama revelação; e, naquela tenra idade, estão dispostos os ânimos dos meninos como a terra virgem para quando as mães lhes plantarem. Donde o Espírito Santo, quando diz ao menino, filho, não deixes a lei de tua mãe; no hebreu Prov.1.

Prov. 31.

....
* Moram.

tem: não arranques, e, os Setenta, não lances fora; e não haverem os filhos aproveitado mais, se presume que é por falta da mãe os não ensinar, em pequenos, do que por eles não tomarem bem o ensino.

Donde se vê a obrigação maior que ocorre às mães de criar bem os filhos, enquanto são meninos; porque, depois de chegarem à idade juvenil, mais necessitam da disciplina e correção do pai, a qual será muito suave se, na puerícia, forem bem dispostos pelas mães. E, para o fazerem, assim será bom pôr diante dos olhos o exemplo daquelas matronas mães de famílias que, neste particular, foram mais cuidadosas e lograram o fruto de sua educação na santidade dos filhos, como foi Sara com Isaac, Rebeca com Jacó, Raquel com José, Betsabé com Salomão, Ana com Samuel. Além destes, na lei da graça, inumeráveis exemplos de que estão cheias as histórias eclesiásticas. A mãe de São Edmundo que, com a camisinha lavada, lhe mandava o cilício*. A mãe de Santo Agostinho que, com as lágrimas dos olhos, misturava os conselhos do coração e, como o santo diz, os documentos da vida, que com sua palavra plantava, regava com as lágrimas e firmava com o exemplo.

Sur. lib. de Nov tom 6.

---

* Pequena túnica, cinto ou cordão, de crina, de lã áspera, às vezes com farpas de madeira, que, por penitência, se trazia vestida diretamente sobre a pele.

CAPÍTULO XI

Da obrigação dos tutores, aios e mestres de meninos

Posto que os ofícios de mestre, aio e tutor sejam diferentes no cuidado, são o mesmo na obrigação; porque assim como a todos compete o mesmo nome de pais, assim incumbe a obrigação; antes, na Sagrada Escritura, estes nomes de pai, aio, ou mestre são como sinônimos, porque o mesmo é chamar mestre que pai, e pai que mestre. José, para dizer que faraó o fizera mestre seu e de seu palácio, disse que o fizera seu pai. O rei de Fenícia, para dizer a Salomão que lhe enviava a seu mestre Hirão, disse que lhe enviava Hirão, seu pai. Os antigos filósofos e cidadãos romanos tinham o mesmo estilo de chamar aos mestres, pais, como, a cada passo, chama Cícero aos senadores, pais conscritos; e é estilo religioso este que hoje se guarda na Igreja Católica; porque, assim como os pais dão aos filhos o ser da natureza, os mestres e aios dão aos discípulos o ser dos costumes. E, como Alexandre Magno muitas vezes repetia que mais devia a Aristóteles, seu mestre, que a Felipe, seu pai; porque Felipe lhe dera o ser, e Aristóteles o ser bom.

Sendo logo os mestres e aios pais de seus discípulos, como também os tutores de seus pupilos, bem segue que, como os pais, estão obrigados a os criar como filhos. E se a obrigação dos pais para com os filhos é gravíssima, a mesma é a dos mestres para com os discípulos. Antes parece que maior é a obrigação do mestre que a do pai, porque o

Genes. 45.

2. Reg. 5.

pai, fazendo boa escolha de mestre ou aio para o filho, desencarrega neles sua consciência e se alivia desta obrigação; porém o mestre, e o aio, como se encarrega desse cuidado, não se pode livrar da obrigação. Da qual maior obrigação nasce, de ordinário, atribuírem-se as faltas e maus procedimentos dos discípulos antes aos mestres do que aos pais; porque supõem os homens que aos mestres está demandado já o cuidado de moderar e corrigir os procedimentos dos discípulos. Dos vícios de Alexandre Magno, toda a culpa lança Quintiliano a Leonides, e Plutarco a Lisímaco, seus aios, e não ao pai, Felipe. Diógenes, vendo um menino menos modesto na mesa, deu uma bofetada no mestre, que o ensinava, atribuindo a descuido do mestre a imodéstia do discípulo. Plutarco, que foi mestre do excelente imperador Trajano, quando soube que o discípulo era levantado ao trono real, escreveu-lhe uma carta encomendando-lhe se houvesse bem no governo do império, porque todos os erros que desse se lhe haviam de atribuir a ele, que fora seu mestre. Custou não pouco a Xenofontes desfazer, com muitas razões, a culpa que todos lançavam sobre o filósofo Sócrates, das execrandas maldades de Crícias, de quem fora mestre, como se da negligência do mestre nascesse todo o mau procedimento do discípulo.

A importância desta ocupação de mestre, ou aio de meninos, se pode entender facilmente de quão pendente está o bem dos discípulos de sua boa educação, no tempo da puerícia; e a esta causa os príncipes e grandes monarcas, que desejaram seus filhos bem morigerados, procuraram todas as vias para sua educação na puerícia os mais excelentes e célebres mestres de seu tempo. Felipe chamou para aio de Alexandre a Epaminondas, esclarecido príncipe dos tebanos, e, depois, a Aristóteles, príncipe da filosofia. Agripina escolheu a Sêneca para Nero, o mais esclarecido varão que se conhecia em Roma. Antonino Pio enviou a Calcedônia pelo filósofo Apolônio para mestre de seu filho, Marco

Plut.

Crinit.
de hon.
disc.lib.
14. c. 1.

Xenof.
de dict.
Soc. l.1.

Curt. l.
1.

Jul. sua
vida.

Antônio. El Rei Antígono, para mover ao insigne filósofo Zenon a tomar o cuidado do filho que lhe nascera, lhe traz à memória os grandes bens que se seguiriam de sair o filho bem disciplinado com a doutrina de tal mestre; porque, dependendo tanto o bom ser do príncipe da boa criação de menino, quanto mais excelente for o mestre, melhor será a criação do discípulo; e, por conseguinte, o príncipe melhor; que, por isso, Xenócrates, Díon, Licurgo, Aristóteles e outros foram tão excelentes príncipes e insignes filósofos, porque tiveram por mestre ao divino Platão. Suposta, pois, esta importância, perguntareis que propriedades há de ter o bom mestre, ou aio dos meninos, para serem bem criados. Filo disse que deviam ser como aqueles espíritos que movem os astros, a que chamamos inteligências; porque, assim como o concerto todo e movimento dos astros depende das inteligências que lhe assistem, assim todo o bom concerto, ações e movimentos dos meninos estão pendentes da assistência dos mestres, que os ensinam. Melhor dissera este doutor se acrescentara que devem ser os mestres dos meninos como as inteligências que movem os céus estrelados, em serem inteligentes e espirituais, como são aqueles espíritos; porque, se os mestres não têm espíritos nem inteligência para ensinar, como poderão ser bem disciplinados os discípulos? Haja no mestre espírito e ciência ou, ao menos, bom exemplo e inteligência, que sua escola será um céu bem concertado e, cada menino, uma estrela. Quando Platão era o filósofo de maior exemplo e sabedoria, que houve no seu tempo, veio à corte de Dionísio, que era uma sentina de vícios, enquanto aí esteve o filósofo não se ouvia outra coisa mais que matemáticas, o curso das estrelas e influência dos astros e prática das virtudes; mas, tanto que se ausentou Platão, tornou tudo como dantes. Os meninos mais bem disciplinados, que houve em toda a Grécia antigamente, foram os que saíram da escola de Licurgo; este nenhum documento deu a seus discípulos, que não exercitasse em menino e que não conservasse quando rei, como notou Plutarco.

_{Plut. in moral.}

De laudibus Basilij.

São Gregório Naziazeno diz que há de ser o mestre, ou aio dos meninos, como aquele mestre de Aquiles, chamado Chiron, que as fábulas fingiram para explicar as propriedades do bom mestre, ou aio, do príncipe menino. Fingiram um monstro, meio homem e meio cavalo, o qual, sobre a parte de cavalo, trazia ao menino Aquiles e, com o restante de homem, o ensinava a atirar as setas; o mantimento com que o sustentava eram tutanos de veados e de leões; fingiram-no, primeiramente, naquela forma terrível, para significar que com o medo se devem criar os meninos, pois que, naquela idade, não é ainda tão poderosa a razão para os moderar. Ensinava-o a atirar as setas, porque era o exercício em que adiante se havia de exercitar Aquiles, para denotar que os meninos, logo da puerícia, se hão de inclinar à arte que hão de exercitar depois de grandes, para saírem nela perfeitos. Era meio homem e meio cavalo para significar que o mestre dos meninos há de ter paciência para os suportar, como cavalo, e prudência para os dirigir, como o homem. Dava-lhe a comer tutanos de leão, e mais de veado, símbolo do valor, e do temor, para significar que os principais documentos que os mestres e aios devem ensinar aos meninos é o medo e o valor, o medo da culpa e o valor para a virtude.

Desta sorte explicavam os antigos as propriedades do bom mestre ou do bom aio dos meninos. Porém, a comparação mais ordinária, e usada entre os santos padres, é que há de ser como o sábio e experimentado lavrador do campo novo. O bom lavrador há de saber dispor a terra, alimpando-a com enxada, arando-a com o arado; semear a semente e conservar o semeado, arrancando os abrolhos e espinhos que a infeccionam. Assim há de cultivar o prudente mestre os ânimos dos meninos, como terra virgem com o arado da disciplina, arrancando primeiro os abrolhos dos vícios pueris e espinhos das más inclinações, para que não cresçam e sufoquem a semente da verdadeira doutrina; porque (como diz São Bernardo) impossível é crescer, juntamente os espinhos dos vícios com as flores das virtudes; o qual lemos que guardavam os mestres estóicos com seus discípulos; o qual observava à risca Sêneca com os seus, fazendo calar dois anos os que vinham à sua escola já mais crescidos; para que, naquele tempo, se esquecessem primeiro dos ditames errados dos vícios, para plantar neles os verdadeiros das virtudes.

A outra coisa que faz o bom agricultor é semear boa semente no campo novo, para colher fruto bom; porque aquele que semeia cizânia com o trigo quer perder o campo e desperdiçar o trigo. Assim, o bom mestre há de ensinar boa doutrina aos meninos e não misturar, com o trigo da doutrina, a cizânia dos ditames do diabo, ou seja com a palavra, ou seja com o exemplo. Serão estes mestres como a ama que dá o leite ao filho e unta a teta com veneno; mamava a criança, com o leite, a peçonha e morria*; estes mestres tão longe estão de tornar os meninos bem criados a seus pais que, antes, os tornarão perdidos ao diabo. Quero explicar isto com um sucesso galante, por uma parte, e atroz, por outra, de certo mestre com seus discípulos, que servirá de muita doutrina aos mestres de meninos. Em Toscana, junto ao monte Tiaseo, ensinava um mestre a muitos meninos nobres, que estavam a seu cargo. Sucedeu que, vindo sobre aquela cidade com um grosso exército Camilo Romano, o fementido** mestre, cuidando ganhar a graça do vencedor, fingindo que os levava ao campo, que estava junto aos muros a recrear, entregou os meninos todos nas mãos do inimigo. Tão longe esteve o valoroso capitão Camilo de se agradar de tão abominável traição do mestre que, mandando-o atar com as mãos atrás, despido, dando a cada menino uns azorragues***, para que o fossem fustigando todo o

Tito Livio Dec. 1. Lib. 7.

....
* No original: "morrerá".
** Enganoso.
*** Chicotes.

caminho, o tornou a enviar com os discípulos. Tais como este são os mestres que, em vez de tornar os filhos a seus pais bem criados com verdadeiras e religiosas doutrinas, os entregam ao inimigo, que é o demônio, mal criados com falsas doutrinas e ditames errados, que lhes ensinam, ou com a palavra ou com o exemplo; como se pode ver neste lamentável sucesso.

L. 2. p.
9. c. 30.

Conta Frei Tomás de Cantiprato que, sendo moço, teve um menino seu condiscípulo e amigo, muito casto e de bons costumes, com quem acompanhava quando iam à escola. Deu, por sua desgraça, este nas mãos de um mestre que o distraiu e, com seu mau exemplo, o fez desonesto e, em lugar das virtudes, lhe ensinou os vícios que, pela pouca idade, ignorava. Admoestava-o Tomás, pondo-lhe diante dos olhos sua desonra e seu perigo. Mostrava algumas vezes emenda, porém, como a ruim semente da má doutrina do mestre havia caído na terra nova de seus primeiros anos, de tal sorte arraigou que não foi possível arrancá-la. O fruto que se colheu de tão má semente foi o seguinte. Daí a poucos anos, estando na cama para repousar, caiu, de repente, em ânsias de morte e, com espantosas vozes, começou a exclamar: ai daquele que me enganou! Eu pago agora, ele pagará depois. Acudiram os de casa e, com eles, o deão da Santa Sé, admoestando-lhe que se confessasse e chamasse pelo nome de Jesus; porém, o triste, afirmando que já para ele não havia remédio porque já o inferno estava para ele aberto, com uma voz espantosa e ânimo desesperado, olhando com terríveis olhos para uma e outra parte, expirou.

A outra coisa que há de ter o sábio e prudente lavrador do campo novo é procurar de conservar o semeado, procurando que a semente se logre e, a seu tempo, se colha; porque será trabalho baldado se, depois de lavrado o campo e semeado o trigo, o deixasse comer das aves ou, depois de nascido, lhe não aplicasse o que pede a agricultura; assim, o bom mestre dos meninos há de procurar que a doutrina que ensinou pegue em seus corações e se logre o fruto dela; porque será trabalho baldado se, depois de ensinados os meninos, os deixe perverter com a companhia dos maus; ou se, depois de começar a brotar neles a semente da palavra de Deus, lhes não apliquem os meios convenientes para a conservar. Para exemplo de qual há de ser um perfeito mestre de meninos, quisera eu aqui trasladar a vida do religioso Irmão Francisco Moreno, da Companhia de Jesus, insigne mestre de meninos, mas, porque é cumprida, a pode ver quem puder no terceiro tomo dos *Varões ilustres da Companhia*, que escreveu o Padre João Eusébio Nieremberg.

CAPÍTULO XII

Dos pais que enjeitam os filhos pelos não criar

Desta estreita obrigação que têm os pais de criar bem seus filhos se conhecerá claramente a inumanidade daqueles que, pelos não criar ou por outros respeitos, os enjeitam ou (o que é mais detestável) os matam. São Basílio explicou a crueldade destes pais com o exemplo da águia. A águia (diz o Santo) é a mais iníqua ave na criação dos filhos de quantas há, porque, tanto que tirou os dois pintões, logo mata um e se fica com o outro; e, ainda este, muitas vezes o enjeita, ou seja pela dificuldade de o criar, ou seja porque degenere de sua natureza em fitar os olhos nos raios do sol. Desta natureza são aqueles pais (se é que merecem esse nome) que, por pobreza ou outros humanos respeitos, contra o que devem à piedade paterna, ou enjeitam ou matam seus próprios filhos. Diremos neste capítulo do primeiro mal e, no seguinte, trataremos do segundo. Hom. 2 in Exam.

Primeiramente, menino enjeitado, no Direito, se diz aquele que se expõe*, desterrada a piedade paterna. De sorte que se não pode definir o que é menino enjeitado, sem se declarar a impiedade dos pais; como se aquelas lágrimas e vozes da criança enjeitada fossem uma protestação da impiedade dos que a enjeitam. Por isso, no mesmo Direito, a pena que têm os pais, por enjeitar os filhos, é perderem o di- Cap. Único de Expos.

----
* Abandona.

reito depois; de sorte que, se o que recolheu o enjeitado o quiser tomar para si ou perfilhar*, não tem o próprio pai direito para lho tirar; porque é justo que não tenham direito nos filhos os pais que livremente os lançam de si com tanta inumanidade.

Os tebanos tinham pena de morte, e outras, para os que enjeitassem os filhos, porque julgavam por homicidas impiíssimos os que expunham os inocentes infantes a manifesto perigo de morrerem ao desamparo. Os visigodos os castigavam com desterro perpétuo, porque era justo fossem desterrados de suas pátrias os que desterravam, das casas paternas, seus próprios filhos. A deformidade desta ação explicaremos com alguns exemplos e ditos de santos e das Sagradas Letras, para que conheçam os pais o mal que fazem.

Santo Ambrósio explica este ponto com o exemplo daquelas aves que jamais desamparam seus filhinhos, enquanto não têm asas para buscarem a vida. E ainda as aves de rapina, que são, na condição, mais ferozes, têm por costume assistir a seus pintões todo o tempo que estão no ninho; porém, tanto que conhecem que eles têm forças e penas bastantes para voar e unhas suficientes para viver de rapina, como elas, então é que as sacodem, com as asas, do ninho e, de todo, os desamparam, e não antes disso. Porém, as mulheres da natureza humana não são assim (diz o Santo Doutor) porque, se são ricas, se enfastiam de criar os filhos a seus peitos e os dão a outras mulheres para os criar; e, se são pobres, os enjeitam e talvez os desconhecem por filhos. Pois que animal faz isto, senão o homem? Até aqui é de Santo Ambrósio. De sorte que, comparados os homens com as aves, mais selvagens são aqueles que estas, neste particular; porque as aves ou nunca enjeitam os filhos ou, se os enjeitam, é somente quando eles já estão em estado de poderem voar e buscar a vida; porém, os homens enjeitam os seus quando ainda estão no maior desamparo da natureza.

Eliano l. 2. c. 7.

L. 4. t. 4. cap. 1.

Hom. 5 in Exam.

....
* Adotar.

Quantos pais estéreis desejaram ter um filho e, depois de muitos votos, o não alcançaram de Deus? Quantos fizeram extremos de alegria pelos que, fora da esperança humana, alcançaram? E vós os estimais tão pouco que os enjeitais. Que fizeram Sara e Abraão com o seu Isaac e que não fez Ana pelo seu Samuel? Só com os tornarem a Deus, que lhos deu, entenderam que pagavam o benefício de lhos dar; vós, com os lançar fora de casa, na rua, agradeceis a Deus, que os deu? Mal fala convosco São Jerônimo, e São Clemente Alexandrino, quando chama aos filhos flores e pedras preciosas que Deus dá aos casados; porque vós os estimais como o cisco de casa, ou como os cachorrinhos da vossa cachorra, quando os não quereis criar.

Lede a história da Sagrada Escritura, assim do Testamento Velho como do Novo, e, tirando o sucesso misterioso do menino Moisés, não achareis outro exemplo de pais que enjeitassem seus filhos; porque não quis a divina providência houvesse nas Divinas Letras exemplo de tanta impiedade. Achareis, porém, o exemplo de uma mulher que, morrendo-lhe por desastre a sua criança de mama, quis tomar o filho da outra e o pôs no lugar do seu, donde sucedeu a célebre sentença de Salomão. Achareis também muitos que perfilharam os filhos alheios, poucos, porém, que enjeitassem os filhos próprios. 3. Reg. 3.

Deus, Nosso Senhor, pelo profeta Jeremias, parece que encareceu esta crueldade com estas misteriosas palavras. As lâmias descobriram seus peitos e deram de mamar a seus filhinhos de pouco nascidos, porém, a filha de meu povo, cruel como o avestruz no deserto... Para entender bem estas palavras, necessário é explicar primeiro que feras sejam as lâmias e que pássaro seja o avestruz. As lâmias são umas feras, serpentes, com peitos como de mulher, tão ferozes que até os próprios filhos matam. O avestruz, como diz o Livro de Jó, é um pássaro que tem por natureza enjeitar os ovos na terra, sem considerar o risco que correm de serem pisados Tren. 4.

Jó 39.

dos outros animais; e parece que quis dizer o Senhor, pelo profeta: As lâmias, com serem tão ferozes, chegaram a reconhecer e dar a mama a seus filhos; porém, a filha de Sião é tão cruel que chegou, como o avestruz, a enjeitar o filho de seu ventre. Nas palavras que se seguem, parece que se quis o Senhor claramente explicar, quando diz: o infante de mama estava com a lingüinha seca, pegada ao paladar, sem haver quem lhe desse a mama, e os meninos pequeninos estavam na rua pedindo pão, sem haver quem lhe[s] desse uma fatia. E não é esta a crueldade da mãe, que expõe o filhinho, que parto de suas entranhas, ao desamparo, há risco de perecer por falta de mama ou por falta de papa?

Viu um dia o mesmo profeta Jeremias a um destes meninos, desamparados na rua, à falta de mama; e foi tal a moção* que esta vista causou em seu coração que os olhos lhe cansaram de chorar e todas suas entranhas se enterneceram de dor; e é tal a dureza de coração de uma destas mães, que acaba [conseguindo**] expor, ao mesmo risco, o filho de suas entranhas e não se lhe enternece o coração e entranhas, e não se lhe arrasam os olhos de lágrimas; mais cruéis são que as lâmias, e mais insensatas que o avestruz. Com razão disse o Senhor, pelo Santo Jó, que o avestruz se endurece à vista de seus filhos, como se não fossem seus, porque, como este pássaro enjeita no campo os ovos, não reconhece por filhos os pintões que deles nascem; e assim, não é muito que, encontrando-os no campo desamparados, faça deles tanto caso como se não fossem seus; símbolo muito natural daqueles pais que, à vista do desamparo dos filhinhos que enjeitaram, se não compadecem; antes, de sorte se endurecem, que jamais os querem ver dos olhos, como se não fossem seus.

Viste tu algum dia (perguntou Deus a Jó) parir as cobras peçonhentas e as cervas selvagens? Assim como parem, logo

---
* Choque.
** No original: "consigo".

seus filhos caminham para o pasto e nunca jamais tornam para suas mães. E não são assim como as cobras, e como as cervas, aquelas mães que só o foram para parir e não para criar os filhos que geraram? Não pariram os filhos para nunca jamais os verem, nem tratarem como seus? Não estão à vista de seus filhos, como o avestruz, como se não fossem seus? Pois que maior crueldade se pode considerar de um coração de mãe?

CAPÍTULO XIII

Da crueldade dos pais que matam os filhos pelos não criar ou por outros respeitos humanos

E se esta é impiedade inumana enjeitar os filhos pelos não criar, mais que de fera e mais que de tigre é a crueldade daqueles pais que não só os enjeitam, mas chegam a matar com suas próprias mãos os filhos que geraram, por um ponto de honra ou por outros humanos respeitos. De nenhuma fera se lê crueldade semelhante, nem ainda dos leões de África ou dos tigres da Hircânia; não faltam, porém, execrandos exemplos de muitos pais que o fizeram assim. Medéia, por estes respeitos, matou dois filhos que houve de Jasão. Atamante tomou os filhinhos, que gerou, chamados Learço e Euriclea e, arrancando-os da mama da mãe, os lançou aos leões. Progne, impaciente de sua irmã Filomela haver concebido de Tereo, tomou a criança que pariu e, feita em guisado, a deu a comer ao marido. E Tântalo, como dizem as fábulas, deu seu filho a comer aos deuses. Não é, porém, fábula o que conta Ravísio de uma mulher longobarda de nação, a qual, parindo, de um parto, sete filhos, os lançou todos em uma piscina. Herodes, por ambição de reinar, mandou matar a seu filho; e Deiotero matou a todos seus filhos, para fazer reinar um que mais amava. Deixo os mais exemplos antigos, por não causar enfado, e, os modernos, por não causar escândalo. As amazonas têm por costume matar os filhos machos e reservar as fêmeas.

De muitas feras do campo, aves do céu e, ainda, peixes do mar se contam exemplos de muita admiração na de-

Aenead. 8.

Meth. 4.

Meth. 6.

Ravísio l. 2.

Macro biol. 2. Caelio.

fesa de seus filhos; porque animais mui débeis nas forças e mansos na natureza, na ocasião de quererem ofender seus filhos, a natureza lhes dá forças e brios para os defenderem, não duvidando pôr as vidas para defender os seus filhos. Porém, estas mães não são assim, porque, por não perderem sua opinião, não duvidam ser homicidas de seus filhos. Ocasião houve em que algumas matronas honestas (como escreve Paulo Diácono), por não perderem a castidade e fé que deviam a seus maridos, mataram a seus filhos e, atrás deles, se mataram a si. Outras que escolheram antes a morte que a desonra dos filhos, como de Deutéria, refere Gregório Turonense, que, por não vir a poder de Teodeberto uma filha, que tinha muito formosa, a lançou em um rio. Outras mães houve que, para castigo dos filhos criminosos e para exemplo dos vindouros, deram as mortes a seus próprios filhos, como foi Euristenes, que matou o filho à fome, por se haver covarde na guerra; e Athea, que queimou vivo a outro, por homicida de seus tios. Todas estas crueldades de mães têm alguma sombra de título honesto que escusa para com os homens suas ousadias, por serem gentias, sem luz de fé; porém, as mulheres católicas, que conhecem a Deus, que título podem ter honesto de sua impiedade?

Lib. 5. Hist.

Ovid. de trist. l. 1.

A quem não assombra o ímpio decreto de faraó, em mandar às parteiras do Egito que sufocassem e matassem todos os infantes hebreus ao nascer? Quem não abomina a crueldade de Herodes, em mandar matar tanto número de inocentes infantes, para se assegurar no reino de Israel? Quem não detesta a crueldade de Atalia, mais que de tigre, e mais que de lâmia, em matar todos os filhos de seu irmão Ocosias, por ambição de reinar? Maior ainda é a crueldade daquela mãe, que por uma caduca opinião e honra vã, mata o filho que gerou de sua sustância e tem olhos e coração para ver morto, a suas mãos, o filho a quem deu vida com seu sangue.

Exod. 1.

4. Reg. 8

Agar não teve olhos para ver morrer, ao desamparo, seu filho Ismael, e por isso se apartou dele, dizendo: Não hei

Genes. 21.

de ver morrer ao meu menino. Sara, é opinião dos santos, que não soube do decreto de Deus a Abraão de sacrificar seu filho Isaac, porque não havia, no coração de uma mãe, valor para consentir em tal decreto; e o que mais espanta é que aquelas ciganas do Egito, a quem o faraó mandou matar os infantes hebreus, não tiveram coração para executar tal crueldade, antepondo, com serem gentias, o temor de Deus a todo temor humano; e a mulher cristã não só vê com seus olhos mas executa com suas mãos tal maldade, e para tudo tem olhos e coração. Quando El Rei Moabe sacrificou seu filho primogênito por suas próprias mãos, em cima do muro da cidade, à vista dos exércitos de Israel, não tiveram estes olhos nem coração para ver tal espetáculo; e assim diz o Texto Sagrado que, indignados, levantaram o cerco e se foram para terras de Israel. Pois se aqueles, com serem inimigos e soldados costumados a derramar sangue, não tiveram olhos nem coração para ver morto o filho às mãos de seu próprio pai; como é possível que tenha uma mãe olhos para ver, e coração para executar, a mesma crueldade, e, com menos honesto fim que Moabe? *4. Reg. 3.*

Uma coisa estranha conta Lúcio Floro, que explica também o mesmo intento, e é que, em certa batalha, faltando já a uma das partes as setas, atiravam os pais com os filhinhos pequenos às caras dos soldados; com o qual espetáculo, uns se assombravam, outros se enfureciam mais; porque certo era miserável espetáculo ver os inocentes infantes em pedaços, às mãos de seus próprios pais. E se, nos corações dos estranhos, causa esta vista tal horror, como não causa ao menos compaixão nos corações paternos? Quão bárbara foi a crueldade de Nabucodonozor em mandar arrancar os olhos a Zedequias, depois de lhe haver morto todos os filhos diante de seus olhos; reservando-lhe somente os olhos para ver tão miserável espetáculo? Que certo não podia ser maior tormento para o coração de um pai. Porém, estas mães cruéis para tudo têm olhos, porque para tudo tiveram coração. *L. 4. § 12.* *4. Reg. 25.*

Não sei que distinção tenham das bruxas feiticeiras que tanto todas temem e de quem tanto guardam os mesmos filhos infantes. São como aquelas aves noturnas que, no latim, chamam *striges*, pelo natural de chuparem e matarem as crianças de mama, as quais fingiam os antigos ser aquelas mulheres que chamam bruxas e matam os meninos de mama. E que menos deformidade tem, senão circunstâncias mais agravantes, a crueldade com que os mesmos inocentes são mortos às mãos de suas próprias mães, antes de receber a água do batismo? Considerem, pois, os pais a grande crueldade que cometem contra seu próprio sangue e o enorme pecado que fazem contra Deus; que, porventura, a falta do conhecimento, mais que o temor da desonra, as constrange a cometer tal desatino. Daquele pássaro, que dissemos atrás, chamado avestruz, disse o mesmo Deus a Jó que por isso enjeitava os ovos e se endurecia à vista de seus filhos, perecendo; porque Deus o havia privado de sabedoria e não lhe havia dado inteligência. E não há que espantar que um pássaro selvagem não tenha conhecimento do mal que faz, em enjeitar os ovos e em se não compadecer dos filhos; mas as criaturas capazes da razão e, sobretudo, com luz de fé e conhecimento do mal que fazem da ofensa de Deus, e das eternas penas a que se condenam a si e da glória que privam a alma do filho que matam sem batismo, isto é o que causa maior admiração.

Jó 39.

A falta, pois, da consideração de fé e confiança em Deus é a causa de se atreverem as mães a tão estranha crueldade; como também é a causa de enjeitarem os filhos, que é menos mal. E quando sua desesperação, ou pouca confiança, se resolva a um de dois males; menos mal é enjeitá-los que matá-los; porque mais val* o filho vivo, em poder alheio, que feito em pedaços em seu poder; do qual há uma boa

---
* Vale.

figura na Sagrada Escritura. Matara uma mulher meretrice a um seu filho, por desastre, sufocando-o de noite com a mama e, para suprir a falta do filho próprio, furtou o menino da outra como ela, pondo o infante morto no lugar do vivo. Conheceu a mãe do vivo o engano e contendeu com a outra pelo filho diante de Salomão; para dirimir esta demanda deu Salomão sentença, que partissem o infante vivo, em dois pedaços e que levasse cada uma a sua parte. Então, a que era verdadeira mãe respondeu que dessem, embora o infante vivo, à sua competidora, querendo antes ver o filho vivo em poder alheio que morto, em pedaços, diante de seus olhos; com o qual julgou Salomão que esta era a sua verdadeira mãe e lhe mandou restituir o filho vivo. Se assim fossem as mulheres honradas, como foi esta meretrice, Deus julgará por elas, e veriam melhor logro do filho enjeitado em poder alheio do que vêem, do morto, em seu poder. E para que temam ao menos o juízo de Deus e o castigo rigoroso que lhes espera, ouçam este tremendo exemplo, que se conta de uma por semelhante culpa. [8. Reg. 8.]

No livro, que chamam Scala Celi, se conta que houve dois casados piedosos e tementes a Deus, aos quais, sendo estéreis, deu o Senhor um filho, que criaram em piedade e dedicaram a Deus, na Ordem de São Domingos; e eles repartiam suas riquezas aos pobres, com tanta largueza que eram chamados pais de pobres. E como nenhuma virtude está segura, como não há recato na conversação, afeiçoou-se à mulher de um mancebo e parindo um filho dele, acrescentando ao adultério o homicídio, o matou com suas mãos e o enterrou debaixo de seu leito. Morreu o marido e, largando a mulher a rédea a seus apetites, tornou a parir outra criança que, como a primeira, também matou, não se lhe dando que seu delito fosse patente aos olhos de Deus, contanto que estivesse oculto aos olhos dos homens. Não se atreveu esta miserável a confessar seu pecado, que era o único remédio que tinha para seu perdão. Cuidando que, mul- [Spec. exemp. v. confess. Ex. 23.]

tiplicando as esmolas, escaparia [a]o castigo de Deus, que lhe aguardava, morreu finalmente, sem confissão, e foi sepultada, em um momento, nos infernos. O filho religioso não cessava de orar, sacrificar e fazer muitas obras de penitência pela alma da mãe. Estando uma vez orando, lhe apareceu a triste mãe, acompanhada de dois terríveis dragões que, cercando-lhe o mais restante do corpo, lhe estavam mamando nas tetas com intolerável tormento. Atônito ficou o filho e, com o esforço que Deus lhe deu, lhe perguntou que sorte era a sua e que dragões eram aqueles a seus peitos. Ao que respondeu a triste mãe que ela estava condenada por se não haver confessado e que aqueles dragões eram os dois filhos que parira, aos quais, devendo ela criar a seus peitos, matara com suas mãos e que, agora, lhe foram dados em tormento sem fim.

Não menos temerosa é a história seguinte ao mesmo intento. Uma irmã do santo e apostólico varão, São Vicente Ferreira, concebeu de um seu escravo negro, que, atrevida e aleivosamente, com um punhal no peito, lhe havia feito força. Vendo-se daquela sorte a triste senhora, temendo a sua desonra e a justa indignação de seu marido, matou, com peçonha, o escravo culpado e, atrás dele, a criança inocente. Confessou seu pecado e, arrependida, morreu; depois de morta, apareceu a seu santo irmão, feita toda uma áscua* de fogo, com um negrinho nas mãos, ao qual comia e vomitava de contínuo, com mostras de grande aflição. Admirado, o santo lhe perguntou por sua sorte e o segredo do negrinho: ao que respondeu a defunta que ela estava condenada a penas do purgatório até o dia do Juízo, pelos dois homicídios que havia feito, de pai e filho; e que, em pena da morte do filho que concebera do negro seu escravo, ordenara a divina justiça que, na forma daquele negrinho, o estivesse comendo e vomitando até o fim do mundo. Compadecido

Fr. Francisco Diogo em sua vida fol. 154. refere Fr. Dimas do purg. c. 45.

....
* Brasa.

o santo das penas de sua irmã, que muito amara, lhe perguntou se havia algum remédio para que ela tivesse alívio de tão intoleráveis tormentos. Ao que respondeu a alma que, se ele se afligisse e sacrificasse por ela, usaria Deus de sua misericórdia; dizendo isto, desapareceu a alma e o santo fez muitas penitências e disse muitas missas por ela, depois das quais lhe apareceu gloriosa, dando-lhe as graças; porque, por sua orações, Deus lhe havia condonado* as penas que padecia.

---
* Perdoado.

CAPÍTULO XIV

Da boa criação dos meninos enjeitados

Assim como é impiedade grande enjeitar os filhos próprios pelos não criar; assim é suma piedade criar os alheios para que se não percam. A piedade costumaram os antigos pintar na figura de uma mulher com quatro tetas dando de mamar a duas crianças, como se a verdadeira piedade fosse a daquelas mães que se não contentavam com criar os filhos próprios a seus peitos, mas ainda os alheios desamparados, e que não faltavam tetas a um peito cheio de piedade, para dar de mamar aos infantes enjeitados das próprias mães, e que por isso se pintava com quatro tetas.

Também a galinha é, nas letras divinas e humanas, símbolo da piedade, porque esta ave, entre todas, tem por propriedade de criar igualmente os filhos próprios e os alheios. E, na verdade, é este ato de suma piedade para o miserável enjeitado e de sumo merecimento para com Deus. É para o miserável enjeitado de suma piedade, porque, na teologia, tanto é maior a misericórdia e piedade para com o miserável desamparado quanto a miséria e desamparo é maior; e como a miséria e o desamparo de um infante enjeitado seja o maior que se pode considerar, bem se prova que é sumo ato de caridade e piedade cristã criá-lo ou mandá-lo criar, para que não pereça.

Por esta causa muitas repúblicas católicas, e ainda muitas de gentios bem ordenadas, destinaram lugares públicos e hospitais, onde estas crianças enjeitadas se criem, aos quais, depois de criados, dão seu modo de vida segundo a capacidade de cada um; e não poucas vezes sucede saírem daí mui ilustres sujeitos e de grande utilidade para estas repúblicas, como adiante veremos. Os antigos fiéis, como escreve Santo Agostinho, tinham dado cuidado de recolher os meninos enjeitados às virgens consagradas a Deus, as quais tinham por costume levá-los nos braços a batizar. Os cristãos de Treves tinham, para isso destinada, uma concha de pedra, onde, como pérola de Cristo, mui prezada, se expusesse o infante, o qual era levado ao bispo e, por sua autoridade, era entregue àquele cristão que primeiro o pedia para o criar.

> Epist. 25.
>
> Novar. de aqua nupc.

Nas nossas leis de Portugal se ordena que os meninos enjeitados se levem aos hospitais, para que aí sejam criados e que, onde não houver estes, esteja a cargo dos Conselhos* mandá-los criar de suas rendas e, quando estes não tenham rendas, se tire do povo, o que seja bastante para sua criação; de sorte que quer o legislador que em nenhum caso fique o enjeitado desamparado de criação; a este modo são as leis de outros reinos católicos, que deixo por semelhantes. E não é muito que a piedade cristã tenha esta providência das crianças que enjeitam, quando muitas repúblicas dos gentios tiveram a mesma providência. Os tebanos tinham pena de morte ao que enjeitava o filho recém-nascido; porém, se acaso os pais, por pobreza, os não podiam sustentar, levavam a criança ao magistrado, o qual se concertava com quem o houvesse de criar, com condição que, depois de crescida, se pudesse servir dela como de servo até compensar os gastos que ela fez na criação. Não falo na república dos lacedemônios** em tempo de Licurgo, que foi a que melhor

> Ex Ord. lib. 4. tit. 89.
>
> Eliano var. hist. lib. 1.

---

* Equivalentes às Câmaras Municipais atuais.
** Lacedemônio, pertencente ou relativo a Lacedemônia, Lacônia ou Esparta.

providência teve de toda a boa criação dos meninos. Apontarei aqui alguns exemplos, assim das letras divinas como humanas, para que movam os corações dos fiéis à semelhante piedade.

Seja o primeiro o do menino Moisés, a que sua mãe, por temor do tirano faraó, expôs no cesto de juncos e lançou à providência de Deus nas águas do rio Nilo. Sucedeu, pois, que, chegando às ribeiras do rio a filha d'El Rei em companhia de suas damas, vendo o infante na cestinha, compadecendo-se dele, julgando ser algum dos infantes hebreus que seu pai mandara matar ao nascer; disse: dos infantes hebreus é esta criança; estava presente a irmã do infante, Maria, que desde o cais do rio contemplava o sucesso do irmão e, falando com a princesa, disse: quereis, senhora, que vos chame uma mulher hebréia, para que a seus peitos possa criar este menino? Recebido seu beneplácito, foi a rapariga, chamou a sua própria mãe que, recebendo a seu próprio filho, o criou e, depois de crescido, o tornou à princesa, filha d'El Rei, que o adotou por filho, o qual, pelo tempo adiante, veio a ser o redentor do povo de Deus do cativeiro, profeta grande, legislador e capitão general dos exércitos de Israel. *Excd. 1.*

Quando Atalia, com diabólico furor e ambição de reinar, matou os filhos todos de seu filho Ocosias, rei de Israel; Josafá, irmã de Ocosias, com piedosa providência, escondeu o infante Joás e o criou por espaço de seis anos no templo de Deus, onde, de sete anos, foi aclamado rei de Israel e sucedeu no reino de seu pai. *4. Reg. 11.*

Digno de memória é, e de maravilhosas circunstâncias, o modo com que Santo Eustáquio perdeu, e tornou a recuperar, os dois filhos que ainda não haviam saído dos crepundios* de infantes. É história comprida, que se pode ver largamente em sua vida; só digo a nosso intento que, sendo

....
* Termo não indicado nos dicionários consultados.

estes dois infantes arrebatados de duas feras, foram livres pela providência de uns pastores, criados por eles com piedade, de sorte que vieram depois a ser grandes capitães e mártires de Cristo, gloriosos em companhia de seus pais.

Também nas histórias humanas não faltam exemplos de muita admiração; o que é mais celebrado é o de dois irmãos, Rômulo e Remo, gêmeos do mesmo ventre, os quais, sendo infantes, foram, por mandado de Amulio, lançados no rio Tibre, que, naquele tempo, ia fora de madre* até que, diminuindo suas águas, deixou os dois infantes sobre suas ribeiras; pereceriam, sem dúvida, ao desamparo se a providência do autor de todas as coisas lhes não enviara uma loba, que lhes deu de mamar, e os pastores vizinhos os não recolhessem em suas cabanas; os quais vieram a ser famosos nas armas e fundadores da cidade de Roma. El Rei Ciro, o Grande, no dia em que nasceu, das mãos da parteira foi mandado lançar às bocas das feras; guardado, porém, por indústria de Harpago, foi criado entre as ovelhas pela piedade dos pastores d'El Rei até que, restituído ao império, foi dos mais assinalados imperadores da Grécia.

<small>Marco Ant. l. 1.</small>

<small>Idem.</small>

O mesmo sucesso quase foi o da Rainha Simiramis, desamparada, sendo infante de mama junto de uma lagoa de Síria; foi primeiro recolhida dos pastores, que a criaram; depois levantada ao trono do império, que governou e acrescentou com prudência maravilhosa e esforço varonil. Que digo eu, os homens? As feras mais cruéis nos deram exemplo desta verdade. Conta Lamberto, nas coisas da Germânia, ano mil trezentos [e] quarenta e quatro, que foi achado um menino de treze anos, o qual contou que, sendo arrebatado de um lobo, foi por ele piedosamente criado; qualquer presa, que tomavam, os lobos lhe traziam a melhor parte para ele comer; faziam-lhe uma cova quando fazia frio, cobriam-lha

<small>Rerum Germ. p. 264.</small>

---

* Madre-do-rio: leito do rio até o extremo das margens, quando o rio, transbordando, alaga as terras.

de folhas, punham nela o menino, chegando-se a ele o fomentavam*; e disse ele que de melhor vontade viveria entre os lobos que entre os homens, pela piedade que neles achou. Outro menino, conta o mesmo autor, fora achado em Venderania, de doze anos, que viveu entre lobos.

Além destes sucessos, todos aqueles infantes que as fábulas fingem que foram criados aos peitos de diversos animais, como Páris, que mamara em uma raposa; Ágis, em uma veada; Pellio, em uma égua; Egistro, em uma cabra; Atalante, em uma ursa; e outros que conta Eliano; tudo foram sucessos de vários infantes que, sendo desamparados primeiro da piedade paterna ou perseguidos da violência da ambição, sendo guardados e criados da piedade dos estranhos, vieram, por suas obras, a eternizar seus nomes no mais constante da fama. Dos quais sucessos todos se pode colher de quanta importância é a piedade de recolher e criar os meninos enjeitados, e que pode muitas vezes suceder que esses, que os pais próprios desamparam, venham a ser a honra de suas famílias e, porventura, grandes santos; ao menos não podem deixar de ser de grande merecimento aos que os criam, pelo que Deus se agrada de obra de tanta piedade, conforme o que ele mesmo disse no Evangelho, que tudo o que se fazia a um destes pequeninos o aceitava como feito a sua própria pessoa; porque, ainda que toda a obra de piedade e misericórdia que fazemos ao pobre seja a Deus muito agradável, nenhuma lhe agrada tanto como esta piedade e misericórdia que se usa com as crianças enjeitadas.

_{Variae Hist. lib. 12.}

_{Matt. 18.}

Também se pode colher este agrado de Deus de obra tão pia, pelo grande afeto que ele tem a esta idade dos meninos, por sua inocência, candura e simplicidade natural; o qual afeto, como dizem os santos padres, mostrou quando estorvando** os apóstolos chegarem a Cristo os meninos que

_{Matt. 19.}

---

* Fricção medicamentosa na epiderme.
** Importunando.

o buscavam para tomar sua bênção; Cristo lhes disse não proibais que cheguem a mim os pequeninos, deixai-os chegar para mim, porque destes é o reino dos céus; e afagando-os e pondo-lhes sobre as cabeças suas sacratíssimas mãos, lhes dava sua bênção e nela sua graça. Sendo, pois, este o afeto que Cristo, Senhor Nosso, mostrou aos desta idade, que São Marcos chama infantes (porque deles muitos chegavam ao Senhor ainda nos colos das mães), quanto estimará a piedade e misericórdia que com eles se usar em ocasião de tanto desamparo e miséria?

<small>Marc. 10.</small>

Estimou tanto Tobias os benefícios que o filho havia recebido daquele homem de Deus, que não sabia ser o anjo São Rafael, que tudo lhe parecia pouco para lho agradecer e a si se tinha por venturoso que ele quisesse receber a metade de sua fazenda. Jetro ficou tão agradecido a Moisés, pelo que as filhas lhe contaram haviam dele recebido em certo trabalho, que o levou para casa, lhe fez muitos favores e o casou com uma de suas filhas. Quão agradecido ficaria Santo Eustáquio se soubesse que aqueles pastores não só haviam livrado os seus filhinhos da boca do lobo e das garras do leão mas que os haviam criado em suas casas e feito homens? Que pai haverá, que sucedendo-lhe o mesmo a seu infante, não seja agradecido a seu benfeitor? Pois se Deus, Nosso Senhor, assim ama, mais ainda que a filhos, os meninos de tenra idade e mais ainda os desamparados e destituídos de todo o humano socorro, quais são os enjeitados, quanto agradecerá a piedade dos que os recebem, criam e ensinam até os porem em estado de vida? Por este maravilhoso sucesso se poderá de algum modo conhecer.

<small>Tob. 12.</small>

<small>Exod. 2.</small>

Em a insigne cidade de Lisboa, a um homem pobre de cabedal e de ofício carpinteiro havia parido já sua mulher dez filhos, tornou a conceber e, como o cabedal não chegava para o sustento de tantos, concertaram ambos entre si de enjeitarem a criança que nascesse; dispôs a divina providência que parisse a mulher dois gêmeos, os quais, com alguma impaciência, fez que levasse a mulher à portaria de São Domingos muito de madrugada; foi a triste mãe com as crianças e já lá achou outra criança enjeitada na mesma noite; pôs, com ela, os seus dois infantes e, com eles, seu coração, a tempo que o religioso porteiro abria a porta, o qual, vendo as três crianças enjeitadas e com elas a mulher, presumindo que ela havia exposto a todas três, lhas fez levar todas para casa com ásperas palavras; reconheceu a boa mulher, em seu coração, a força da divina providência e, por levar outra vez os seus penhores, não duvidou levar juntamente o alheio; entrou em sua casa com três crianças quando se queria ver livre de duas, contou o sucesso ao marido que, como era temente a Deus, se conformou com sua vontade e se resolveu a criar com sua pobreza não só os próprios mas ainda o alheio; como vos parece pagaria Deus à piedade destes dois casados? Coisa maravilhosa! Foram-lhe morrendo, pouco a pouco, todos os filhos, que Deus levou para si quase todos na idade da inocência, até lhes não ficar mais que aquele enjeitado, que haviam recebido, o qual criaram como filho e foi herdeiro de sua pobreza e eles ficaram muito agradecidos a Deus por tão assinalada mercê.

CAPÍTULO XV

Da boa criação dos meninos órfãos

Meninos órfãos chamamos àqueles meninos que carecem de pais, por serem já defuntos, mas com esta distinção: que o menino que carece somente de pai, e não de mãe, se chama, no direito e sagrada escritura, pupilo; e o que carece de pai e mãe se chama propriamente menino órfão; porque aqueles meninos que têm pai, ainda que careçam de mãe, não se chamam, no direito, órfãos. Destes, pois, dizemos que assim como é obra de suma piedade criar os meninos enjeitados pelo sumo desamparo em que estão; assim não é de menor piedade, e agrado de Deus, a boa criação dos meninos órfãos, porque não é seu desamparo menor.

Todas as repúblicas bem ordenadas, principalmente de católicos, tiveram especial cuidado dos meninos órfãos, assinalando juízes que, por meio de santos regimentos e prudentíssimos diretórios, defendessem suas causas e conservassem seus patrimônios, e destinassem tutores zelosos que os criassem como filhos, suprindo em tudo a falta dos pais. Antigamente incumbia o cuidado dos meninos órfãos aos bispos; e, ainda entre gentios (como diz Cornélio), costumavam chamar bispos àqueles magistrados a quem competia o cuidado dos órfãos e desamparados; hoje, nos mais dos reinos, está este cuidado encomendado aos que propriamente chamam juízes dos órfãos, que ordinariamente são dos principais da república; na jurisdição, imediatos ao príncipe, e de quem se presume farão seu ofício fiel e prudentemente.

L. Pupil. ss. de verb. fig.

In Act. Apost. C. 6. n. 10.

Começou o cuidado dos meninos órfãos na Igreja Católica desde o tempo dos apóstolos, porque, sucedendo morrerem muitos fiéis pela fé e ficarem seus filhos órfãos e suas mulheres viúvas, tomaram os apóstolos, que assistiam* em Jerusalém, sobre si o cuidado de os criar e sustentar; e porque este cuidado os divertia da pregação do Evangelho, destinaram para esse fim sete diáconos dos mais santos e exemplares, dos quais um foi o protomártir Santo Estêvão, os quais com suma caridade e fidelidade se ocupavam em repartir pelos órfãos e viúvas as esmolas e herdades**, que os fiéis vendiam e punham aos pés dos apóstolos, com que também se sustentavam os mais cristãos, quando eram todos uma mesma alma e um mesmo coração. Mas porque aquela vida comum não podia durar muito tempo, pelo inumerável número dos fiéis que cresciam, e todavia os filhos dos mártires órfãos eram muitos, tomou São Tiago, como bispo de Jerusalém que era, este cuidado sobre si, encomenda[n]do a todos os fiéis, por carta canônica, dizendo que a religião pura e verdadeira era visitar os órfãos e viúvas em suas necessidades.

<small>Corn. a Lap. in Jacob.</small>

<small>Jacob 1.</small>

Este exemplo dos santos apóstolos seguiram depois seus sucessores, os prelados mais ilustres da Igreja, São Basílio, São Gregório, Santo Ambrósio, São Crisóstomo, e outros muitos, os quais não só defendiam as causas dos órfãos e desamparados nas audiências e tribunais, mas os criavam, visitavam e socorriam em suas necessidades, em tudo ajustados ao conselho do apóstolo. Este exemplo seguiram muitos príncipes e senhores cristãos, não só em assinalar juízes e protetores dos órfãos, mas ainda fundando casas e seminários, em que se criem no temporal e espiritual, como vemos na casa dos meninos órfãos, que está em Lisboa às portas da Mouraria, donde têm saído muitos para as conquistas do Reino, que foram homens de muita consideração; e saíram

---

* Moravam.
** Heranças.

muitos dos primeiros povoadores do Brasil, os quais, sem dúvida, se perderiam nos costumes se não tivessem* quem assim procurasse sua orfandade. Ló, sobrinho de Abraão, ficou menino órfão por morte de seu pai, Aram, e foi santo pelo cuidado que dele tomou seu tio Abraão; o que não seria assim, se Ló ficasse desamparado ou em poder dos outros seus parentes gentios. Joás ficou, de mama, órfão por morte de seu pai, Ocosias, e porque Joseta, sua tia, tomou o cuidado de o defender das mãos da cruel Atalia e o entregou à direção do sacerdote Joiada, veio a ser rei de Israel; e, de outra sorte correria a mesma fortuna miserável de todos seus irmãos. Ester não chegaria de escrava a ser rainha, se seu tio Mardoqueu a não criara e adotara por filha, ficando menina órfã de ambos os pais; e, por não multiplicar exemplos semelhantes, é certo que não poucos meninos se perderiam ao desamparo, se a piedade dos fiéis não socorresse sua orfandade.

Genes. 11.

O Reg. I. 1. 1.

Ester. 2.

De quanta piedade seja esta obra, de socorrer aos meninos órfãos, se pode entender considerando seu grande desamparo. O Santo Jó não achou outra palavra que melhor significasse seu desamparo, e em que recopilasse todas suas misérias e tribulações, que se chamar** pupilo ou menino órfão. Da mesma frase usou o profeta Jeremias, chorando as misérias da sua cidade: ficamos (diz) todos como meninos órfãos sem pai; e, destes mesmos termos usa muitas vezes a Sagrada Escritura, para encarecer o desamparo grande de algum miserável; como se não houvesse outro maior, nem digno de maior compaixão, que o desamparo de um menino sem pais. E se a obra de misericórdia tanto é maior quanto é maior o desamparo do miserável; sendo este o desamparo do menino órfão, qual será a misericórdia dos que o socorrem? O Santo Jó diz, de si, que jamais lhe sucedera comer

Jó 6.

Tren. 5.

Jó 31.

....
* No original: "tiveram".
** No original: "chamar-se".

o pão que não partisse com o menino órfão, porquanto crescera com ele a compaixão desde o ventre de sua mãe; como se a melhor prova da natural compaixão fosse a misericórdia que se usa com o menino órfão.

Ps. 67.

Deut. 24.

Th. 2.

Exod. 22.
Prov. 23.

De leg. L 12.
I. Machab. 3,

Deus, Nosso Senhor, tem tanto no coração o desamparo destes órfãos que, por Davi, se chama pai de órfãos e, como tal, manda, nas Escrituras, ter deles todo o cuidado. Com amor mais que de pai, mandava, no Deuteronômio que, quando fossemos segar* o trigo ou vindimar as vinhas ou recolher os azeites, se porventura nos ficassem no campo algumas cargas de nossas colheitas, as não recolhêssemos, para que as mãos dos meninos órfãos tivessem lugar de as recolher para si; demonstração com que provou Boaz o amor e compaixão que tinha à pobre Rute, quando mandou a seus segadores que deixassem cair de indústria as espigas de trigo, que ela recolhia. E não só pai, mas também tutor e defensor, quer ser dos órfãos e desamparados este senhor, tomando muito a peito a vingança de qualquer injúria que se lhes fizer. No Êxodo diz: Não faças mal à viúva e ao menino órfão, porque clamarão a mim e eu ouvirei seus clamores. Por Salomão, diz: não entres no campo dos meninos órfãos, porque seu vingador é forte, que julgará contra ti. E ainda Platão, gentio, diz que as causas dos órfãos pertencem a Deus e que, por essa causa, ninguém se atreva a os ofender, porque experimentarão a Deus vingador contra si. O exemplo de Heliodoro é o que melhor a este propósito se pode referir, que largamente refere o Livro dos Macabeus.

Donde manifestamente se colhe quão agradável misericórdia será para Deus todo o cuidado que se tiver dos órfãos, principalmente dos meninos, porque estes são os mais desamparados e mais dignos de compaixão; porque se ele é pai dos órfãos e, como a filhos, os ama e defende, e quer que nós os amemos e defendamos, quanto estimará que nós os

....
* Ceifar.

amemos e criemos como filhos? Se vós tivésseis um filho ausente e, por vossa ausência, necessitado, em terra estranha fosse socorrido, amparado e doutrinado de algum vosso amigo, em que obrigação ficaríeis a este benfeitor? Pois quanto estimará Deus que vós socorrais o desamparo destes seus filhinhos, que ama, mais que vós, os vossos naturais.

Entre os santos que mais se esmeraram nesta caridade de cuidar dos meninos órfãos foi Santo Ivo, a quem chamaram pai de órfãos e desamparados; foi tão agradável a Deus a misericórdia, que com estes pequeninos usava, que mereceu ter por companheiro o mesmo Cristo, e que se lhe multiplicasse muitas vezes nas mãos o pão, que lhes repartia; digno de ouvir, da boca do Senhor (como diz o Autor de sua vida), o que fizeste a estes pequeninos a mim o fizeste, porque, assim como Deus se ofende tanto da injúria, ou violência, que se faz ao órfão, e a reputa como feita a si mesmo; assim se agrada do favor que aos mesmos se faz e os recebe como próprios, conforme o que ele mesmo prometeu no Evangelho, quando disse: o que fizestes a um destes pequeninos, a mim o fizestes. E, por esta causa, São Tiago chama ato de religião ao cuidado que se tem dos órfãos, que propriamente é obra de misericórdia e não de religião; porque, assim como os atos de religião respeitam a Deus imediatamente como objeto, que é imediato desta virtude, assim a misericórdia, que se usa com os meninos órfãos, como Deus a recebe como própria e feita a si, respeita a Deus imediatamente, como se fosse ato de religião.

Perguntareis: e que modo de socorrer estes meninos órfãos pode haver a Deus mais agradável? Respondo que o modo a Deus mais agradável, e para vós de maior merecimento, é fazer por piedade com os filhos estranhos o que, por justiça, deveis fazer com os naturais. Homens houve que, por motivos naturais, carecendo de filhos próprios, adotaram os alheios, e é conselho que deu Petrarca aos ricos, que vivem e morrem desconsolados por não ter filhos, dizendo

Surio.
29. Maij.

Jacob.
1.

Petrarc.
Dialog.
181.

que adotem aos meninos pobres e órfãos desamparados, que porventura lhe[s] sejam de maior proveito que os naturais. Este é conselho santíssimo feito por motivo sobrenatural, como deve fazer o cristão; mas seja ou não por meio de adoção, ou legal filiação, o que a Deus principalmente mais agrada é criá-los como filhos, no santo temor e amor de Deus, no estudo das letras e exercícios das virtudes.

CAPÍTULO XVI

Do cuidado que devem ter os pais dos meninos defuntos

Não é fora de nosso instituto, nem de pouca importância esta advertência, porque não há menos obrigação nos pais de procurar o bem eterno das almas dos filhos defuntos do que há em procurar o bem temporal dos filhos vivos. Não é de poucos o engano dizer que pelos meninos defuntos se não devem fazer sufrágios de missas, orações e mais pias obras, porque, como anjinhos inocentes, logo em morrendo, vão ver a face de Deus. E o que é pior ainda que, na suposição de serem inocentes, lhes não procuram, na hora da morte, os meios espirituais que, para aquela hora, ordenou a misericórdia de Deus, deixando-os passar desta vida sem confissão, e mais sacramentos, com que põem suas almas a risco não só de se deterem muitos dias nas penas do purgatório, mas ainda a perigo de se condenarem.

Primeiramente é certo e de fé, definido no concílio tridentino, que os meninos inocentes que morrem logo depois do batismo, sem terem uso de razão, vão logo direto ao céu, sem passarem pelo purgatório; e é sonho de velhas dizer que passam pelo fogo para mor* do leite que mamaram; porque, como o mesmo concílio diz, imaculados sem culpa, puros e amados de Deus, como herdeiros de Deus, Nosso Se-

Trind. Sess. 5. De pec. Orig.

....
* Por causa.

nhor, e cohereos* de Cristo, nenhuma coisa os detém para que não vão logo ver a Deus. Porém, não é certo que todos os meninos, depois que começam a falar e ter uso de razão, ainda que morram em mui tenra idade, se salvam todos; ou ao menos entrem no reino dos céus sem passar pelas penas do purgatório; porque, como na idade de discrição** sejam já capazes de dolo, já são capazes de pecado e, por conseguinte, da pena do pecado. São Gregório Magno expressamente diz que não só não vão todos os meninos, depois que começam a falar, ao céu, mas que alguns vão ao inferno, sendo causas de suas condenações seus próprios pais, pela má criação que lhes dão. O mesmo S.D. conta de um menino que, de cinco anos, se condenou. São Cirilo escreve de um menino que, de doze anos, foi arrebatado dos demônios para os infernos, cujos lamentáveis sucessos adiante contaremos em seu próprio lugar. Entretanto sirva de exemplo o sucesso de outro menino, que foi livre das mesmas penas pela intercessão da Virgem.

<small>Greg. Dial. 4. I.</small>

Chamava-se Ésquilo, o qual, sendo de doze anos, adoeceu gravemente e chegou a pontos que foi, por todos, julgado por morto; neste tempo, foi arrebatado em espírito e levado a uma fornalha de fogo ardente para ser nela atormentado; vendo-se naquela aflição, parecendo-lhe que já lhe não restava mais que o fogo eterno do inferno, viu que na fornalha estava um, como postigo***, aberto, pelo qual se escapou e deu em um palácio muito suntuoso, no qual estava a Santíssima Virgem, Nossa Senhora, em um trono de grande majestade, em companhia de outra muita gente; e, encomendando-se a ela de coração, lhe pareceu que a Senhora o repreendia asperamente de lhe não oferecer sequer uma

<small>P. Espinello de Tro. V. L. 20. N. 52.</small>

....
* Termo não indicado nos dicionários consultados.
** Idade em que se tem discernimento; idade da razão, que tem início a partir dos sete anos.
*** Caminho, porta.

Ave Maria; ao que o menino Ésquilo, metendo por intercessores aos presentes, propondo emenda de sua vida, prometeu de servir, dali por diante com todo o afeto, a sempre Virgem Maria, sobre todas as coisas abaixo de Deus; pelo qual, intercedendo a mesma Senhora, foi livre daquele fogo ardente e alcançou, para fazer penitência de seus pecados, algum tempo; o qual tudo cumpriu Ésquilo, e foi depois grande servo de Deus, veio a ser bispo e depois monge de Cister. No qual sucesso se vê como os meninos são capazes de culpa, e, por ela, de pena eterna, como este havia de padecer, se não fosse livre pela intercessão da Virgem.

E que nem todos os meninos, que se salvam, vão logo diretos ao céu, senão que primeiro são purgados nas penas do purgatório; além da razão teológica, que apontamos atrás, se mostra, em alguns exemplos, de vários meninos que foram condenados ao purgatório e Deus revelou a seus santos. Um menino de sete anos, por nome Denocletes, como escreve o Cardeal Baronio, foi condenado às penas do Purgatório e foi livre delas pela intercessão de sua irmã, Santa Perpétua. Na vida do Irmão Francisco de Escalante, da Companhia de Jesus, se conta que, afogando-se um menino de dez anos, um Irmão a cujo cargo estava afligindo-se, pelo estado de sua alma, por haver sido morto sem sacramento, acudiu ao Irmão Escalante, o qual lhe disse que a alma daquele menino havia estado três horas no purgatório e que, pelos sufrágios e indulgências que por ele havia feito, saíra do purgatório e estava no céu. E deixando outros exemplos, referirei o que Deus, Nosso Senhor, revelou nesta matéria à sua grande serva, Dona Marina de Escobar, e ela mesmo conta por estas palavras.

Bar. Epit. 205. n. 5.

2. p. L 2*. c. 17.

Estando, em oração, me mostrou o Senhor muitas almas de meninos pequenos, como de sete anos para baixo, que me parecia a mim padeciam grandes tormentos no Purgató-

---
* Ilegível no original.

rio; estavam como crucificadas, com os bracinhos estendidos, e disse-me: Sua Majestade tem cuidado destas almas e roga por elas, aplicando as comunhões. Pois, Senhor meu (disse eu), estes meninos, como vão ao Purgatório e padecem tanto? Penas padecem (respondeu o Senhor), porém, não tantas como a ti lastimada de os ver, te parece. Sabe que são estas, almas de meninos de bem pouca idade, que morreram com culpas veniais e bem leves, e é necessário que as purguem; porque, como vós outros, quando estes meninos morrem, lhes chamais anjinhos e imaginais que, logo em morrendo, vão direitos ao céu, e, por esta causa, não ofereceis por eles missas e orações, vêm a ficar-se com as orações e sufrágios comuns da Igreja, e detém-se nas penas até satisfazerem tudo por seus cabais*; por estes, pois, me roga tu e, por estes oferece tuas comunhões; fiz o que o Senhor me mandava, fazendo oração pelas almas destes pequeninos, ficando assaz ensinada para conhecer quão exata é a divina justiça em purificar as almas, que o hão de gozar. Até aqui a venerável Virgem Mariana de Escobar.

Na qual revelação manifestamente se vê o engano dos pais que, com errada consideração de que passam desta vida os filhos, nos primeiros anos da vida, não têm necessidade dos sufrágios, que, pelos de maior idade, se costumam fazer, cuidando com engano que é o mesmo: idade da puerícia que idade de inocência; sendo que pode não poucas vezes suceder achar-se maior inocência na idade da adolescência que na pueril, pois se vêem hoje, nos meninos, vícios que alguns mancebos não conhecem. Pelo qual os pais, que desejam o bem eterno das almas de seus filhos, tanto que o menino está a perigo de morrer, lhe deve[m] aplicar o remédio da alma, que são os sacramentos e, depois de defuntos, lhes devem aplicar os sufrágios de missas e mais boas obras, que se costuma pelos de maior idade, por que não

---
* Da maneira mais perfeita.

suceda deterem-se por esta falta, no Purgatório, mais tempo do que imaginavam. E quando suceda que os filhos meninos defuntos não necessitem desse espiritual socorro na outra vida, a providente misericórdia de Deus, Nosso Senhor, tem cuidado de aplicar as almas dos parentes mais chegados ou guardá-lo no tesouro da Igreja, para quando os pais dele necessitem.

CAPÍTULO XVII

Como se hão de haver os pais com os filhos de má condição

São os naturais dos meninos como os metais das minas, que, assim como uns são de mais, outros de menos valor; uns mais rijos, outros mais brandos; uns que facilmente se lavram, outros que hão mister mais arte para se lavrarem; assim os naturais, ou condições dos meninos, uns são melhores que outros, uns mais brandos e que facilmente se amolgam*, outros mais rebeldes, que dificultosamente se disciplinam. Porém, assim como não há metal, por baixo que seja, que não tenha teu préstimo e valor e não possa, por arte, ser lavrado, assim não há condição de menino tão ruim que não possa ser domada pela boa criação; e pode muito bem suceder que, assim como, nos metais, pode uma peça de prata, bem lavrada, igualar o valor do ouro tosco, porque o artifício lhe deu o valor, que de si não tinha, assim o menino de inferior condição, bem ensinado, pode igualar ao que tem a condição de ouro, faltando-lhe a criação.

Meninos de má condição chamamos aqui aqueles que não são dóceis, de natureza, para a disciplina, assim como chamamos de boa condição àqueles que facilmente tomam o que lhes ensinam. Pode nascer esta má condição de um de três princípios. Ou porque os meninos são de mau entendimento, posto que sejam de boa vontade; ou porque

----
* Amoldam.

são de vontade rebelde, posto que sejam de entendimentos perspicazes; ou por uma e outra coisa, que é a pior condição que se pode considerar. Assim como aquela é a condição melhor e que chamamos índole de ouro, que é branda da vontade e, do juízo, dócil.

Quanto aos primeiros, que são de juízo duro, não são fáceis de doutrinar; porque como se não vencem facilmente com a razão, dificultosamente se dirigem. Alguns dos antigos gentios tinham estes por incapazes de doutrina e, por isso, os matavam em meninos; donde nasceu que os escoceses antigos castravam aos mentecaptos*, para que não gerassem filhos; e às mulheres mentecaptas desterravam para lugares separados dos homens e, se acaso concebiam ou pariam, a ela e a seus filhos enterravam vivos; porque presumiam que de pais mentecaptos não podiam nascer filhos de bom juízo, que tinham por incapazes da criação que se requer. Os segundos, que são da vontade dura, e que, de ordinário, são os que chamam de má condição, não são tão dificultosos de domar, se eles têm bom juízo; porque, fazendo-se capazes de razão, se fazem capazes de doutrina. Os brâmanes provavam os meninos logo aos dois meses depois de nascidos e, se os achavam deste mau natural, os matavam ou os lançavam nos matos. Os lacedemônios também lançavam, nos rios, os meninos que lhes pareciam de mau natural; porque não esperavam que, com a criação, melhorassem. Os atenienses condenaram à morte a dois meninos, um porque tirou os olhos a uma gralha, outro porque esfolou um cordeiro vivo; parecendo-lhes que meninos de tão duro coração não podiam ser de utilidade no mundo. Outros que são de pior condição, são os que não somente são de mau entendimento, mas também de má e rebelde vontade, inclinados ao mal e dificultosos para todo o bem. Estes, se lhe falta a disciplina e correção enquanto meninos, de ordinário, se fazem

Novar. de aquis nup.c. 6 n. 483.

Ravis. 1. 1.

L. I.

Pascal. lib. De virt. & vit. Cap. 18.

....
* Deficiente mental.

em mancebos incorrigíveis e vêm a ser monstros nos vícios e escândalo das cidades. Desta casta foi Nero, Maximiano e outros infinitos. Além destas três sortes de meninos de má condição, há outra que, faltando a criação, não são de melhor condição e vêm a ser aqueles a que chamamos demasiadamente bons, porque são tão dóceis de juízo e brandos de vontade, com tanta demasia que igualmente pendem para o mal que para o bem. Destes parece que foi Temístocles, a quem dizia seu mestre: menino, ou tu hás de ser um grande bem ou um grande mal da república.

<small>Plut. in Temis.</small>

Outras condições há que têm natural, para uma coisa, bom, e mau para outra; estas não são tão más condições que as primeiras. Destes parece que foi Alcebíades, de quem se escrevem muitas virtudes e muitos vícios; porque, faltando-lhe a criação, obrava segundo a inclinação de seu natural. São estes como a árvore de dois ramos de diferente espécie, que dá o fruto segundo a virtude de sua natureza.

Todas estas condições de meninos são disciplináveis e nenhum menino há, de tão ruim condição, que não possa ser corrigível e domesticável, se no pai ou no mestre houver vigilância e prudência para o criar enquanto é menino. Nenhum animal é tão feroz que, criado em casa, de pequeno se não faça manso; inumeráveis exemplos referem os autores a cada passo, de leões, ursos, lobos, crocodilos e elefantes, feitos mansos com trato e comunicação dos homens; e ainda as áspides*, que são peçonhentas serpentes, costumavam os egípcios criar, de pequenas, entre os filhos meninos; e, com este trato, se faziam mansos. Um touro feroz não se amansa e sujeita ao jugo pela obediência de um rapaz? Um cavalo bravo não se amansa pela espora e não se deixa governar pela rédea por um menino? Nenhum animal é mais feroz que o homem (diz Platão), se lhe falta a criação, e nenhum, mais dócil, se o sabem doutrinar, por ruim condição que tenha.

<small>Ravis.</small>

<small>Plato l. 7.</small>

....
* Víboras.

Temístocles, aos que se admiravam de ver mudado um rapaz de muito má condição, respondeu que os cavalos mais rebeldes e desbocados saem melhores se os sabem domar bem, quis dizer: o menino de ruim condição (se o sabem criar) nem por isso sai pior que o de boa natureza; e não poucos meninos se perdem, que puderam vir a ser homens de muita consideração, por inércia de quem os cria. Viu Alexandre Magno um cavalo feroz, chamado Bucéfalo, que ninguém sofria* e, cavalgando nele, o meneou**, dizendo que muitas vezes se perdia um cavalo brioso por se não saber amansar. Assim se perde muitas vezes o menino, que parecia de condição ferina, por falta de quem o saiba domar.

<small>Plut. sua vida.</small>

Pelo qual não devem os pais desamparar aos filhos, que sentiram de más condições, desconfiando de fazer neles fruto, porque nenhum pode ser de tão mau natural que, doutrinado e domado, não possa ser de proveito por meio da boa criação; assim como (diz Plínio) a árvore, de sua natureza infrutífera, se lhe enxertavam um ramo de outra árvore, dá fruto bom como as demais. Por isso, diz o Espírito Santo, por Salomão: ensina o filho, não desesperes; porque, enquanto é menino, o filho sempre pode haver esperança de ser bom e o tempo da esperança, conforme a São Paulo, é o da puerícia, como diz Jansênio. Aprenda o pai, do u[r]so, animal selvagem, tantas vezes repetido dos autores, por hieróglifos de boa criação dos filhos que, nascendo-lhe o filho muito deforme, ele, com a língua, o vai consertando e formando até ficar mui diferente de como nasceu; e quando a língua, isto é, a palavra não é bastante para corrigir o filho, valha-se da mão, como faz o imaginário***, ou do pé, como faz o oleiro. O imaginário, de um tronco tosco, faz uma imagem mui linda, e o oleiro, de um pouco de [l]odo, um vaso

<small>L. 38. c. 4.

Prov. 19.

Hebr.</small>

---

* Tolerava.
** Manobrou.
*** Artífice que esculpe imagens de santos; santeiro.

perfeito. Quanto trabalha o estatuário para sair à luz com a estátua? Tanto cavacou, e tanto cortou, até que o pau tosco ficou imagem de santo. Quanto trabalha o oleiro para sair com o vaso que pretende? Tanto pisa o barro aos pés, tantas voltas lhe dá e, de tal sorte, o amolga que o lodo mole fica um vaso perfeito. Assim há de ser o pai e o mestre, com o menino de má condição, ora com a língua, como faz o urso, ensinando-o; ora com a mão, como faz o estatuário, castigando-o; ora com os pés, como faz o oleiro, sopeando-o, o há de reduzir à forma que deseja.

Mas porque as condições dos meninos são várias, como acima dissemos, bom será valer-se da metáfora dos metais, que apontamos, para não errar; porque, assim como os metais não se lavram todos da mesma sorte, se não que uns hão mister fogo, outros o ferro, uns se abrandam na água, outros endurecem, uns se derretem no cadinho, outros na forja se lavram; assim as condições dos filhos, as que são de ouro hão, de mister, uma arte e as que são de ferro, outra, para o qual serve a ciência e a experiência do artífice; e quando o pai não saiba como há de lavrar o filho, consulte outro oficial; isto é, consulte os políticos previstos nesta matéria; isto é, os que escreveram políticas de meninos ou, como experimentados, lhe possam dar conselho.

Perguntareis que deve fazer o pai quando, depois de todas estas diligências, não é de proveito seu trabalho, antes não só não melhora a condição do filho, mas nenhuma esperança mostra de melhoria. Neste caso, digo que, quando o pai não possa alcançar de Deus o mesmo que se faz ao metal, que é fundi-lo de novo, isto é, mudar-lhe a condição, com o fogo de seu divino amor ou com o martelo da tribulação; faça o mesmo que se faz ao poldro, quando é tão rebelão que não quer dar pelo freio, que é prendê-lo ou largá-lo ao campo, ou desampará-lo, para que busque sua vida afastando-o da companhia dos mais, para que não seja de escândalo aos outros. É este conselho do Espírito Santo, no provérbio hebreu, que diz: *O filho que não é filho, deixai-o na superfície da água, para que nade*; quer dizer, que filho que não aproveita nem dá esperanças de emenda com a boa criação, o largue da mão, para que busque sua vida, e, se se perder, não perca consigo os demais. Exemplo que nos deu já um gentio, sem luz de fé, no sucesso seguinte.

<small>Valer. Max. L. 4.</small>

Um homem, por nome Racones, de nação mardo*, teve, entre outros filhos, um de todos o mais moço, de maus e perversos costumes e, não podendo nem com o castigo nem com a admoestação corrigi-lo, o entregou à justiça, para que executasse nele o último castigo da morte; foi levado diante do rei dos persas, Artaxerxes, que, admirado de que um pai acusasse seu próprio filho, lhe disse: E terás tu coração para ver matar ao filho que geraste? Ao que respondeu Racones: Eu, senhor, corto da minha horta das alfaces os grelos que me parece ser necessários; e tão fora está de se queixar a alface que, antes, mostra alegrar-se, porque, então, floresce e cresce melhor. Assim eu, agora, quero cortar de minha família este mau filho, para que ela melhor se conserve e tão fora estou de me entristecer por isso que, antes, me alegrarei de ver fora de minha casa este escândalo. Admirado Artaxerxes da constância de Racones, o constituiu um dos juízes reais de seu reino, atendendo que quem era tão inteiro e reto para com os seus, melhor o seria para com os estranhos. Premiou o pai e não quis castigar o filho, posto que, com graves palavras, o ameaçou.

---

* Termo não identificado.

CAPÍTULO XVIII

Que naquilo em que os pais puseram os filhos na puerícia ficarão toda vida

O ponto mais encarecido dos santos, na boa criação dos filhos, é persuadir que comece logo desde sua primeira puerícia e que, se for possível, bebam, com o leite da mama, o leite da doutrina; e assim o Espírito Santo, pelo Eclesiástico, claramente diz: Se tens filhos, ensina-os desde sua puerícia; açouta-os enquanto são infantes. Nos provérbios, por Salomão, diz: não deixes de ensinar teu filho desde menino. Este estilo guardavam os filósofos antigos, governados pela razão e experiência. E assim Sêneca repreendia aos que vinham, já grandes, às escolas. Platão não só queria que viessem meninos à sua escola, mas, se acaso admitia alguns de crescida idade, os fazia calar três anos e então os ensinava de novo como a qualquer menino; e o mesmo sente São João Crisóstomo com o exemplo de todas as artes, que se aprendem melhor desde meninos. E Quintiliano, mestre da eloqüência, diz que, para ser um bom e perfeito orador, havia de começar retórica desde o ventre da mãe. Duas razões dão disto os autores, primeira é a maior facilidade com que, na primeira idade, se toma a doutrina; segunda, a maior tenacidade, ou constância, com que a conservam. Quanto à primeira razão, na verdade, iguais as partes e igual a aplicação, mais avantajado há de sair o que, logo de menino, mamou com o leite a sabedoria do que aquele que, depois de grande, começou os estudos. Aqueles animais, que viu Eze-

Eccl. 7.

Prov. 23.

Senec. lib. 3. Epist. 21.

Serm. 2. de Ana.

Quint. lib. 1.

Ezech. 1.

quiel, todos voavam com muita ligeireza; porém, a águia, a quem haviam nascido as asas no ninho, voava sobre todos porque, posto que todos tivessem suas asas, as da águia eram naturais e, as dos mais, postiças; a águia já saiu do ninho voando e os demais animais então lhe deram as asas quando, para representarem o mistério, foi necessário que voassem. *O pássaro calhandra, tanto que lhe nascem os filhos, logo no ninho os ensinam a cantar, assobiando-lhes e, daquela sorte, saem pássaros de muita estimação.* Os papagaios, para bons, hão de ser colhidos no ninho; porém, os rouxinóis se hão de colher já grandes, porque os rouxinóis são, de pequenos, ensinados a cantar por seus pais e os papagaios não aprendem, se não são colhidos no ninho, donde veio o adágio de Plínio: Papagaio velho não conhece a palmatória.

S. Amb.

Assim, mesmo nas coisas insensíveis, vemos que a planta, enquanto nova, se transplanta e enxerta melhor; a vara, enquanto é branda, se dobra mais facilmente; e, enquanto é nova, se lhe dá o jeito que quer o agricultor. A cera, o barro e os mais metais só enquanto são brandos se lavram; porque, depois de rijos, ou se quebram ou dificultosamente se lavram. E como sentenciosamente diz Quintiliano, facilmente se quebra o que só com o tempo se faz rijo e, dificultosamente se abranda o que com o tempo se faz duro; e como quer que a idade da puerícia seja como a cera branda, ou como o metal derretido, facilmente se lhe pode imprimir qualquer forma ou fazer dela qualquer imagem. Donde se segue a importância de que a boa criação dos meninos comece logo dos primeiros anos; porque, ainda que naquela idade não haja capacidade, que há na crescida, para a razão, há facilidade para o costume; ainda que não há prudência para a discrição, há docilidade para a doutrina e correção.

Plin. l.
36. cap.
34.

L. I. Inst.
& 3.

Quanto à segunda razão, a saber, que naquela primeira idade de meninos há maior tenacidade e constância para conservar a doutrina, é certo; porque o caminho que então tomar o menino, esse seguirá toda sua vida, como expressamente se vê das palavras do Espírito Santo, quando diz: O mancebo se não apartará, depois de velho, do caminho que tomou nos primeiros anos. As quais palavras nos provam grandemente esta doutrina, segundo outras versões, que os santos explicam. Primeiramente o hebreu lê: O menino, conforme for a entrada de seu caminho, assim será o seu remate. E foi o mesmo que dizer (como explica Júlio Claro), ensinai-o logo, conforme a capacidade de sua primeira puerícia; porque, depois de grande, tomará facilmente o que lhe ensinares. Vatablo lê: ensinai o menino conforme os dois princípios de seu caminho; quer dizer (como explica Salazar) que aos meninos, logo no princípio, tanto que lhes amanhece o uso da razão, para discernir do bem e do mal, se representam dois caminhos: o da virtude e do vício; e por aquele por onde entrar, então, por este caminhará toda a vida. Caetano lê: Costumai-o logo, desde a entrada de seu caminho; quis dizer que, antes de discernir do bem e do mal, o costumem logo para o bem, para que, ao tempo da discrição, tome logo pelo caminho do bem e não pelo caminho do mal.

Prov. 21.

In. c. 22. Prov.

De sorte que, conferidas todas estas versões com a nossa vulgar, vem a ser o germano sentido da sentença do Espírito Santo, que o caminho que tomar o menino, ao primeiro nascimento de luz da razão ou nos primeiros anos de sua idade, esse seguirá toda sua vida, da sorte que os animais irracionais (conforme dizem os caçadores), o caminho que uma vez tomaram para suas tocas, esse seguem sempre toda sua vida, sem jamais dele se apartarem; e a esta mesma semelhança (diz Salazar) alude o provérbio de Salomão, quando diz: O mancebo, conforme o caminho que tomar na puerícia, há de ser o que seguirá, depois, na velhice.

Daqui nasce a facilidade ou dificuldade com que os bons ou maus hábitos se perdem na velhice, quando, com os anos da puerícia, cresceram aos de mancebo. Dos maus, é bom

Jó 26.

Mor. L. 15. c. 1.

exemplo aqueles ímpios de que falava o amigo do Santo Jó, quando disse: os seus ossos se encheram dos vícios de sua mocidade e, nos ossos, os levaram para a cova; donde nota São Gregório, Papa, que não disse que o lugar dos vícios da mocidade era a carne, senão os ossos porque, assim como o vício, ou deformidade, que cresceu nos ossos nunca jamais se tirou, assim o hábito, que cresceu com a puerícia, nunca jamais se perdeu. A magrém* da carne, com o aumento da carne, se perde; o aumento dos ossos sempre durou, ainda que a carne se consuma. O vício que, pelo discurso** do tempo, se adquiriu, pelo discurso dos anos se perde, ou, pela madureza do juízo, se emenda; porém, o vício que se arraigou nos ânimos desde os primeiros anos da puerícia é como o vício dos ossos, que dificultosamente se perde; e, por isso se diz no Santo Jó que, ordinariamente, se levam à sepultura. É como a febre lenta, comparada com a febre aguda; que a febre aguda ainda que arriscada se remite*** com as sangrias; e a febre lenta, com muitos remédios, dificultosamente se cura; porque a febre aguda se ateia na carne, onde facilmente se aplica a mezinha****, porém a febre lenta se ateia nos ossos, onde dificultosamente pode ter lugar o remédio; e esta é a causa por que aquele amigo do Santo Jó diz que os vícios da mocidade acompanham até à sepultura ao pecador, como vícios arraigados nos ossos.

2. Mac. 6.

Quanto aos bons hábitos, que com a boa criação da puerícia se adquirem, é mui célebre o exemplo do Santo Velho Eliazar. Persuadiam-lhe seus amigos que dissimulasse a fé, fingindo que comia das carnes proibidas pela lei de Deus, para haver de escapar da morte; porém, diz o texto sagrado que, considerando ele a boa criação que havia tido na

....
* Magreza.
** Decurso.
*** Abranda.
**** Remédio caseiro.

puerícia, se resolveu perseverar em seus bons propósitos, querendo antes padecer a morte, à força de tormentos, que fazer coisa indigna da boa criação que tivera, sendo menino, e assim respondeu animosamente ao tirano que queria antes ser morto que deixar a Lei, que, de menino, aprendera.

Também é de grande edificação o exemplo do Santo Tobias. Provou-o Deus, como ao Santo Jó, com aquela sua repentina cegueira sobre as perseguições de sua mulher que, como a de Jó, o mortificava e provava sua paciência; e diz a Escritura que como ele, desde sua puerícia, temera sempre a Deus e guardara, desde menino, sempre seus mandamentos, não tivera a mal nem se entristecera com esta tão grande prova da cegueira. Com o mesmo argumento persuadia o apóstolo São Paulo a seu discípulo Timóteo, a perseverar na primeira doutrina, que lhe ensinaram, dizendo se lembrasse que desde sua puerícia aprendera as divinas letras e doutrina da sagrada escritura. Tob. 2.

2. Tim. 3.

É mui belíssima semelhança a de que usa São Jerônimo, escrevendo a Leta, que tomou do poeta Horácio (diz): Assim como as coisas que se tingem dificultosamente perdem a primeira cor, e as vasilhas velhas jamais perderão o cheiro do óleo que primeiro, em novas, receberam, assim o menino, depois de velho, a cor que primeiro lhe derem e o óleo da doutrina que primeiro receber, esse conservará toda a vida. A lã, que primeiro foi preta, há mister muita arte para tornar a ser branca; a que sempre foi branca, está disposta para receber outra qualquer cor; o que logo em menino foi denegrido com a cor negra do vício, há mister muita indústria para tornar a ser virtuoso; porém o que sempre conservou a candura da graça e inocência pueril para todas as cores ou para toda a doutrina está disposto; e, assim como a lã branca, se acaso se suja, facilmente se lava; assim o que conserva a inocência de menino, ou candura primeira, se cai em algumas faltas, facilmente se emenda. Epist. 7.

A mesma semelhança se vê na vasilha de barro. O vaso que, no princípio, serviu de bálsamo, ou de pez*, sempre há de cheirar a bálsamo ou a pez, por mais que o lavem e purifiquem; o que não tem o vaso que logo se costumou a água, que a todo tempo pode servir para outro qualquer licor. Assim é o ânimo do menino que sempre conservou a primeira graça ou a perdeu logo pelo vício, que, conforme começou assim, viveu e assim morreu; porque todo o negócio de sua vida e de sua morte consiste no bem, ou mal, que começou; que tanto como isto importa costumar bem desde os primeiros anos da puerícia, disse o mesmo poeta gentio: *Adeo à teneris consuescere magnum est.* Pelo qual os pais de famílias vigilantes, na boa criação dos filhos, não devem aguardar que eles cresçam demasiado e se costumem a fazer sua vontade, senão que, logo em tendo discrição, os devem pôr ao caminho que devem seguir toda a vida e, como o pintor, dar-lhe as primeiras cores, conforme as segundas, que sempre hão de conservar.

<small>Virg. Geor.</small>

---

* Resíduo da destilação de líquidos densos, de alcatrões, piche etc.

CAPÍTULO XIX

Do cuidado que os antigos tiveram da boa criação dos meninos

É de tanta importância a boa criação dos filhos na idade da puerícia que, em todas as idades do mundo, os filósofos em seus livros, os magistrados em suas repúblicas, e a Igreja em seus concílios a procuraram sempre estabelecer, o que não fariam com tão encarecidas palavras se não vissem e experimentassem sua importância.

E começando pelos antigos filósofos, Platão, no seu *Livro de Leis*, nenhuma coisa tanto encarece como a criação dos meninos, e diz que não sabe que coisa possa ser de maior importância que esta; e que mais importa haver, em uma república, bons meninos que boas leis. Plutarco, mestre de Trajano, fez um livro inteiro da boa educação dos meninos onde, com maravilhosas razões, prova que nisso consiste o princípio, meio e fim de uma república bem governada. Aristóteles, príncipe da filosofia, nas suas políticas a boa criação dos meninos lança por fundamento de toda política para o governo e conservação do reino. Cícero diz que nenhum benefício se pode fazer maior nem melhor à república que a boa instituição dos meninos; e a este modo outros muitos filósofos dizem o mesmo. — L. 7. — De Educat puer. — 6. polit. c. 1. — De Diuiuitate 2.

Os persas, como escreve Xenofontes, tinham assinalado doze cidadãos dos principais da república para curarem da boa educação dos meninos, não se contentando com o ensino doméstico que seus pais lhe davam; e, depois de enche- — Xenop. In Cyr. Lib. 3. c. 7.

rem a idade da puerícia até os dezessete anos, os entregavam a outros, a cujo cuidado estava instruí-los nas coisas próprias daquela idade. Os lacedemônios, considerando que nem todos os pais eram cuidadosos, como convém na criação dos filhos, tinham instituído um magistrado público, que atendesse somente à boa criação dos meninos, ao qual presidia um cidadão principal, assinado* pela mesma república; o qual louva grandemente Aristóteles, como coisa principalíssima para o bem comum. E, acrescenta Albano, que era lei entre os mesmos lacedemônios que se o mais velho não repreendia o de pouca idade, vendo-o pecar, era culpado como réu na mesma culpa e castigado com a mesma pena. Donde parece que nasceu a lei imperial que concedia aos parentes mais velhos autoridade para poderem castigar as culpas leves dos mais moços. E, além disso, tinham estabelecido aqueles republicanos que todo o que fosse negligente, em criar bem os filhos na idade da puerícia, não gozasse o foro de cidadão, nem entrasse nos ofícios públicos da república.

L. Politicorum c. 1.
Polit. l. 2. c. 5.

L. l. c. de Eméd. prop.**

Este cuidado tiveram os antigos da boa educação da puerícia, somente pelo amor da virtude, sem outro motivo sobrenatural, que temos os cristãos do fim último e bem-aventurança, a que se ordena a boa criação dos meninos católicos. Vejamos agora quanto a primitiva Igreja a procurou intimar sempre em seus concílios e ordenações apostólicas.

São Dionísio Areopagita afirma ser ordenação apostólica que os meninos se batizassem pouco depois do nascimento a fim de que, logo desde os primeiros dias, mamassem com o leite os preceitos da fé em que renasciam pelo batismo para Cristo. A este fim, nos princípios da Igreja, se escolhiam os homens mais eminentes para mestres e catequistas da puerícia, os quais, em públicas escolas, lhes ensinavam os primeiros rudimentos da fé; como em Alexandria,

Hier. c. ultim.

* Indicado.
** Ilegível no original.

onde foi o primeiro mestre São Clemente Alexandrino, excelentíssimo varão e mestre de Orígenes, a quem sucedeu o mesmo Orígenes, em companhia de Eracla, ambos doutíssimos, como escreve Eusébio, em sua História Eclesiástica. Protógenes, varão admirável em santidade e sabedoria, abriu escola pública em que ensinava os meninos a escrever e, por esta ocasião, os instruía nos mistérios da fé, com que ganhou muitos para Deus. O mesmo se conta de São Cassiano, mártir, que, sendo antes bispo desterrado de sua Igreja, se fez mestre de meninos, pelos quais foi depois martirizado. L. 5. c. 10 & L. 6. c. 12. Theod. l. 4. cap. 16.

Além disto, nos concílios gerais, onde se congregavam os prelados e a flor de toda a santidade e sabedoria da Igreja Católica, como foi no Laterenense; sendo Pontífice Alexandre III, se encomenda com todo encarecimento se escolham mestres para criar os meninos em virtude e doutrina, e se manda se lhes sejam assinalados para isso salários competentes. A este fim se instituiu, nas igrejas catedrais, a dignidade de mestre-escola, para que, não faltando honra e proveito no mesmo cargo, não faltasse quem atendesse à ocupação de tanta importância. No Concílio III, que se celebrou em Constantinopla e é o texto universal, se manda que os clérigos tenham escolas em que ensinem os filhos dos fiéis com grande caridade, animando-os para isso com o que diz Daniel: Que os que ensinam a outros a justiça resplandecerão como as estrelas em perpétuas eternidades. r. p. c. 18. Et. sub. Innoc. 3. c. 11. Dan. 12.

Além destes concílios antigos, no sagrado Concílio de Trento, se ordena que, nas igrejas catedrais, se instituam seminários onde se criem os moços de pouca idade, que hão de ser curas de almas*; e, muito em particular, se ensina as qualidades que hão de ter e o que, nos ditos seminários, se há de ensinar aos meninos para o fim que se pretende. Sess. 23. c. 18.

E para que melhor se conheça a estimação que antigamente se tinha na igreja destas escolas de meninos, quero

....
* Vigários.

aqui apontar o que as duas luzes resplandecentes das Ordens monacais, São Basílio, no Oriente, e São Bento, no Ocidente, obraram neste particular. Pergunta, pois, este incomparável patriarca se era conveniente que os monges se ocupassem em escolas de meninos seculares. E alegando a autoridade de Cristo, deixai que venham para mim os pequenos, responde que não só é conveniente mas mui decente ao monge; e assim, em seu tempo havia pelos mosteiros e igrejas escolas públicas, onde os meninos se instruíam na letras e virtudes, como claramente se colhe do Concílio de Constantinopla, que acima alegamos; e o mesmo São Basílio ensina o modo que há de haver em ensinar os meninos nos mosteiros e criá-los, à parte, separados dos demais.

In reg. bre. q. 292.

Esta mesma estimação da boa criação dos meninos fazia, no Ocidente, o grande patriarca São Bento, pois recebia e criava os filhos dos seculares meninos, não para monges, porque não tinham para isto idade, senão para os instruir em toda virtude e bons costumes; e nesta forma recebeu e criou a Mauro e a Plácido, que depois seguiram seu Instituto*. Este costume durou depois muitos anos nesta Religião**, porque lemos que São Gregório, Papa, que foi monge desta Ordem, buscava e comprava os meninos ingleses até a idade de dezessete anos, e os fazia criar e ensinar nos mosteiros dos monges beneditinos; e de Santo Tomás de Aquino sabemos se criou, de menino, no Monte Cassino, cabeça desta Religião; e destes meninos foi um o venerável Beda, como escreve Tritêmio, que depois foi monge e insigne mestre nessas mesmas escolas, a quem sucedeu Albino, mestre de Carlos Magno e a este, Rabano, todos doutíssimos e santíssimos varões; e com esta maravilhosa indústria cresceu e floresceu esta Ordem em letras e santidade, maravilhosamente.

Trite 10. in Chron.

Joan. Diac. l. 2. n. 46.

L. 2. c. 7.

Também a ilustre Ordem dos Pregadores, que Deus, Nosso Senhor, e sua santíssima mãe ressuscitaram no mundo

---

* Ordem religiosa.
** Ordem religiosa.

para sua reformação, usou deste meio eficacíssimo de criar e doutrinar os meninos; porque, como escreve seu cronista, Frei Fernando de Castilho, no ano de 1251 se estabeleceu, em Capítulo Geral, se enviassem frades a pregar aos meninos das escolas e aos confessar; o qual confirmou depois Frei João de Vercelis, sexto Geral de toda a Ordem, em Capítulo Geral; e, por este meio, se fez grande fruto na Igreja de Deus.

Esta consideração e alto conceito fizeram os antigos da importância da boa criação dos meninos; e, por ela, se pode colher a estimação que dela fizeram os mesmos antigos que, por me não estender demasiado, não relato; e porque o exemplo da Companhia de Jesus, neste particular, a todo mundo manifesto é sobretudo encarecimento*. Pelo qual devem considerar os pais de famílias a importância da boa criação dos filhos, enquanto são meninos, e que não vai pouco em coisa de que os antigos filósofos, concílios e magistrados fizeram tão grande consideração.

---
* Interessante.

Parte II
*Como se hão de haver
os pais na criação dos meninos*

CAPÍTULO I

De quanta importância é oferecer a Deus a criança logo em nascendo

Importa pouco toda a indústria humana para a boa educação dos filhos, donde não entrevem a graça divina. Por isso é santíssimo conselho de São João Crisóstomo, que tanto que nasce a criança, logo seus pais a ofereçam a Deus não só para que, como coisa sua, que é, a guarde, mas, como coisa sua consagrada, tenha dela especial cuidado; e, além disto, seus pais tenham maior cuidado de a guardar como coisa a Deus consagrada. Tudo prova o santo doutor com o exemplo de Ana, mãe de Samuel, que não só ofereceu a Deus o filhinho depois de nascido, mas ainda antes de o conceber, criando-o não como coisa sua, senão como coisa a Deus consagrada, até que de todo o entregou a Deus no templo por mão do sacerdote Heli. Hom. 25. in Epist. ad. Ephes.

Este exemplo seguiu depois a Santíssima Virgem, oferecendo ao eterno Padre seu benditíssimo filho, não só aos quarenta dias depois de nascido, no templo, por mãos de Simeão, mas logo em nascendo, por suas mãos, no presépio. O mesmo fizeram os pais do Batista e, como alguns padres dizem, a mesma Santíssima Virgem que lhe assistiu ao nascimento, o tomou em seus braços virginais e consagrou a Deus. O mesmo fizeram outras muitas santas matronas, como foi a mãe de São Gregório Naziazeno, a qual, como escreve seu santo filho, não só antes de nascerem os filhos, mas logo em nascendo, os dedicava a Deus e, com essa consideração, Apud. Sylv. in Luc. 2.

os criava com tal cuidado que todos foram santos. O mesmo se conta da mãe da São Basílio, da mãe de Santo Tomás de Vilanova, Santa Isabel de Hungria, que os levava ao altar e dava aos pobres os vestidos, e de outros muitos santos que, por semelhantes, não relato.

> Orat. 19. de patris funere.

De quanto momento seja esta devoção se entenderá bem, não só pelo que a Deus agrada, mas também pela utilidade que consigo traz. Quão agradável seja a Deus se mostra pelo que ele mandava, no Êxodo, lhe oferecessem todos os primogênitos logo aos quarenta dias depois de nascidos. E para significar o quanto se agradava daquela tenra idade, quis que a oferta com que se haviam de resgatar os meninos fossem dois pombinhos novos ou um cordeirinho tenro, não os pais, senão os filhos pequeninos, pouco depois de nascidos, como bem alguns notaram.

Mais ainda significou o Senhor, no Livro dos Números porque, mandando que todos os filhos de Israel se matriculassem, de vinte anos para cima, quis que os filhos de Levi, que lhe haviam de ser consagrados, se alistassem de um mês de idade, ainda nos peitos das mães; porque, como disse S. Clemente Alexandrino, assim como os pais se recreiam mais de ver os filhos pequeninos que os mais antigos, e assim como os homens se deleitam mais de ver os filhinhos dos animais enquanto são pequeninos; assim o pai de todos, Deus, Nosso Senhor, recebe, ama e defende os filhinhos dos homens e por isso se goza muito de que lhos ofereçam logo de pequenos. Porque, ainda que Deus, Nosso Senhor, se agrade muito de todas suas criaturas, porque é pai e senhor destas e destes, se agrada mais por sua inocência.

> Num. 1.
>
> Lib. 1. Ped. c. 5.

E conforme este agrado de Deus há de ser a utilidade que os pais e filhos tirarão desta educação; porque, recebendo-os Deus debaixo de seu amparo, os defenderá como coisa sua e premiará aos pais como sempre fez. Os egípcios costumavam oferecer os seus filhos meninos a um crocodilo, que adoravam por Deus, e tinham-se por muito venturosos os pais daqueles a quem a fera voraz engolia.

> Alex. ab Alex. l. 6. c. 26.

Os mesmos judeus, tão amantes de seus filhos, podia tanto com eles esta imaginada devoção que muitas vezes imolavam seus infantes aos ídolos do demônio, como testifica o real profeta Davi. Em México, quando era de gentios, se sacrificavam ao demônio, todos os anos, vinte mil infantes para lhe oferecerem, em holocausto, os corações. E pois se os idólatras isto faziam aos seus deuses, que eram demônios, e achavam nisso grande honra e utilidade; nós, que somos cristãos, porque nos hemos de descuidar em oferecer a Deus os nossos infantes, sendo que eles os perdiam e nós os ganhamos; eles, por um modo tão cruel, e nós, por um modo tão suave? Além de que este ato de oferecermos a Deus o filho, que nos deu, além de ser um ato de fé, em que o reconhecemos por nosso Deus, é ato de verdadeira religião, piedade, devoção e agradecimento, e, por essa causa, muito agradável a Deus.

Ps. 105.

Também será de grandíssima utilidade, para a boa educação dos meninos, oferecê-los logo em nascendo à Santíssima Virgem, Nossa Senhora, para seu serviço, assim como fizeram a Deus seu filho, para que ela os tome debaixo de seu patrocínio e debaixo dele cresçam na sua devoção, para que, com sua luz, acertem o caminho da vida que começam.

Assim o fez a mãe de Santo Ildefonso, a mãe de São Edmundo, a de Santo André Corcino, e outras muitas santas matronas, que, desde os seus nascimentos, ofereceram seus filhinhos à beatíssima virgem, criando-os com o leite de sua devoção, em que todos foram mui assinalados e, por essa causa, grandes santos.

Poderá ser a forma desta devoção o que das cartas ânuas* da Companhia de Jesus conta o Padre João Nadozo sucedera em uma cidade de Alemanha, por indústria de uns nossos missionários. Persuadiram, pois, a todas as mães de famílias que, tanto que nascessem os filhos, os oferecessem

Ann. n. 859.

....
* Carta-relatório contendo os acontecimentos ocorridos durante o ano.

à Beatíssima Virgem, juntamente com uma vela de cera, que ardesse em seu altar, e que, pelos que já eram nascidos, oferecessem outras tantas velas, quantos eram os filhos vivos, para que, por aquela oferta e devota demonstração, os recebesse a Virgem debaixo de seu patrocínio; e foi a devoção de todos tão bem recebida, que diz o historiador, que pelo decurso dos anos virá a ser aquela cidade toda cidade ou república da Virgem.

Acrescentara eu a esta devoção que seria de maior utilidade se, quando a mulher estivesse vizinha ao parto, mandasse arder a vela diante do altar da Senhora, com promessa de lhe dedicar o filho ou filha, que nascesse, enquanto está naquelas dores; da sorte que muitos fazem na hora da morte, mandando arder uma vela diante do altar da Virgem, enquanto está naquelas angústias. Esta será uma devoção à Virgem, Nossa Senhora, muito agradável, com que facilmente solicitarão seu patrocínio, assim para o bom sucesso do parto, como para a boa sorte dos filhos.

Para confirmação de quanto agrade a Deus, e a sua santíssima mãe, dedicar-lhe os filhos da sorte que está dito, e de quanta utilidade seja para os mesmos filhos, quero contar aqui o que de vários autores, refere o Padre Andrade, no seu Livro do Patrocínio da Virgem, por ser de grandíssima devoção e autoridade.

Tom. 24
§ 5.

Houve, em Andaluzia, uma senhora casada, filha espiritual que fora do glorioso patriarca São Domingos, a quem o santo tinha ensinado a devoção do rosário e, com ela, havia aproveitado em grande perfeição. Sucedeu, pois, que entrando os mouros àquele reino, Luzia (que assim se chamava) foi cativa, estando pejada, e seu marido morto na defesa. Chegando à hora do parto, felicíssima por suceder em uma noite de natal, Luzia se foi a uma estrebaria, ali compôs as palhas em uma manjedoura, como a Virgem fizera no portal de Belém, para reclinar o filho, que Deus lhe desse e, vendo-se apertada das dores naquele desamparo, invocou o favor da Santíssima Virgem, que logo lhe apareceu gloriosa e, desterrando as trevas da noite com seus resplendores, consolou a sua devota, aliviou-a das dores e serviu naquele ministério, recebendo em seus sacratíssimos braços a criatura que pariu. Apareceu ali logo Cristo, vestido de sacerdote, em companhia dos dois Santos Diáconos, Estêvão e Lourenço, e ministrando estes a água batismal e óleos santos, Cristo o batizou, pondo-lhe por nome Mariano, em honra de Santa Maria, sua mãe, que, com ele nos braços, lhe assistiu por madrinha. Cristo e a Virgem se foram, e Luzia ficou atônita com tão divinos favores.

Chegado o dia da Purificação da Virgem, a senhora lhe enviou um anjo do céu que, de sua parte, lhe dissesse que era já tempo de consagrar a Deus o filho, que lhe dera o mesmo Deus, e que por estar em terra de infiéis se viesse com ele à parte onde veria coisas maravilhosas. Luzia tomou o seu filhinho Mariano nos braços e, em companhia do anjo, foi levada a um templo de maravilhosa arquitetura, onde lhe saíram ao encontro a bem-aventurada Santa Ana e Santa Maria Madalena, as quais apresentaram a Luzia diante da soberana rainha dos céus, que com notáveis sinais de benevolência, dando-lhe as boas-vindas, a pôs junto de si e de seu trono. Apareceu logo ali Cristo, como antes, em vestes sacerdotais, começou a missa, beneficiando-a os anjos com celestial harmonia. Ao tempo do ofertório, a Virgem ofereceu sua vela e, apadrianhando a Luzia, fez que ela também oferecesse a sua, juntamente seu filho Mariano, o que fez com suma devoção e Deus recebeu com sumo agrado. Depois disto recebeu, da mão de Cristo, a comunhão, e, acabada a missa, disse a Santíssima Virgem a Luzia que cedo se veria em sua terra, como sucedeu, porque em um momento se achou em sua pátria, onde viveu com grande santidade, instruindo seu filho Mariano nos bons costumes e devoção da Senhora, a qual, na hora da morte, veio buscar sua alma e a levou consigo aos céus; a quem seguiu seu filho Mariano, depois de uma longa e santa vida.

CAPÍTULO II

Como se hão de haver os pais com os filhos na primeira idade de infantes

Diversamente computam os autores a primeira idade da infância; porque uns a estendem até os sete anos, outros a limitam até o tempo em que os meninos começam a falar, o qual é conforme a etimologia do nome de infante, que quer dizer o que não fala; outros chamam infantes ao menino enquanto mama; e outros, enquanto lhe não amanhece a primeira luz da razão. A Sagrada Escritura variamente fala neste particular, porque, pondo exemplo no mesmo menino Jesus nascido, o anjo lhe chama infante, no presépio; o Evangelista, daí a oito dias, lhe chama menino, na circuncisão. Nós chamamos infante à criança enquanto de si não tem ação racional e, para viver, necessita de alheio socorro. Luc. 2.

A primeira coisa, pois, a que devem atender os pais na criação dos filhos, enquanto são infantes, é aos perigos a que está exposta aquela tenra idade, enquanto não recebem a água do batismo, pelo grande perigo de perderem a felicidade eterna, morrendo sem ele. Por isso, os padres* antigos não faziam festa quando lhes nasciam os filhos, senão quando os desmamavam, porque se não davam por seguros, senão depois que escapavam dos muitos perigos a que está exposto o infante todo o tempo de mama. Os gentios per-

---
* Pais.

sas tinham deputados* certos homens que, além das amas, tinham especial cuidado de consertar os membros do infante, assim como faz a ursa com a língua ao seu filhinho nascido, e, principalmente, se esmeram em lhes consertar o nariz. O que neste particular se pode advertir às amas que lhes dão de mamar é que não durmam com a criança ao peito, por que não suceda o que a outra mulher, que conta o terceiro Livro dos Reis, a qual, dormindo com a criança ao peito, a sufocou com a teta.

8. Reg. 3.

Porém, vindo ao que é de meu instituto, digo que, em três coisas, principalmente, devem vigiar os pais, enquanto os filhos são infantes: primeira, guardá-los das bruxas, que os não matem antes do batismo; segunda, que se batizem a tempo e com a solenidade e boa eleição de padrinhos, que a Igreja costuma. Terceira, que, quanto for possível, criem as mães os filhos a seus peitos e quando, por justas causas, não possam estas, tenham grande escolha na eleição das amas.

Quanto à primeira advertência, é de saber que as bruxas são umas diabólicas mulheres feiticeiras, que costumam matar as crianças, chupando-lhes o sangue ou dando-lhes a chupar as tetas infeccionadas com veneno; donde vieram os antigos chamar bruxas àquelas aves, *striges***, pela propriedade que têm de chupar o sangue às crianças de peito. E destas fêmeas infernais houve algumas tão cruéis que chegaram a matar grande número de crianças, como refere o nosso Del Rio, porque houve bruxa que chegou a matar quarenta infantes e, em Germânia, a alta, foram queimadas oito bruxas que confessaram haver morto cento e quarenta inocentes. Os fins que estas diabólicas feiticeiras têm, em tão execranda crueldade, são: o primeiro para fazerem do sangue e carne dos inocentes infantes os seus ungüentos e encantamentos, como uma convencida confessou. O segundo, por-

L. 3.
quaest. 1.
Sect. 3.

....
* Pessoas designadas para tratar de negócios de outrem.
** Ave noturna, bruxa.

que lhes [ter*] persuadido o demônio a estas tristes que, matando certo número de infantes, hão de ficar impassíveis para as penas do inferno; assim zomba o demônio e assim predomina[m] as depravadas vontades dos pecadores. Permite Deus, N. Senhor, estas mortes (diz Del Rio) ou para castigo dos pais ou para bem dos mesmos filhos que, por ventura, se condenariam se chegassem à idade maior.

Mederius l. 5.

O remédio para prevenir este mal é armar os inocentes infantes com o sinal-da-cruz, *Agnus Dei*, água benta, relíquias e imagens de santos, para que os inimigos infernais temam combater os soldadinhos de Cristo; porque outros remédios de que usam as mulheres, e que antigamente se usou, ou são supersticiosos ou ineficazes para tão grande mal; porque ainda que algumas vezes suceda obrarem esses remédios, foi somente pela virtude natural que têm contra o humor viciado pelo demônio, ou outra qualidade nociva à criança, e não por virtude que tenham contra a arte do diabo, contra quem só pode prevalecer a virtude de Deus.

Costumam estas bruxas entrar às crianças em figuras de gatos, cachorros e outros domésticos animais; por isso é necessário que, naqueles dias antes do batismo, haja nisto muita vigilância, porque isso é o que o demônio principalmente pretende. Os sinais de estar a criança embruxada não são fáceis de conhecer; pode ser sinal (como notou Del Rio) ver algumas gotas de sangue, ou picaduras de alfinetes, ou os beicinhos feridos da peçonha; e se acaso enxergarem algum destes sinais, é necessário acudir primeiro ao remédio da alma, que é o batismo, e logo a Deus e seus santos pelo remédio do corpo.

No ano de 1484, em uma cidade de Spira, certa mulher pia teve umas palavras de pérfia** com outra que tinha fama de bruxa; tinha ela uma criança de peito e, receosa do que

....
* No original: "tem".
** Perfídia, falta de fé.

> Flores ex cap. 4. rom.2. ex. 22.

podia suceder, armando o seu infante com armas espirituais, fez sobre ele o sinal da cruz, meteu-lhe na boca uma pedra de sal bento, debaixo da cabeceira umas ervas bentas, lançando-lhe água benta, o acomodou no berço. Pela meia-noite, querendo-se vingar da mãe no filho, veio a feiticeira para o embruxar, porém, por virtude das coisas de piedade com que estava armado, não pôde conseguir seu depravado intento, porque, chorando a criança, acudiu a mãe e achou o filho já fora do berço, mas sem lesão.

A segunda coisa a que devem atender os pais, no tempo da infância dos filhos, são as circunstâncias do santo batismo. Primeira, e de mais importância, é que, se a criança estiver a perigo de morrer, a batizem em casa por meio do sacerdote ou diácono, se acaso se acharem presentes; quando não, por qualquer pessoa que seja, sabendo para isso a forma, por não errar em negócio de tanta importância, que é a seguinte. Lançando sobre a criança água natural, que é ou a do mar, rio, poço, ou da chuva, de modo que toque na carne da criança, diga: *Antônio, eu te batizo em nome do Padre, e do Filho, e do Espírito Santo. Amém.* E se acaso a criança viver, a levarão à igreja a suprir as mais cerimônias eclesiásticas, como se costuma; na qual forma devem estar bem não só as parteiras, como se manda no cerimonial romano, mas também os pais.

A segunda circunstância é que devem os pais entregar os filhos a Deus, por meio do santo batismo, com ato interior e intenção de os fazer súditos da Igreja e membros de Cristo; suprindo interiormente todos aqueles atos de fé, que a criança havia de fazer exteriormente se fora adulta, como se costuma fazer no batismo solene; porque, dessa sorte, não só obram como cristãos, mas alcançarão grandes bens para si e para os filhos; será mui agradável a Deus e a sua Santíssima Mãe, se então renovarem o voto com que a ambos dedicaram o nascimento; porque é lástima considerar o grande descuido que nisto têm os pais católicos, exercitando obra de tanto mistério, como se fosse outro qualquer negócio secular, sem atuar a intenção ao fim sobrenatural para que foi instituído.

A terceira circunstância é que, na imposição do nome, atendam os pais mais à devoção que a outros respeitos de brasões e títulos de famílias; porque é ponto este em que Deus e os homens fizeram sempre particular ponderação. Nas divinas letras lemos que, não poucas vezes, pôs o céu os nomes àqueles que Deus escolhera para grandes fins, como a Sansão, ao Batista, e outros muitos; e nas histórias eclesiásticas se contam casos de muita devoção. Muitos fiéis têm, por devoção, pôr aos filhos o nome daqueles SS.* em cujos dias nasceram. Outros, por especial voto ou afeto a algum santo; e, de qualquer modo que seja, o que importa é que os pais os ofereçam àqueles santos cujos nomes tomam como a patronos e singulares advogados dos filhos, para que os amparem e defendam no negócio da salvação. Antigamente tinham os cristãos uma devoção no pôr dos nomes aos infantes, que São João Crisóstomo condena por superstição; e vinha a ser que acendiam tantas velas a que punham os nomes daqueles santos a que se inclinava mais sua devoção, e o nome daquela vela que mais durava acesa, esse punham ao filho, persuadidos que, com esse nome, havia de viver mais anos; o que estes faziam com respeito à vida temporal podem fazer os pais católicos, com respeito à vida eterna, pondo aos filhos os nomes daqueles santos a que sua devoção mais se inclinar, em ordem a conseguir a vida sobrenatural. Hom. in. ad. Cer.

A quarta circunstância é de boa eleição dos padrinhos; porque, de ordinário, se não atende hoje ao fim para que a Igreja os ordenou, que foi para ensinar e instruir o afilhado nas coisas da fé e bons costumes, e pela maior parte mais buscam os pais compadres para si que padrinhos para os fi-

---
* Santos.

lhos. E se bem já hoje está essa obrigação da parte dos padrinhos quase tirada, porque os pais tomam sobre si essa obrigação, contudo é bem que se escolham tais padrinhos que, se por algum caso faltem os pais, supram os padrinhos sua falta com sua obrigação.

Os que parecem acomodados para o fim que a Igreja intenta são os avós, os tios, os irmãos mais velhos e outras pessoas, que possam, com a confiança que se requer, comunicar como compadres os vossos filhos; porque, como a boa instituição dos meninos seja de tanta importância, quer a Igreja, nossa mãe, prevenir, por todos os caminhos, mestres que os possam doutrinar.

A terceira* coisa a que devem atender os pais na infância dos filhos é procurar que sejam criados, quanto for possível, aos peitos de suas próprias mães; e, quanto a necessidade ou a razão, peça outra coisa, que haja boa eleição nas amas que os houverem de criar. E porque este ponto é de grande consideração, mostraremos sua importância no capítulo seguinte.

----

* Como consta no original; o autor, nessa passagem, complementa item anteriormente comentado.

CAPÍTULO III

De quanta importância é para a boa criação dos meninos serem criados aos peitos de suas próprias mães

Não é de pouca importância para a boa criação dos meninos serem criados aos peitos de suas próprias mães, porque a experiência tem mostrado que estes saem melhores nos costumes que os que são entregues às amas ou escravas. Não faltam doutores que sentem terem as mães obrigação de preceito, criar os filhos que geraram a seus peitos, porque a mesma obrigação que têm os pais de alimentar os filhos com o suor do rosto, têm as mães de os alimentar com o leite do peito; e como a obrigação dos pais é grave, assim o é também a das mães.

<small>Tiraq;* Cobras & alij apud Azor.</small>

Faz, por esta opinião, uma lei de direito canônico que asperamente repreende aquelas mães que, com pretexto de nobreza ou costume, se eximem de criar os filhos a seus peitos; porque parece gênero de impiedade desprezar-se a mãe de criar, com seu leite no peito, o filho que criou com seu sangue no ventre. El Rei Dom Afonso de Castela fez lei que ou criassem as mães seus filhos ou lhes buscassem boas amas; e os de Etrúria têm lei que, podendo as mães, se não entreguem a estranhas os filhos; e no Reino de Escócia é gênero de ignomínia e motivo de suspeita não criarem as mães os filhos a seus peitos. Novarino diz que por isso dera a natureza à mulher duas tetas, para que, se acaso do mesmo parto sucedesse parir dois filhos, tivesse com que alimentar a ambos.

<small>In c. ad. ejus Dis. 5.</small>

<small>L. 2.</small>

<small>De aqua Nupt. l. 6.</small>

---
* Ilegível no original.

Porém, ainda que os mais dos doutores dizem que não pecam mortalmente as mães neste caso, nenhum nega que fazem pecado venial, quando, sem causa, deixam de o fazer e que só com causa justa é lícito às mães dar seus filhos a criar a outras mulheres. Mas, deixando à parte a obrigação, quero mostrar aqui a importância.

<small>Gal. de tuenda sanitate lib. 1.</small>

Primeira, porque o leite da mãe é mais saudável ao filho que outro qualquer leite, como diz Galeno; porque, como o leite da mulher não seja outra coisa senão aquele mesmo sangue com que no ventre se alimentou a criança, é força que aquele leite lhe seja mais saudável que outro qualquer.

<small>L. 1. c. 2.</small>

Tanto assim que diz Avicena que para qualquer doença da criança, é estremado remédio a mama da própria mãe, e que bastará muitas vezes meter-lhe o peito na boca para sarar.

<small>Tom. 2. tract. de Cris. amori.</small>

Por esta causa algumas mães, amantes de seus filhinhos, como escreve Dreixelio, tomaram a mezinha para que, pelo leite da teta, se comunicasse ao filho enfermo. E a experiência nos tem ensinado que os meninos criados com o leite próprio de suas mães são, em pequenos, menos doentes,

<small>Ser. 18. de pudicitia conjugali.</small>

e, em grandes, mais robustos; e, como diz São Bernardino de Sena, vivem mais porque, como seja o mesmo o alimento do ventre que o da mama, é o nutrimento o mesmo; e, por conseguinte, há de ser melhor a compleição, como sucedeu aos filhos de Israel com o maná*, que, por ser o mesmo alimento, nunca adoeceram no deserto e multiplicaram como as estrelas do céu.

Outra importância é que com o leite comunicam as amas aos que criam suas inclinações; e se as amas não são as próprias mães, senão as escravas, e talvez de bem péssimos costumes, quais hão de sair os meninos que criam? São Bernardino diz que se entende isto, ainda que o filho seja de pais virtuosos. O cabrito (diz o Santo) que mama na ove-

....
* Alimento que, segundo a Bíblia, Deus mandou, em forma de chuva, aos israelitas no deserto.

lha tem o pêlo brando e o cordeiro que mama na cabra tem o pêlo áspero, porque não é menos poderoso o leite do peito para mudar a natureza que o sangue do ventre para a conservar. Com a mesma semelhança, a árvore, ainda que seja mui preciosa, não sai menos à terra onde se alimenta que a semente donde nasceu, e talvez toma da terra, onde cresce, qualidades mui danosas que lhe não comunicou a semente donde procedeu. O mesmo sucede nos meninos que, de ordinário, imitarão as qualidades do leite das amas mais que do sangue das mães.

Rômulo e Remo, porque mamaram o leite de uma loba, foram inclinados a latrocínios; Habis corria como veado, porque mamara em uma veada. De certo, conta Mendonça que, quando estava só em casa, costumava saltar como cabrito e, perguntado pela causa, disse que em criança fora criado com o leite de uma cabra. A esta semelhança fingiram as fábulas que, desejando um rei que seu filho de pouco nascido fosse contado no número dos deuses, lhe aconselharam que o fizesse mamar na Deusa Juno, para que, desde criança, com o leite da deusa mamasse os espíritos e inclinações de divino. Bem se pode explicar, com esta mentira, a verdade que íamos dizendo. Se vós entregais vosso filho a uma mulher de maus costumes e piores inclinações para o criar com seu leite, qual esperais que saia o vosso filho? A peçonha delida* no leite é mais nociva que em outro qualquer licor; assim é também a inclinação peçonhenta que se mama com o leite do peito. Por isso, aquelas santas matronas da lei antiga, Sara, mãe de Isaac, Ana, mãe de Samuel, não se fiaram de amas na criação de seus filhos, mas ambas, como se colhe das divinas letras, os quiseram criar a seus peitos. De Salomão, diz Pineda, mamara em sua própria mãe Betsabé; e o mesmo se deve entender da Virgem, Nossa Senhora, e de São João Batista. Na Lei da Graça, o fize-

Viit. l. 4. probl. 7.

Genes. 12.
1. Reg.

----
* Dissolvida, diluída.

ram as mães de muitos santos, como Santa Brígida, Santa Paula, Santa Francisca Romana; e, da mãe de São Bernardo, conta Guilhermo Abade, criara a seus peitos todos os seus filhos, para que, com o leite materno, lhes infundisse juntamente sua natureza; porque, como prova Aristóteles, mais semelhantes saem os meninos às amas em que mamaram que às mães de quem nasceram.

<small>L. 1. c.*</small>
<small>L. 4. de Gen. anim. c. 8.</small>

Outra razão é que parece gênero de impiedade contra a ordem da natureza que, havendo uma mãe gerado um filho com sua sustância e sustentado nove meses em o ventre com seu sangue, havendo-lhe dado a natureza para esse fim o leite nos peitos, ela se despreze de lhe dar a mama ou, por melindre, se escuse de o criar. Um doutor [diz], sobre aquelas palavras de S. Paulo aos tessalonicenses, se a ama fomenta seus filhos, agudamente infere assim: *Si filius*; logo, mãe é a ama que cria a seus peitos, e a que não cria não é mãe; como se não merecesse o doce nome de mãe a que se despreza de criar a seus peitos o filho que pariu. Que feras há, tão cruéis, que não criem a seus peitos os seus filhinhos? As lâmias (diz Jeremias) descobriram as tetas e deram de mamar a seus filhinhos; porém, as criaturas racionais entregam os seus às estranhas para os criar. São Clemente Alexandrino repreende de cruéis aquelas mulheres que, criando em suas casas as pegas** e papagaios, negam à criança necessitada a mama; e com quanta maior razão merece a nota de cruel a mãe que nega o peito a seu próprio filho. Da mesma semelhança usa Santo Ambrósio, dizendo: animais há mais piedosos para com seus filhos que algumas mulheres para com os seus; porque as aves buscam o comer para seus pintões e as mulheres negam o leite de seus peitos a seus infantes; pois isto não é certo gênero de impiedade?

<small>Novar. de aqua nupciali l. 5. Epist. 1. c. 2.</small>

<small>Tren. 4.</small>

<small>Lib. 3. Paedag. c. 4.</small>

<small>Lib. 5. exam. c. 18.</small>

Outra importância é a que aponta o mesmo Santo Ambrósio que, de ordinário, as mães amam com maior excesso

<small>Lib. I. c. 20.</small>

---

* Ilegível no original.
** Ave européia, da família dos corvídeos.

os filhos a quem deram de mamar. Não é necessária outra prova que a mesma experiência. Ao menos se não pode negar ser demonstração de grande amor criar os filhos com seu próprio leite. Por esta causa Deus, Nosso Senhor, para significar o grande amor que tinha a seu povo, diz pelo profeta Oséias: Eu sou para meu povo como a ama-de-leite. E, por Isaías, diz: andareis aos peitos e trar-vos-ão ao colo como meninos de mama. E ainda a Igreja, para mostrar o amor com que ama a Cristo, seu esposo, diz, na pessoa da alma santa: Oh, quem me dera ver-vos já pendente dos peitos de vossa mãe, mamando? Quem pode negar que foi demonstração de cordial amor o regaladíssimo favor com que a Virgem Santíssima lançou o leite de seus castíssimos peitos na boca de São Bernardo? Quem pode duvidar que foi sinal de amor excessivo dar a mesma santíssima virgem seus peitos virginais a mamar ao devotíssimo Irmão Pedro de Bastos, noviço da Companhia de Jesus? Sendo pois este sinal de maior benevolência, bem se vê que maior demonstração é de amor criar a mãe o filho a seus peitos que entregá-lo a outra mulher estranha.

Oseas 11.
Isai. cap. 60
Cant.*

Ann. Maria n. 1151.

Donde se segue a última importância que Plutarco põe em primeiro lugar e é que deste modo ganharão as mães melhor o amor dos filhos que, por boa razão, lhe serão mais amantes e obedientes; e este é parecer de São Jerônimo, quando, para persuadir aos filhos a obediência e amor dos pais, lhes põe diante dos olhos o leite que mamaram aos peitos de suas mães. Ao menos é esta consideração mui eficaz para aplacar os ânimos dos filhos protervos** e desobedientes na ocasião de maior obstinação; porque a suave consideração do leite que mamaram mitigará o furor da cólera que os precipita. Do rinoceronte se conta que, para o caçarem, lhe mostra os peitos uma donzela e, à vista deles, logo se rende aquele animal feroz com que facilmente se deixa

Plut. de Educ. puer.

S. Greg. mor. l. 39. c. 10.

....
* Ilegível no original.
** Petulantes, insolentes.

apanhar do caçador. Pois, como se atreverá perder o respeito à sua mãe o filho que se lembrar do amor com que ela lhe deu o leite dos peitos? Perguntam alguns por que razão, pedindo a mãe dos filhos de Zebedeu a Cristo, as duas principais cadeiras de seu reino para os filhos, o Senhor respondeu desabridamente* aos filhos, e não à mãe que fizera a petição. Responde Abulense que se não atrevera Cristo dar uma desabrida resposta àquela de quem algumas vezes havia tomado o peito sendo infante; e lembrado do leite que nela mamara se não atrevera a repreender seu desordenado afeto. E se a mãe não criar os filhos a seus peitos, senão a escrava, como se poderá aproveitar de tão poderosa consideração?

<small>In Matt. 20. q. 54.</small>

Chega-se a isto a estimação que sempre fizeram os antigos e modernos das amas em cujos peitos mamaram. Enéas fez grandes honras a Caeta, sua ama-de-leite; e quis se chamasse de seu nome a cidade onde foi sepultada. Alexandre Magno fez grande caso de Helanica, que lhe dera de mamar; Alcebíades, de Amicla; Dido amou grandemente a Ana, sua ama; seu marido Siqueo a Barea; e o Imperador Domiciano a Filis. Junto, pois, este amor e estimação de ama, ao amor e estimação de mãe, claro está que maior há de ser o amor e maior a estimação que os filhos hão de fazer das mães que lhes deram os peitos que das que os entregaram a estranhas; e, finalmente, assim como é certo que as mães amam com mais excesso os filhos que criaram a seus peitos, assim é certo que estes têm mais razão de as amar e, não poucas vezes, sucede de amarem estes mais as amas, em que mamaram, que as mães, que os pariram.

<small>Aeneid. 7.

Cur.

Ravisio Aeneid. 4.</small>

Pelo qual se podem chamar venturosos os meninos que mamaram o leite de suas próprias mães, porque estes sem dúvida terão melhor criação e serão mais bem afortunados. Que ventura foi a do menino Moisés que, buscando a filha

---

* Asperamente, rudemente.

de faraó uma mulher para o criar, acertasse logo com sua própria mãe, que o parira, que lhe deu de mamar? Destino foi do céu, que dizem os rabinos, que Moisés não quisera tomar os peitos das mulheres egípcias, e, por isso, fora obrigada a princesa do Egito a buscar uma mulher hebréia, que lhe desse a mama, pelo que veio a acertar com sua própria mãe. Donde parece digno de mistério que os mais que da Escritura consta serem criados aos peitos de suas mães, consta também dela que foram santos e eminentes varões, como se vê em Isaac, Moisés e Samuel. Exod. 1.

Entre as bênçãos com que o patriarca Jacó abençoou seus doze filhos, nenhumas prognosticaram tantas felicidades como as de José, a quem chamou bênçãos do ventre e bênçãos da mama; como se trouxesse José todas as felicidades não só do ventre, mas do leite com que foi criado aos peitos de sua mãe, Raquel. Devem pois as mães fazer muito por criar os filhos a seus peitos e, quando por justas causas não possam, devem escolher para isso tais amas que se tenham por bem afortunados os meninos e, por bem aventurados os peitos, que lhes deram de mamar; e não sejam, pelo contrário, tais que lhes quadre* a exclamação de Cristo, Senhor Nosso, daqueles calamitosos tempos em que serão bem-aventurados os ventres que não geraram e os peitos que não deram de mamar. Genes. 49.

Luc. 11.

....
* Ajustar-se, amoldar-se.

CAPÍTULO IV

Que coisas principalmente devem prevenir os pais aos meninos tanto que chegam aos anos da discrição

Suposta esta importância, de que a boa criação dos meninos comece logo dos primeiros anos de discrição, perguntareis em que coisas principalmente se devem instruir, nesse tempo, os meninos? A primeira e principal coisa é a notícia de Deus e mistérios principais de nossa fé, de sorte que, com a luz da razão, lhes nasça juntamente o conhecimento do Criador; e a razão disto é mui conforme aos princípios da sagrada teologia; porque, como ensina Santo Tomás, a quem seguem graves teólogos, tanto que o menino chega aos anos de discrição tem obrigação de preceito grave reconhecer a seu criador, referindo-se todo a ele como a último fim; o qual preceito mal poderá cumprir o menino se não for primeiro instruído no conhecimento do verdadeiro Deus; é tão grande o descuido que há nos pais em coisa de tanta importância que os mais dos doutores escolásticos escusam os meninos de pecado grave, porque supõem que, rara vez, são suficientemente instruídos neste particular por seus pais. L. 2. q. 89. art. 6.

Sanch. in dec. L. 2.c. 33.

Devem, pois, os pais ter grandíssimo cuidado, tanto que o menino vai tomando conhecimento das coisas e discernindo o bom do mau, de lhe ensinar que coisa seja Deus e o fim para que Deus o criou, que é para o amar e servir nesta vida e, por este meio, alcançar a bem-aventurança; procurando que dedique a Deus os primeiros atos de suas potências e primícias de suas obras; porque tomando Deus posse dele, como de criatura sua, o encaminhe a esse mesmo fim para que o criou.

Tob. 1. Fê-lo assim Tobias com o filho, a quem, como testifica a Escritura, ensinou o temor de Deus desde a infância. Ana, mãe de Samuel, que, de três anos, entregou o filho a Deus por 1. Reg. 1. mãos do sacerdote Heli. E é de crer, faria, nos primeiros anos da vida, a mãe dos sete macabeus o que, nos últimos, dizia aos filhos que via cruelmente despedaçar do tirano: Põe, 2. Mach. 7. filho (dizia), os olhos no céu e em toda a redondeza da terra e considera como Deus criou todas as coisas de nada, para 4. Reg. 2 & 22. que assim não temas este tirano. Fizeram-no assim os mestres de Joás e de Josias, dos quais o primeiro, de sete anos, e o segundo, de oito, diz a Escritura que obraram o que era bom e reto nos olhos de Deus; o qual não podia ser assim se eles, com a primeira luz da razão, não percebessem a notícia do verdadeiro Deus.

Não faltam, nas histórias eclesiásticas, ilustres exemplos nesta matéria. Sendo de cinco anos, entregaram os condes de Aquino seu filho, Santo Tomás, aos monges do Monte Cassino para ser deles bem disciplinado e o menino pedia, com grande devoção, ao monge, que o tinha a seu cargo, lhe ensinasse que coisa era Deus; e formou Tomás tal conceito do que Deus era que o declarou depois a todo o mundo, com vantagem a todos os teólogos, como luz das escolas que é. São Francisco de Borja, as primeiras palavras que lhes ensinaram os duques, seus pais, e que nesta vida repetiu foram os santíssimos nomes de Jesus e Maria; e de cinco anos repetia os mistérios da fé, e quase o mesmo se escreve de São Bernardino de Sena. Deixo outros muitos exemplos semelhantes, por referir à devoção com que a mãe de Gerson lhe ensinava, nos primeiros anos, o conhecimento do criador.

Rho Hist. lib. 5. c. 10. Quando o filhinho lhe pedia o almoço, ou merenda, fazia-o pôr de joelhos e dizia-lhe que o pedisse a Deus, que era o que dava a todos de comer como criador e senhor de todas as coisas; fazia-o assim a criança, com as mãozinhas levantadas e joelhos em terra, e então a mãe, dissimuladamente, fingindo que caíam do céu, lhe lançava no seio as nozes ou castanhas, que o menino recebia como da mão de Deus; e com esta devota travessura ia metendo no coração do inocente filhinho a notícia do criador.

Além deste conhecimento do verdadeiro Deus e notícia do último fim, devem os pais ensinar aos filhos, tanto que chegarem aos primeiros anos de discrição, os principais mistérios de nossa fé. Primeiramente lhes devem ensinar a obrigação que têm de fazer atos de fé, esperança e caridade, tanto que chegarem a ter perfeito uso de razão e suficientes notícias dos divinos mistérios. Posto que de todos devem ter a notícia necessária, para poderem fazer esses atos e para os mais de toda sua vida; contudo, os que devem saber logo, em tendo luz de discrição, são aqueles sem cuja notícia se não podem salvar, a saber: que há um só Deus, que premia os bons e castiga aos maus. Além disto, os mistérios da Santíssima Trindade e da Encarnação, os quais chamam os teólogos de necessidade de meio, isto é, sem cuja notícia se não pode salvar o que já tem chegado aos anos de discrição. Sanch. in. dec. lib. 2. c. 2. & alii.

Não escusa porém esta diligência aos pais de ensinar aos filhos os mais mistérios e doutrina cristã, principalmente o credo, *pater noster*, mandamentos e os sete sacramentos; porque, ainda que sem esta notícia, quando é inculpável, se possam salvar os meninos que nesta idade falecem, não ficam sem culpa os pais que, por sua negligência, os não ensinaram. Pelo qual é saudável conselho que os pais se não descuidem em lhes ensinar a doutrina cristã desde os primeiros anos, pois que nos meninos há capacidade para a aprender. Ao tempo que isto escrevo, me lembrou o que os nossos padres missionários obram com os filhos dos bárbaros tapuias neste sertão do Brasil, que sendo os pais barbaríssimos e que, nos acidentes, pouco diferem dos brutos animais, os filhinhos são tão doutos na doutrina, que podem competir com os filhos dos mais polidos europeus. Um destes missionários me escreveu a mim estas palavras: passam já de cento os meninos da minha escola e é grande consolação ver meninos tamaninos*, que os mais não passam de cinco anos, repetir de cor a doutrina cristã e responder a tudo o que lhes perguntam dos mistérios da fé, com maravilhosa distinção.

Leiam isto os pais católicos e que se prezam de nobres e confundam-se de que seus filhos ignorem, por seu descuido, o que sabem os filhos dos bárbaros do Brasil, por diligência dos padres missionários. E que digo eu, os filhos dos bárbaros? Os mesmos brutos lhes podem ser de confusão nesta matéria; porque de um papagaio se conta que repetia o credo, de todo sem errar. E de outro, que dizia a oração da Ave Maria, que, em ocasião de perigo, e [a] que o gavião o levava nas unhas, lhe serviu de defesa. Tudo pode a disciplina e, para muito, mais está capaz aquela primeira idade dos meninos que, quando não possam mamar com o leite a doutrina, podem enxergar bem seus mistérios com a luz da razão, que naqueles primeiros anos começa a resplandecer.

A outra coisa em que os pais devem ter grande advertência é que façam receber o sacramento da confirmação aos filhos, tanto que chegam aos anos da discrição; porque, assim como não é lícito antecipá-lo sem necessidade, assim não é conveniente dilatá-lo sem causa. Verdade é que, sem este sacramento, se pode o menino salvar e não pecam gravemente os pais que nisto se descuidam. Porém, é mais que certo que privam os filhos de grandes bens espirituais que, por esse sacramento, se comunicam e que grandemente os poderiam ajudar para vencerem grandes perigos no curso da vida que começam; porque, além da graça sacramental, comunica este sacramento esforço contra os inimigos da alma e contra os combates da fé; e, além disto, assim como pelo

---

* Pequenos.

sacramento do batismo se faz o menino filho da Igreja, pelo da confirmação se faz soldado de Cristo.

Pedia uma mulher a São Maurílio, bispo, lhe confirmasse um seu filhinho, enfermo que estava em perigo de morte; deteve-se o santo em acabar os divinos mistérios que estava celebrando, e, neste tempo, expirou o menino. Teve tanta pena o servo de Deus de que aquela criança morresse sem o sacramento da confirmação que se condenou a um rigoroso desterro de sua Igreja, fazendo penitência por espaço de sete anos. Não é conveniente, pois, que os pais se descuidem em procurar tanto bem a seus filhos, aprendendo desta mãe a diligência e acautelando neste santo o descuido que nisso têm.

<small>Surius 13 Setemp.</small>

Outra cousa a que devem atender os pais, quando os filhos chegam à idade de discrição, é aplicá-los ao sacramento da penitência, instruindo-os como se há de fazer dignamente e isto por três eficazes razões; primeira é a obrigação do preceito; segunda, a necessidade do remédio; terceira, a utilidade que se segue. Quanto à obrigação, os doutores dizem que os meninos capazes de dolo estão obrigados ao preceito da confissão, e somente os livram da censura; e como os meninos, nos anos de discrição, já são capazes de dolo, bem se segue que já nesses anos estão sujeitos ao preceito. Quanto à necessidade, está bem clara a razão por que, como os meninos são sujeitos à doença, que é o pecado, têm necessidade do remédio, que é o sacramento. À venerável Dona Marina de Escobar mostrou Deus as penas que os meninos padeciam no purgatório; São Gregório, Papa, conta de um menino que, de cinco anos, se condenou; e São Cirilo conta de outro que, de doze anos, foi arrebatado do demônio; logo, se os meninos têm que purgar e se podem condenar, é sinal que poderão pecar nesta vida, porque não castiga Deus na outra senão aos que nesta pecaram; e se pecam, necessidade têm do remédio, que é a confissão. Quanto à utilidade, é a primeira que, se acaso perderam a inocência pela

<small>Sua vida parte 2. pág. 308.</small>

culpa, a restitua pela confissão antes que neles lance raízes o pecado. A segunda utilidade é que assim se costumarão bem os meninos para o tempo de mancebos, não dilatando, como muitos dilatam, a confissão por largo tempo com tanto dano de suas almas e risco da salvação.

CAPÍTULO V

Do temor de Deus e ódio ao pecado em que se devem criar os filhos desde a puerícia

No capítulo primeiro desta segunda parte, dissemos quão agradável seria a Deus, Nosso Senhor, e de quanta utilidade para os pais oferecer a Deus o filho logo em nascendo, como Deus antigamente mandava aos hebreus; agora é bem que saibamos que, para ser a Deus esta oferta agradável, e aos filhos proveitosa, é necessário que, com o filho, se ofereçam também o par de rolas, ou pombinhos, que dispunha a Lei de Deus, no sentido moral. Mandava Deus, no Levítico, que, quando lhe oferecessem os filhos aos quarenta dias do nascimento, lhe oferecessem juntamente duas rolas, ou dois pombinhos; e ainda que hoje não obriga o literal daquela lei, obriga porém muito o mistério dela. Pela rola, que é animal casto, simples, limpíssimo e sobremaneira tímido, se significa a inocência da vida, o temor de Deus, amor da castidade e aborrecimento a toda torpeza, como ensinam os autores das alegorias e, expressamente, São Jerônimo, São Bernardo e Santo Tomás; e quis Deus, Nosso Senhor, significar naquele mistério: que, então, lhe seria agradável a oferta dos filhos meninos, quando os pais os procurarem criar na inocência da vida, no temor de Deus e ódio ao pecado, no amor da castidade e aborrecimento a toda desonestidade e, quanto os pais forem nisto cuidadosos, será sua oferta mais agradável a Deus.

Sylva alleg. V. Turtur.

Digamos neste capítulo do temor de Deus e ódio ao pecado e, no seguinte, diremos do amor da castidade e aborrecimento a toda desonestidade.

O primeiro passo com que um se chega para o bem (diz Santo Ambrósio) é o primeiro passo com que se afastou do mal, porque tanto mais se vai chegando para a virtude, quanto mais se vai afastando do vício; por esta causa, dizem os santos, que o fundamento de todo o bem e princípio da vida do cristão é o temor de Deus e ódio ao pecado, porque com isto nós chegamos a Deus e fugimos do demônio. E se isto se entende de todo o cristão, com quanta maior razão se há de entender dos meninos, quando, nos primeiros anos da puerícia, com a primeira luz da razão, começam a discernir o bom, do mau e o vício, da virtude. Pelo qual o pai que deseja dar ao filho boa criação, depois do conhecimento do Criador, há de procurar gerar no coração do filho um temor santo de Deus e um ódio santo ao pecado, de tal sorte que nenhuma outra coisa mais tema o menino, nenhuma coisa mais aborreça que o pecado; usando de semelhanças acomodadas, assim como faz quando lhe quer tirar da mão a faca ou peçonha, porque lhe não faça mal; ou quando lhe põem na mama o fel, quando o quer desmamar, para que aborreça o leite que antes amava.

Os hereges luteranos, para criarem os meninos no ódio à Igreja romana, metem-lhes em cabeça que o Papa é uma serpente e que os jesuítas são como touros; donde sucedeu que, sendo prisioneiros em Holanda certos padres da Companhia de Jesus, os rapazes se espantavam de não serem como bois, como seus pais lhes ensinavam. A este modo os pais católicos, para criarem seus filhos no temor de Deus e ódio ao pecado, com mais verdade que os hereges luteranos hão de usar de semelhantes indústrias, procurando persuadir aos meninos que o pecado é uma serpente que morde os rapazes ou que é como o leão, que come os meninos; de cuja semelhança usou o Eclesiástico, quando disse: Assim como da vista da cobra foge o pecado, são seus dentes como os dentes do leão. Para confirmação disto contarei o que a mim me sucedeu com esta mesma sentença. Confessava eu,

Eccl. 21.

na Bahia, um menino de doze anos de mui rica índole e inocente consciência, e, para lhe persuadir o horror ao pecado, lhe fiz tomar de cor estas mesmas palavras do Eclesiástico: *Uta facie colubri fuge pecatum, dentes Leonis dentes illius*. Sucedeu depois, daí a muitos anos, confessar na hora da morte, geralmente, a este mesmo, sendo sacerdote da nossa Companhia, e, edificado eu de lhe não achar culpa mortal em toda sua consciência, me afirmou que a sentença do Espírito Santo, que eu lhe havia ensinado, sendo menino, se lhe fixara de tal sorte no coração e cobrara tal horror ao pecado, principalmente ao desonesto, como se na verdade fosse o pecado serpente e seus dentes como os do leão.

É o pecado, nos primeiros anos da puerícia, como a peçonha no coração, a quem os filósofos chamam princípio da vida; enquanto a peçonha anda pelos demais membros do corpo, o cuidado todo do médico é procurar que ela se não apodere do coração, porque, se lá chega a entrar o veneno, não pode haver esperança de vida; quando o veneno da culpa se tem espalhado tanto pelos anos todos de nossa vida, o cuidado dos pais há de ser que não chegue essa peçonha ao princípio, que são os primeiros anos da puerícia. Porque, assim como o coração é princípio da vida, donde procede o sangue mais puro que alimenta as demais partes do corpo, assim a idade da puerícia é o princípio das idades, donde procede o vigor para o decurso dos mais anos; e, assim como qualquer veneno no coração não é só nocivo ao coração, mas a todas as demais partes do corpo, assim; qualquer pecado na puerícia é nocivo não só à primeira idade de menino, mas a todas as demais idades da vida.

A peçonha que se lança nas correntes de um rio não pode infeccionar todas suas águas, porque a mesma corrente, e sucessão de outras águas, o purifica; porém, o veneno que se lançou no princípio do rio, donde as águas trazem sua origem, enquanto no princípio dura a peçonha, todas suas águas correm peçonhentas; porque a peçonha, que no princípio se lançou, as está a todas infeccionando. Todos, diz a Escritura, somos como a água que corre, e como as correntes do rio se passam os anos de nossa vida não infecciona os anos todos de todas as quatro idades o veneno do pecado, que cometemos na idade última de velhos, senão do que cometemos na primeira de meninos; porque, se as águas correram antes puras ou se os anos das primeiras três idades foram santos, não os pode infeccionar a peçonha do pecado, que foi depois na última idade de velho; porém, se o veneno da culpa se lançou logo no princípio da corrente, isto é, se logo na primeira idade de meninos nos infeccionamos com a mortal peçonha do pecado, todas as águas de nossa corrente, ou os anos da nossa vida, correm peçonhentos ou pecaminosos.

2. Reg. 24.

E se não, considerai-o claramente no primeiro veneno, que o demônio lançou nestas águas, ou no primeiro pecado, que no mundo houve. Pecou Adão, e também pecou Eva, e mais Caim: e qual pecado destes foi o que infeccionou o gênero humano? Não o de Eva, nem o de Caim, senão o de Adão, que foi o princípio; o veneno da culpa que o demônio lançou no princípio do rio, que era Adão, foi o que infeccionou todas suas correntes ou todas as idades da natureza humana; porque, ainda que os outros pecados infeccionaram parte, convém a saber o pecado de Eva a Eva e o de Caim a Caim; o pecado de Adão infeccionou a todos, porque de todos foi Adão o princípio.

Considerai vós os piores homens do mundo: Nero, Heliogábalo, Sardanápalo e outros semelhantes; cujas peçonhentas vidas foram escândalo da natureza; porque mamaram com o leite esta peçonha, lhes nasceram, com os dentes, os vícios, e, com a luz da razão, o pecado. Não cuideis (diz Platão) que a serpente então lhe nasce a peçonha quando sucede a ocasião de morder, senão que de pequena traz o veneno, com que mata, assim como, do ventre, os dentes com que morde. De meninos levaram aqueles monstros a peçonha com que viveram e escandalizaram o mundo; e estai certos que a causa de muitos viverem toda sua vida em vícios, envelhecerem e morrerem em torpezas e desonestidades é pelo descuido com que seus pais deixaram lavrar esta peçonha do pecado em seus corações, nos primeiros anos da puerícia; e, como outro Mitridates, comem na velhice a peçonha a que se costumaram desde a meninice. Pelo qual se vê quanto importa que os pais criem os filhos desde a puerícia neste ódio ao pecado, não menos que se fosse peçonha; porque assim como Mitridates, porque desde menino perdeu o medo à peçonha, toda sua vida se atreveu a comer veneno como o pão; assim o que, de pequeno, se não cria com este medo e horror ao pecado, se atreve depois a cometer com facilidade tantas culpas.

Fazia-o assim o Santo Tobias, do qual diz a Escritura que dando-lhe Deus um filho, a quem pôs por nome também Tobias, o ensinava desde menino o temor de Deus e ódio a todo o pecado. Fazia-o também assim a mãe de São Luís, Rei de França, a qual continuamente dizia ao filhinho: filho, antes te quero ver morto que com o pecado. O mesmo fazia Davi, como diz Cartagena sobre as palavras do Salmo dezoito; o qual ajuntava todos seus filhos, grandes e pequenos, e lhes ensinava o temor de Deus e fugir de todo pecado. Fizeram-no assim os pais dos santos meninos Daniel, Ananias, Azarias, e Misael, e, como diz o mesmo autor, que de tal sorte souberam plantar nos corações dos filhos o temor santo de Deus e ódio a toda culpa que nem por promessas, nem por ameaças do tirano Nabuco, quiseram adorar sua estátua com ofensa de Deus. Fizeram-no assim outros muitos santos casados que, procurando criar seus filhos neste santo temor de Deus e ódio a todo mal, os mereceram ver no altar, como santos; e, pelo contrário, os que nisto se descuidaram os viram perdidos como adiante veremos.

Tob. 1.

Tom. 3. lib. 10. hom. 11.

Dan. 11.

> Prov. 4.
>
> Salazar Prov. 22.

Salomão conta de si que, sendo menino ainda muito tenrinho, ou, como lêem os Setenta, estando ainda nos cueiros, o costumava ensinar sua mãe Betsabé; o que Betsabé ensinava a Salomão consta da mesma Escritura, que era o temor de Deus, o fugir da culpa, e ódio a todo o mal; porque, como bem notou Caetano, ainda que aquela idade tenra não era capaz de doutrina, era capaz de medo e bom costume; e Aristóteles ensina que se deve antecipar nos meninos o medo ao amor, e à doutrina o bom costume; para que, quando o pai não possa, com razões, divertir* o menino do mal, por não ter capacidade para conhecer sua malícia, ao menos procure com traça** plantar em seu coração este temor, persuadindo-lhes que o pecado é uma coisa muito feia, pior que o diabo; que o demônio arrebata os meninos que fazem pecado, como sucedeu àquele menino de cinco anos, que conta São Gregório, e àquele de doze, que refere São Cirilo.

> Engelgrave d. 6. post. Pent. § 3.

Assim, para cautela dos pais, como para exemplo dos filhos que desde meninos se criam no amor do vício, sirva o seguinte exemplo. Tinham certos pais um filho que, desde menino, criaram mais como gentio que como cristão, sem sombra de temor de Deus, inclinado a todo o vício, mentiroso, desonesto, rebelde e, o que pior era, que o pai se revia nele, tão fora de repreender seus excessos que se recreava em o ver tão atrevido. Procuravam os mestres, nas escolas, reduzi-lo à moderação de vida, temor de Deus e santos costumes, mas nada aproveitavam as admoestações dos mestres; à vista de tanta indulgência do pai, resolveu-se um pregador zeloso representar a seu pai o errado caminho do filho e o escândalo que causava com sua desconcertada vida. Respondeu a isto o prudente pai que tudo eram coisas de rapaz, que com a idade emendaria os erros de menino (dita-

---

* Ocupar-se de instruir.
** Projeto idealizado para se conseguir alguma coisa.

me que engana a todos e faz perder a muitos); enfim, que o pai nada deu pelos avisos do religioso pregador, deixou o filho na mesma liberdade e a poucos dias experimentou ser este aviso do céu, a que não soube dar ouvidos; porque, crescendo o filho menino nos vícios de mancebo, entendendo torpemente com uma mulher casada, foi colhido de seu marido em flagrante delito, o qual ali mesmo o matou a punhaladas, juntamente com sua mulher, e, sem confissão, deu sua infeliz alma nas mãos dos demônios. Os pais tiveram deste sucesso tal sentimento que a mãe, com as contínuas lágrimas, cegou de ambos os olhos. O pai morreu frenético, com uma melancólica mania que o consumiu. Quadra* aqui bem a sentença de Santo Agostinho: *Com seu mal sente o filho a indulgência do pai, quando justamente chega a experimentar o rigor da justiça de Deus.*

----
* Enquadra.

CAPÍTULO VI

Do amor da castidade e horror a toda torpeza com que se devem criar os meninos

Entre os pecados em cujo ódio se devem criar os filhos desde sua puerícia, o principal de todos é o pecado desonesto contra a angelical virtude da castidade; porque, assim como a castidade é a flor que orna aquelas novas plantas e o verdor que as conserva em sua frescura para que adiante dêem o fruto das boas obras, assim o vício a ela contrário é o fogo que abrasa e o bicho, que a carcome, seca e murcha, tira toda a virtude e formosura, e a faz indigna dos prados da Igreja e olhos de Cristo, seu esposo; que, por isso, se agrada tanto destas plantas tenras porque vê nelas essa virtude ou essa flor. Por esta causa, pois, mandando, no Levítico, Deus, Nosso Senhor, que lhe oferecessem os meninos de quarenta dias nascidos, ordenou que com eles lhe oferecessem juntamente duas rolas, ou pombinhos, símbolo sagrado desta virtude, para significar que então lhe agradava a oferta dos filhos, que os pais lhes fazem na puerícia, quando nela os criam no amor da castidade e aborrecimento a toda torpeza, assim como a rolinha que não só é amante de toda a limpeza, mas também que foge de toda imundície.

São Paulo, escrevendo a Timóteo as partes*, que havia de ter um bom prelado, uma diz que era: se, antes de bispar, sabia criar seus filhos em castidade. E, acrescenta logo o san-

1. Tim. 3.

---
* Dotes, prendas.

to apóstolo a razão, dizendo: Porque o que não sabe governar sua casa, mal poderá governar a casa de Deus. Como se toda a cerimônia de um pai de famílias, no bom governo de sua casa, consistisse principalmente em criar os filhos em castidade; porque, ainda que em todas as virtudes deve o pai informar os filhos enquanto são meninos, em nenhuma deve pôr mais cuidado que nesta, da pureza, como mais necessária naquela idade, assim como o vício contrário é o que mais dano causa e o que totalmente os perde, convertendo-os de flores em abrolhos, de diamantes em carvões, de anjinhos em demônios.

<small>Dreix. de Uitlinguae</small>

Vereis os meninos, enquanto neles está verde o ramo ou está fresca esta flor, quão outros são de quando neles se seca ou se murcha. Quando a cabra montesa chega a lamber a oliveira, tal qualidade lhe imprime com seu bafo pestífero que, por mais verde e florida que esteja, perde logo todo o frescor e formosura. O mesmo sucede a[os ramos d]estas novas plantas se a cabra montesa, que é símbolo da desonestidade, chega a os beijar; ou se chegam a tomar o mau exemplo de algum desonesto, vê-los-eis de repente secos, sem formosura e verdor que antes tinham; eram antes mansos, devotos, obedientes, inclinados ao estudo e mais coisas de piedade; porém, tanto que com a inocência de meninos perderam a castidade de anjos, vê-los-eis, pelo contrário, preguiçosos, rebeldes, viciosos e inclinados ao mal.

<small>Engelgrave D. 6. Paschae.</small>

Dionísio Tirano, para perverter a um filho de Díon, que tinha em seu poder, menino de quatorze anos, e para o fazer um monstro de vícios, a fim de que, sendo tal, fosse ruína de seu pai e de seu reino, tratou de o criar com o leite de Vênus, ensinando-lhe toda desonestidade, com que ficou o rapaz tão perdido e incorrigível no demais que, querendo depois seu pai, Díon, emendar suas demasias*, impaciente se lançou de uma janela abaixo, morrendo desesperado. Nero,

---

* Desregramento, imoderação.

enquanto foi menino criado com os saudáveis conselhos de seu mestre, Sêneca, não desdisse do procedimento de bom príncipe; porém, tanto que começou a se entregar ao vício da desonestidade, de tal sorte se desenfreou que, querendo sua mãe Agripina repreender seus excessos, foi por ele aleivosamente morta. E por este caminho foram quase todos os que, nos vícios, foram escândalo do mundo e monstros da natureza. E ainda o mesmo Santo Agostinho, que foi de tão extremada índole e alto entendimento, criado com os documentos* e lágrimas de sua mãe, Santa Mônica, por onde veio a dar nos erros dos hereges maniqueus, senão por este vício que, como ele mesmo diz, tomou posse de seu coração aos dezesseis anos de sua vida; e, por esta causa, para sua conversão, foi necessária a poderosa mão de Deus, por meio das orações de Santo Ambrósio e lágrimas de sua santa mãe, depois de tantas dificuldades que o mesmo santo escreve no livro de suas confissões. E por me não estender nesta parte demasiado, a confirmarei com o estranho sucesso de um menino, muito a este propósito.

Houve em Herbípoli, cidade de Francônia**, um menino por nome de Ernesto, muito devoto e honesto, estudante das escolas da Companhia e da Congregação de Nossa Senhora; por sua rara virtude, o propunham seus mestres por exemplo aos demais condiscípulos. Afeiçoou-se-lhe certa senhora, parenta sua, e, posto que no princípio resistia a seus afagos, no fim, crescendo com a idade a malícia, se veio a render a quanto quis. Tanto que o enganado Ernesto começou a provar o doce veneno do deleite sensual, de tal sorte se esqueceu das coisas de piedade e se depravou no torpe vício que chegou a entregar sua alma ao demônio, por cédula firmada de seu nome, com concerto**** de lhe solicitar

Gelio***
d. divin.
judicijs
l. 4. c. 64.

---
* Recomendações, preceitos.
** Região que corresponde à Baviera.
*** Ilegível no original.
**** Combinação, ajuste.

as ocasiões do deleite. O que antes era exemplo dos condiscípulos começou a ser escândalo das cidades; acusaram-no aos magistrados, os quais, vendo-o tão lindo e de tão poucos anos, o entregaram a seus mestres, os da Companhia, para que fizessem pelo reduzir a melhor vida; trabalharam estes com ele quanto puderam, mas debalde, porque, ainda que às vezes mostrava sinais de emenda, durava nele muito pouco, porque o mesmo demônio por si o levava às ocasiões do pecado, que em tão breves anos lhe tinham já feito calos no coração. Foi necessário proceder com ele a último castigo e assim foi condenado a degolar. Chegado ao lugar do suplício, choravam todos, e movidos de seus poucos anos e muitas lágrimas que chorava, lhe alcançaram perdão pela emenda que prometia. Porém, quem imaginara tal dureza em idade tão tenra! Nem com tudo isto, e repetidos avisos de seus mestres, se emendou; porque tornou, como de antes, aos vícios e trato com o demônio, pelo qual foi publicamente degolado, impenitente, sem jamais se querer confessar, entregando sua infeliz alma nas mãos do demônio. A tão desastrado fim chegou Ernesto, por haver caminhado logo nos primeiros anos da puerícia pelo caminho imundo da desonestidade, e tanto perdeu com isto em perder a inocência pueril.

Pelo contrário, os que de meninos procuram conservar este precioso dom da inocência pueril depois não só foram castos, mas santos, como da Sagrada Escritura consta que os demais assinalados na santidade foram, desde a puerícia, assinalados nesta virtude e que, por isso, acabaram santos, porque perseveravam virgens. Abel, entre todos os filhos de Adão, foi o primeiro virgem e foi também o mais santo. Josué, entre seiscentos mil, foi o melhor soldado e o melhor discípulo de Moisés e, por virgem, o celebra São Jerônimo. José, entre os filhos todos de Jacó, era o mais santo, quem duvida que foi entre todos o mais casto? E, como São Zenon afirma, por virgem mereceu a glória a que chegou sobre todos seus irmãos. O maior e mais santo de todos os patriarcas da vida monacal, Elias, por isso, diz Santo Ambrósio, foi arrebatado ao paraíso terreal e há de ser precursor de Cristo na segunda vinda ao mundo, porque foi e persevera virgem. De todo o colégio dos profetas, os dois, Daniel e Jeremias, que foram virgens, foram também os mais santos; e do colégio apostólico, São João, por virgem, foi mais amado do Senhor; e, para que escusemos mais exemplos, o maior de todos os santos, São João Batista, não foi a coroa de virgem a menor que coroou sua cabeça. L. 1. de Virg.

Pois se quisermos passar das letras divinas às histórias eclesiásticas, são nesta matéria infinitos. Apenas se achará ordem ou hierarquia eclesiástica onde os mais ilustres santos não fossem juntamente os mais ilustres virgens. Dos mártires, sirvam de exemplo Santo Estêvão e São Lourenço. Dos fundadores das religiões*, São Bento, São Bernardo, São Domingos e São Francisco. Dos doutores, os dois Gregórios, São Basílio e Santo Tomás; do qual confessou o melhor doutor da Igreja, Santo Agostinho, aparecendo ao Beato Frei Alberto, que, sendo-lhe igual no demais, o excedia na glória de virgem. Da Ordem episcopal, São Martinho e São Nicolau. E da Ordem dos imperadores e monarcas da terra, todos os que foram virgens foram, juntamente, grandes santos; e o que mais admira é que muitos deles, entre as delícias do Paço e entre as ocasiões lícitas do matrimônio, conservaram a pureza virginal, como foram Henrique, Imperador dos romanos, Edmundo, Rei de Inglaterra, Boleslau, Rei de Polônia, e Afonso II, Rei de Castela, e outros muitos; como se a melhor disposição para santidade da vida fosse a pureza virginal da puerícia, e o mais certo caminho para o alto cume da perfeição fossem os prados floridos da castidade, por onde estes santos caminharam desde os primeiros passos de sua vida.

----
* Aqui, no sentido de fundação de Ordens religiosas (beneditinos, franciscanos etc.).

<small>Car. l. 8.</small>   Entre os gentios também se lêem alguns exemplos que podem ser de grande confusão aos cristãos. Alexandre Magno <small>Gaelio l.</small> deu por toda sua vida raros exemplos nesta matéria, por- <small>8. c. 9.</small> que, desde menino, foi criado por Aristóteles, com saudáveis documentos da castidade. Apolônio, de tal sorte, repri- <small>De Rep.</small> miu os estímulos da carne que toda a vida foi virgem e exemplo de virtude. Aebilo (como testemunha Platão), a fim de sair bom corredor, e Diógenes, a fim de sair bom filósofo, guardaram perpétua virgindade. Xenócrates tal opinião cobrou de virtuoso entre os filósofos gentios por sua rara continência, a que se costumou desde menino. Ao mesmo princípio se atribui o valoroso feito do mancebo Espurina, tão celebrado dos autores católicos, que, por conservar a pureza de menino, que por sua estremada gentileza muitos combatiam, se retalhou a cara para ficar disforme, mas casto e, por isso, mais formoso. Com o qual se pode contar o menino Dêmocles, que refere Plutarco, no qual competia a virtude da alma com a gentileza do corpo, o qual, para conservar a pureza virginal com maior ânimo que corpo, se lançou em uma caldeira de água fervendo, querendo antes perder a vida, às suas próprias mãos, que a castidade pueril, às do torpe Demétrio, que a pretendia corromper. Pelo qual se mostra claramente que assim como os filhos criados desde a meninice em desonestidades nem podem deixar de ser viciosos toda a vida, assim os que se criam no amor da castidade e horror a toda torpeza, de ordinário, são castos; e os demais chegam a mui alto grau de perfeição.

Significou uma e outra coisa um autor no seguinte emblema. Pintou a Vênus, deusa da desonestidade, com seus dois filhos, Enéas e Cupido; Enéas estava pela mão da mãe com a letra (*a ventre*) e Cupido estava ao colo, mamando com a letra (*ab ubere*), quis dizer que, dos filhos, os que de meninos foram criados com o leite de Vênus nunca chegarão a ser homens de valor mais que para a desonestidade, como Cupido, que sempre o pintam menino. Porém, os que se não criam ao peito de Vênus, como Enéas, a quem deu Caeta de mamar, posto que tragam do ventre a natureza, não deixarão de ser homens, como Enéas, que foi pio e valoroso capitão. Com mais verdade ainda no-lo significou o Espírito Santo, nos provérbios de Salomão, quando disse: Pelos afeitos* se conhece o menino, se suas obras forem limpas e retas; quis dizer, conforme os expositores sagrados, que, se o menino é casto, honesto e pudico, envergonhando-se de fazer qualquer ação menos casta diante de outros, tendo horror ao vício desonesto, podeis esperar que este tal menino venha a ser santo; porém, se vires que o menino se não peja das coisas desonestas e que, logo nos primeiros anos de menino, se entrega aos vícios de mancebo, não tendes que esperar deste menino coisa boa. [Prov. 20.]

Neste amor, pois, à castidade e neste ódio a toda torpeza hão de criar os pais os filhos que desejam bem criados. Esta é a pedra ametista que a águia mete no ninho a seus filhinhos, como diz São Jerônimo, para os guardar de todo bicho peçonhento. Persuadindo-lhes, com razões lhanas** e exemplos fáceis, este ódio e este amor, dizendo como os meninos virgens são, na terra, o que são os anjos no céu, como disse Cristo; que Deus e a Virgem Nossa Senhora têm seus olhos sobre os meninos castos e os afastam dos desonestos; que não há coisa mais formosa que um moço casto, nem coisa mais hedionda que um moço torpe; que Deus ama mais os meninos do que as meninas virgens e que, por isso, estes têm no céu mais glória que elas; porque os cento e quarenta e quatro mil virgens, que São João viu no céu, todos eram meninos e que só estes podem cantar aquele cântico de pureza que mais agrada ao cordeiro de Deus. E se nisto forem os pais cuidadosos, não só verão bom logro [Jn. c. 32. Deut.] [Matt. 22.] [Apoc. 14.]

....
* Hábitos.
** Sinceras, francas.

de seus filhos, mas receberão de Deus grande prêmio, porque, como diz São Jerônimo, a mulher que gerou tais filhos, que permaneceram sempre virgens, não pode deixar de se salvar, porque recuperou nos filhos o que perdeu em os gerar, compensou nas flores o que perdeu na raiz.

<small>L. 1. ad. versus Jovin.</small>

CAPÍTULO VII

Dos pais que permitem ou dissimulam aos filhos coisas desonestas

De vários modos permitem os pais negligentes aos filhos coisas desonestas na idade da puerícia, com que vêm depois a se perder. Primeira é, quando ouvindo deles alguma ação ou trato menos honesto, lho dissimulam, deixando-os sem castigo ou repreensão; estes pais semelhantes pouco diferem dos de Babilônia, que permitiam aos filhos toda a desonestidade, em que eram de pequenos instruídos, como poderiam ser nas mais artes mecânicas, pelo qual Babilônia foi a cidade ou a pátria da sensualidade. E que diremos dos pais católicos que, sabendo o ruim trato do filho, o dissimula; e sabendo a perdição da filha, se cala? Não vos quero pôr exemplos do que fizeram, nestes casos, os pais católicos, porque vos quero confundir com o que fizeram os pais gentios. Hipodemante lançou de um penhasco ao mar sua filha Perimele, pela força que lhe fez, contra sua vontade, Arquelaos. Deutéria matou uma filha que tinha, de extrema formosura, só porque temeu que viesse às mãos de Teodeberto. Hipocrenes, achando uma filha com um homem, a atou a um cavalo bravo que a bocados a despedaçou. Outro pai enterrou viva uma filha por semelhante delito. Não é lícito que os pais católicos obrem tanto, porque a lei de Deus o proíbe; mas é mais que justo o castigo dos filhos severo, todas as vezes que deles souberam ação ou palavra desonesta, porque a mesma lei de Deus o permite. No Deu-

Test. l. 1.

Deut. 22.

teronômio mandava Deus, Nosso Senhor, aos de Israel que, achando-se alguma rapariga que cometesse coisa desonesta, a levassem às portas de seus pais e que aí, à vista deles, fosse pelo mais povo apedrejada, assim para exemplo das mães, como para castigo dos mesmos pais descuidados em as guardar.

Outro modo de permitir aos filhos as desonestidades é daqueles pais que, sem cautela, abrem francamente as portas aos filhos para irem livremente onde querem; destes, fala ao pé da letra o Santo Jó, quando diz: Saem de casa seus filhos pequeninos para os jogos e desenfados pueris, como os cabritos ou borregos* quando saem para o pasto do curral. O borrego é o animal mais estólido** que há, assim como o cabrito, o mais lascivo, e, como diz Aristóteles, é o que mais cedo à lascívia se entrega; e quis dizer o Santo Jó que o pai que dá liberdade aos filhos meninos para saírem de casa todas as vezes que quiserem, é dar-lhes a liberdade de cabritos. Porém, o pai vigilante, que é pastor de seu rebanho ou que sabe governar sua família, faz como o experimentado pastor que larga o gado do curral não quando quer, senão quando convém. Por isso os romanos não deixavam sair de casa os meninos, que passavam de dez anos, sós pelas ruas sem guardas, como escreve Pascalio; o qual diz que por permitirem os pais aos filhos o contrário, enquanto são meninos, nasce saírem em mancebos tão viciosos. Eram os romanos, neste particular, tão recatados que, com permitirem banhos públicos a toda sorte de pessoas, tinham lei que os pais não levassem consigo aos banhos os filhos que passavam de dez anos, por que não acertassem ver alguma coisa menos decente, a fim de se criarem com toda a honestidade. Esta cautela tinham os romanos, quando eram gentios, com quanta maior razão a deviam ter depois de cristãos.

_{Jó 21.}

_{De nat. animarium}

_{De virt. & vit. c. 18.}

_{S. Amb. in Noe c. 31.}

....
* Cordeiros.
** Tolo, estúpido.

E se abrir as portas aos meninos, para andarem todo o dia fora de casa, é dar-lhes liberdade para saírem desonestos; que será abrir-lhas de noite, para rondar as ruas e os cantos da cidade? Retratada vejo a negligência destes pais, ao pé da letra, no que viu Salomão um dia em Jerusalém e conta no capítulo sétimo dos Provérbios. Estava na sua janela, à boca da noite, olhou e viu passar um menino em companhia de um mancebo. Iam (diz) passando ou rondando as ruas e cantos da cidade, eis que, estando assim a um canto da rua, vem uma vadia vestida em trajo de meretriz com ânimo de enganar aos miseráveis; começa a solicitar, com brandas palavras, e fingidas razões, ao mais velho, o qual assim enredado se foi atrás dela, da sorte que a rês é levada ao matadouro ou como o lascivo cordeiro, que ignora as prisões com que vai preso, ao degoladouro. Este é o passo, ao pé da letra, que conta Salomão: e que outra coisa passa entre vós? A que outro fim, senão àquele mesmo, sai àquelas horas o mancebo a rondar as ruas e adorar os cantos da cidade? A que fim e que exemplo hão de aprender os meninos que vão em sua companhia? Que doutrina havia de aprender aquele menino, que viu Salomão, do mau exemplo daqueles vadios? Aprenderia então o que faria depois; e isso mesmo aprendem os vossos meninos, quando lhes dais liberdade para estarem de noite fora de casa, principalmente em companhia de ociosos e vadios.

Prov. 7.

E que diremos daqueles pais que dão e permitem dinheiro aos filhos para gastar? Isto não é dar-lhes liberdade para se entregarem, aos quatro dias, a todos os vícios? O rapaz, a quem não falta na algibeira o dinheiro, ou há de sair jogador ou desonesto, e, a bom livrar, guloso; porque raro é o que com esse dinheiro compra santinhos para o oratório. Ao dinheiro na mão do sisudo e casto chamou S. Basílio doce encantador das almas, pai do pecado e ministro do diabo. E se isto é o dinheiro na mão de qualquer sisudo, que será na mão do menino, que será na mão do mancebo? Fu-

Ep. ad. Clion.

jam pois os pais de dar dinheiro aos filhos para gastar, e saibam que, em lhes abrir as bolsas, lhes abrem as portas para muitos vícios.

Outro modo de permitir aos filhos a desonestidade está no demasiado alinho com que os tratam e enfeitam. Há, entre os santos padres, coisa mais abominada que a vaidade do vestir? Não chamam aos enfeites laços do diabo, armas de Vênus, hábito desonesto, incentivo da luxúria e lenha com que se fomenta o fogo infernal da sensualidade? Pois se vós criais vossos filhos desde meninos com estas armas, e com estes hábitos, que outra coisa esperais deles, senão que saiam desonestos como os demais, que com essas vaidades se criam? Houve em Roma certa casta de homens infames, que chamavam mangonas, que tinham por ofício vender meninos para escravos assim do demônio, como de seus senhores; a estes, enfeitados para parecerem alindados, aplicavam certo ungüento, que faziam da raiz do jacinto, para lhes impedir o buço, ou barba, e parecerem sempre meninos ou, para melhor dizer, meninas; e, do lote destes eram aqueles dois meninos célebres, que comprou Marco Antônio, que, sendo um asiático, outro francês, eram nas feições do rosto tão parecidos que foram avaliados por irmãos gêmeos. E que outra cousa são hoje os pais, sem querer, senão um destes romanos que, com o demasiado alinho com que procuram fazer seus filhos alindados, os fazem desonestos, porque, com aqueles fumos* de lindos com que os criam, bebem os espíritos de Adônis e de Cupido.

A José, espelho de meninos castos, fez seu pai Jacó uma túnica de tafacira e com ela viveu puro à vista dos maus exemplos de seus irmãos. A Samuel, sendo menino no templo de Deus, levava sua mãe, Ana, a certo tempo do ano, uma roupetinha para vestir, com a qual se conservou casto

Rav. Tex. Ossia.

Genes. 37.

I. Reg. 2.**

....
* Presunção, vaidade.
** Ilegível no original.

entre as abomináveis torpezas dos filhos de Heli, com quem vivia. A São Edmundo, sendo estudante de poucos anos, em Paris, enviava sua mãe todos os anos uma veste de linho, juntamente com um cilício, para que, com a modéstia do vestido e mortificação do cilício, conservasse, como conservou, a preciosa jóia da castidade entre as ocasiões de uma tão populosa universidade de moços. A este modo poderá contar de outros muitos pais de famílias que souberam criar seus filhos com modéstia e honestidade de meninos cristãos. _{Sur. t. 6. 16 de Nov.}

Parece-me que vejo retratados estes pais tão negligentes naqueles de que fala Deus pelo Profeta Jeremias, que faziam à Lua o sacrifício que muito lhe desagradava, quando diz: os filhos colhem a lenha, os pais atiçam o fogo e as mães lhe lançam o azeite; os filhos buscam a matéria aonde os leva o apetite, são tais os pais que lhe assopram o fogo de suas concupiscências com a dissimulação, com a liberdade e com as demasias com que são criados, e, sobre isso, as mães lançam azeite no fogo em os animar, enfeitar e fazer em tudo a vontade e, talvez, encobrindo suas demasias aos pais para não serem castigados, o que tudo é lançar azeite no fogo para que cresça a labareda e se abrasem; o qual gênero de idolatria irritava tanto a ira de Deus que, falando com o mesmo profeta, diz: Não me peças, Jeremias, por esta gente, nem faças por ela oração, porque te não hei de ouvir; o qual, na Sagrada Escritura, é certo sinal do castigo infalível de Deus; e praza sua misericórdia não seja o castigo destes pais o mesmo que diz o Santo Jó, quando, depois de haver referido à liberdade com que os ímpios criam os filhos meninos a modo de cabritos lascivos, acrescenta: passam esta vida em delícias e, em um momento, descem aos infernos. _{Jerem. 7.} _{Jó 21.}

CAPÍTULO VIII

De outros vícios próprios dos meninos, de que os devem afastar os pais

Posto que de todo o pecado devem os pais afastar os filhos enquanto são meninos, vigiando como a águia sobre eles, para que não sejam mordidos, nos primeiros anos, de tão peçonhenta víbora. Há, contudo, alguns vícios próprios daquela idade, de que totalmente se devem afastar os meninos bem criados. Estes são o mentir, furtar coisas miúdas, jurar, chamar nomes e falar palavras desonestas. Quanto ao mentir, diz Aristóteles, ser vício próprio de escravos, deve ser logo mui alheio de meninos bem criados; e se os meninos se costumam de pequenos a mentir, não terão diferença dos escravos. Alguns vereis que apenas sabem falar sem mentir e isto, donde cuidais vós que nasce senão do mau costume de meninos? Por esta causa os persas, na criação dos filhos, procuravam grandemente que não mentissem, mas que em tudo falassem verdade e se colhiam o menino em alguma mentira o castigavam com rigor. O demônio, na sentença de Cristo, é pai de mentiras e mais dos mentirosos; se vós criais vossos filhos em mentiras, a mesma ignomínia é ser pai de mentirosos, como vós, que ser pai de mentiras, como o demônio. Membros do diabo chamou Santo Agostinho aos meninos mentirosos, fundado na sentença de São Paulo aos de Éfeso, que assim os significa; e se estes mesmos forem os que vós gerastes, considerai a grande ignomínia que é ser compadre do demônio e pai de mentirosos.

Exemp. virt. & vit.

Joann. 8.

De Civit. Dei. L. 14. c. 3. Aa. Eph. 4.

Daqueles cento [e] quarenta e quatro mil meninos, que São João viu no céu, em companhia do cordeiro de Deus, cantaram os anjos três excelências de grande glória de Deus e crédito de seus pais. Primeira, serem todos virgens; segunda, serem todos inocentes; terceira, serem todos verdadeiros, sem haverem dito mentira em sua vida. Este foi grande crédito dos pais e grande merecimento dos filhos, se os vossos forem ao revés, grande ignomínia será vossa e deles grande dano.

<small>Apoc. 14.</small>

A maior ocasião, e tentação de mentir dos meninos, é quando os colhem em flagrante delito ou quando os pais os argúem de algum crime; porque então o medo do castigo os faz negar a culpa e, com mentira, a lançam às costas dos outros; assim foram os três rapazes que mandou matar o tirano Baiaceto, por lhe haverem furtado um pepino de sua horta; porque, sendo um só o criminoso, lançou a culpa aos companheiros e todos pagaram. Não se deve permitir isto aos meninos de bem, porque deste modo se costumam a enredos e calúnias, e se fazem embusteiros. Do Santo Padre Gonçalo da Silveira se conta que, sendo menino, aborrecia a mentira de tal sorte que, nem zombando, se atrevia a mentir. Nesta matéria sucedeu fazer certa travessura de menino em companhia de seu irmão, Dom Álvaro da Silveira, e tendo dela notícia, Luís Álvares de Távora os repreendeu com rigor: Dom Álvaro corrido do caso constantemente o negou. Porém Dom Gonçalo, com toda a modéstia, confessou sua culpa. Luís Álvares de Távora igualmente se espantou da facilidade com que um confessou sua culpa como da pertinácia com que o outro a negou e duvidou a qual dos dois daria crédito; e virado para Dom Gonçalo, com rosto severo, lhe disse: E bem, fidalgo, não basta haver cometido a culpa, senão que ainda vos dais por autor dela sem pejo? Senhor (respondeu Dom Gonçalo), não só me envergonho, mas sinto na alma haver caído nessa falta, porém ter-me-ia por mais culpado se sobre essa acrescentasse outra maior, mentindo por me livrar do castigo. Assim fazem os meninos de bem,

<small>Sua vida e. t.</small>

porque o mentir assim como não é de homens honrados, também não é de meninos bem criados.

Outro vício próprio de rapazes é furtar coisas miúdas, principalmente gulodices; não se deve permitir aos meninos este vício porque, costumando-se a estes roubos pequenos, não venham depois a dar em grandes ladrões. Os lacedemônios costumavam prudentemente meter os filhos meninos nas ocasiões de furtos, como deixando a arca aberta para que, apanhando-os no furto, sendo castigados, cobrassem de pequenos horror ao furtar. Os atenienses condenaram à morte um menino por haver furtado a lâmina de ouro da Deusa Diana. É boa política que os meninos se criem nesse temor, para que se não façam atrevidos, cobiçosos e ladrões depois de maiores, como não poucas vezes tem sucedido, e se pode ver no exemplo seguinte. Exemp. virt. & vit.

Teve uma mulher um filho que, de pequeno, se costumou a estes furtos leves, nem por isso era castigado da mãe, quando era deles sabedora. Caminhou por estes pequenos aos grandes, com que se fez ladrão famoso e como tal foi preso e condenando à morte. Ao tempo que era levado ao suplício, pediu com muita instância que queria falar em segredo com sua mãe para sua consolação; chegou a triste mãe e fingindo o filho que lhe queria dizer alguma coisa ao ouvido, lhe arrancou com os dentes a orelha (da sorte que o outro filho fez ao nariz do pai, que conta São Bernardo), dizendo: tu, mãe cruel, me puseste neste lugar porque não castigaste meus roubos pequenos, que fazia sendo rapaz, com que me costumei aos maiores, pelos quais sou agora castigado. Alex. ab. Alex.

Outro vício mui próprio de meninos é chamar nomes, ou pôr alcunhas, porque, como diz o Eclesiástico, não podem ser bem doutrinados os que se tratam com contumélia*. Cristo, Senhor Nosso, no Evangelho aponta os severos castigos com que hão de ser julgados os que se tratam com se- Eccl. 23.
Matt. 9.

----
* Injúria, insulto.

melhantes nomes. E, conforme a isso, não ficaram sem castigo os pais pelos criarem tão mal, assim como os filhos por os falarem. Não pode haver disto melhor exemplo que o sucesso dos meninos de Belém, com o Profeta Eliseu. Entrou o santo profeta nesta cidade e, ao entrar, por indústria dos pais lhe saíram ao encontro uma grande caterva* de rapazes, que, na opinião de Abulense, nenhum passava de dez anos, que, por escárnio, começaram a chamar calvo ao santo profeta. Lançou-lhes o santo sua maldição e, ao momento, saíram do mato dois ursos ferozes que, dando nos rapazes, os despedaçaram a bocados, matando mais de quarenta. Foi isto (como notou São Justino Mártir) castigo não só dos meninos mal criados, mas também dos pais que os induziram e criaram mal.

4. Reg. c. 2.

Muito menos devem permitir que tomem na boca palavras torpes, ainda naquela idade em que as pronunciam os meninos, da sorte que o papagaio as fala; porque, ainda que eles não entendam sua malícia, não deixam elas de comunicar nos ânimos simples sua peçonha; que não deixa o veneno de matar, ainda que se não conheça que é veneno. Ao Beato Luís Gonzaga, sendo menino, se lhe pegaram algumas destas palavras com a comunicação dos soldados e depois que, com a luz da discrição, entendeu o que significavam, ficou tão corrido** que toda sua vida as chorou como pecados graves e, por essa causa, sendo da Companhia, costumava dizer muitas vezes aos condiscípulos que ele havia sido no mundo um menino muito mau. Conheci eu pais tão honrados que, [ouvindo***] a seus filhos semelhantes palavras, além dos açoutes lhes metiam na boca pimenta da Índia, com que cobravam horror de as repetir. Vi também outros pais, tão imprudentes e maus cristãos, que não só se

....
* Malta, corja.
** Vexado, envergonhado.
*** No original: "ouviam".

deleitavam de lhes ouvir repetir semelhantes palavras, mas que ainda lhas ensinavam, como se fossem os primeiros princípios da doutrina cristã. Quão longe estão estes de guardar o conselho de São Jerônimo, o qual, escrevendo a Leta, lhe encomenda que, quando suceda ouvir o menino estas palavras a outrem, de nenhuma sorte entenda sua significação, pelo grande dano que causarão à sua boa criação. Epist. 7.

As primeiras palavras que os duques de Gandia ensinaram a seus filhos, e as primeiras que falou o seu morgado* São Francisco de Borja, sendo de um ano, foram os dulcíssimos nomes de Jesus e Maria. O mesmo se conta do santo Irmão Francisco Gaetano, e outros muitos, que, por indústria de seus pios e religiosos pais, as primeiras palavras que falaram foi o santo nome de Deus. De muita devoção é o exemplo que se segue. Teve certo pai um filho, e as primeiras palavras que lhe ensinou a pronunciar foram Jesus, Maria, que ele fazia com muita graça e devoção, causando a todos os que lhe ouviam repetir tão melífluos** nomes. Morreu sendo ainda menino no estado de inocente; estando já enterrado, ao dia seguinte, abrindo o sacristão a porta da igreja viu que da sepultura do menino defunto saía um lírio de extremada formosura e fragrância celestial; chegando-se de perto notou que tinha as folhas douradas e nelas escritos, com letras de ouro, Jesus, Maria; acudiu o povo a ver tão grande prodígio, com ele seus pais; e abrindo a sepultura, acharam que as raízes do lírio saíam da boca do menino defunto e, inquirindo a causa, testemunharam seus pais que aquele seu filhinho não sabia em vida falar ainda outras palavras mais que aquelas, que foram as primeiras que lhe ensinaram, e com aquela maravilha quis Deus mostrar a piedosa diligência de seus pais, para que os demais entendam quanto desagradaram a Deus os que, pelo contrário, criam tão mal os Fr. Dimas Serpi do Purg. c. 45.

....
* Filho primogênito ou herdeiro, possuidor de bens vinculados.
** Suaves, doces.

meninos que as primeiras palavras que lhes ensinam são de contumélia e desonestidade, e com aquele alfabeto do demônio lhe ensinam a linguagem de Vênus, de Baco e de Plutão.

E que será se o menino às palavras ruins acrescentar juramentos e blasfêmias, e os pais o virem e não somente o permitam, mas se deleitem em os ouvir? Não se pode estranhar melhor o desatino de semelhantes pais que com o sucesso daquele célebre menino de cinco anos, que refere São Gregório, Papa, que, por ser de tal autor, é de sumo crédito e autoridade. Eu (diz o santo) conheci um homem, aqui nesta cidade bem conhecido de todos, o qual haverá três anos que tinha um filho de idade de cinco anos, o qual criou com muito regalo e liberdade, sem lhe ir à mão a coisa que desejasse, deixando-o passar por tudo quanto queria. Costumou-o desde as primeiras palavras a jurar e blasfemar de Deus, Nosso Senhor; e quando o menino blasfemava e jurava (que era nele mui freqüente), o pai e mãe se alegravam, festejando a soltura da língua com que o fazia, lançando tudo à graça de meninos, como costumam fazer os pais maus cristãos. Muitas vezes o tomavam nos braços os pais e lhe faziam algum mal, irritando-o à cólera, para o fazerem raivar e o verem sair com aquelas blasfêmias, do qual tomavam grande contentamento, rindo-se e gozando-se de ver um menino de tão pouca idade tão ousado. Olhou Deus, Nosso Senhor, de outra sorte este caso, ofendendo-se gravemente de tão pesadas leviandades. Tendo-o o pai um dia nos braços, regalando-se de lhe ouvir aquelas blasfêmias e juramentos que dizia, eis que aparece ali grande multidão de demônios em figura de uns mouros negros, e vendo-os, o menino se abraçava com o pai, dizendo, defende-me pai, defende-me pai, que estes homens mouros me querem levar. E como o pai visse o filho tão turbado**, o abraçou fortemente e, em vez

Dicl. L. 4*
c. 18.

....
* Ilegível no original.
** Perturbado.

de lhe aconselhar que chamasse pelo nome de Jesus, lhe dizia: Não temas filho, que eu te tenho, ameaça a esses mouros, que dizes. Virou o menino a cara e, olhando para aquelas figuras que via, começou a dizer as costumadas blasfêmias e, com uma delas na boca, expirou, entregando a alma nas mãos dos demônios, que logo a levaram consigo para os infernos.

Este castigo fez Deus visivelmente para mostras de sua justiça, castigando aquele menino nos braços de seu pai, para exemplo daqueles que não sabem criar os filhos, enquanto são meninos; e assim diz São Gregório: Aquele a quem os pais não souberem criar na vida, cria agora o fogo eterno no inferno. Ouvi agora, pais maus cristãos, que costumais vossos filhos desde a mama a juramentos e palavras de contumélia, e talvez os instigais que assim o façam, tomando-o em graça e galantaria de meninos; que podeis deles esperar, senão o mesmo que São Gregório conta deste de cinco anos, que dos braços do pai passou para as unhas do dragão infernal? Tremei, e tremam todos os meninos, do que acrescenta o santo doutor, dizendo: Não cuideis que este menino só foi o que se condenou, porque não hemos de crer que todos os meninos, que já sabem falar, se salvam. Praz à misericórdia de Deus que este exemplo vos mova a criar melhor vossos filhos, enquanto são meninos, e não lhe sejais ocasião de que se percam por vosso descuido; até aqui São Gregório. Ibid.

CAPÍTULO IX

Quanto importa para a boa criação dos meninos o bom exemplo dos pais

O melhor documento para a boa criação dos filhos é, sem dúvida, o bom exemplo dos pais; porque ainda que possa muitas vezes suceder nascerem de ruins pais bons filhos, regularmente falando, quais são os pais, tais são os filhos. Não há ponto mais encarecido que a importância do bom exemplo nas pessoas que têm a seu cargo governar a outros, porque são como a tocha que, se não tiver luz, não pode alumiar. Pois o que é o rei em seu reino, o bispo em sua diocese, o prelado em seu convento, isto é o pai em sua casa, e nesta ainda com maior razão, diz São Basílio, porque os súditos destes, que são seus próprios filhos, estão mais pendentes da vida e ações dos pais que outros quaisquer súditos estão de seus superiores. <small>In. Reg.</small>

São Jerônimo escrevendo a Leta, exortando-a a criar seus filhos no temor e amor de Deus, o principal conselho que lhe dá é que tenha grande cuidado e vigilância, que seus filhos não vejam nela nem em seu pai ação de escândalo; porque assim como a água se vai atrás do dedo de quem a leva, assim os filhos meninos se vão atrás do que vêem falar aos pais. <small>Epist. 7.</small>

Plutarco, o primeiro documento que dá aos pais, para a boa educação dos filhos, em um tratado que sobre esta matéria fez, é o bom exemplo que lhes devem dar, persuadindo-os que sua vida é o espelho em que se hão de ver os fi- <small>Plut. de educ. puer.</small>

lhos meninos, para comporem por eles todas suas ações; assim para o que devem obrar, como para o que devem fugir. Quase o mesmo atesta o poeta Juvenal, dizendo que devem os pais de filhos ter grande cautela de não falar palavra nem fazer ação menos honesta diante dos meninos, pela suma reverência que àquela idade se deve, e pelo grande escândalo que com isso se lhes dá; porquanto é muito natural fazerem os filhos o que vêem obrar aos pais. Quando Acã furtou a capa de púrpura e régua de ouro, mandou Josué apedrejá-lo e a seus filhos, juntamente com ele; porque, ainda que não conste da Escritura que os filhos interviessem* no furto do pai, presumiu, com fundamento, Josué que não podiam deixar de ser ladrõezinhos os filhos que tinham o pai ladrão; porque, de ordinário, fazem os filhos o que vêem fazer aos pais.

A fábula do caranguejo, que, para explicar este ponto, inventou a antiguidade, vem aqui muito a propósito. Argüia o caranguejo a seus filhinhos, por que andavam para trás com as pernas tortas. Disseram os filhinhos ao pai que andasse ele diante primeiro, para que eles aprendessem o modo de andar; fê-lo assim o caranguejo, começou a andar diante dos filhos da mesma sorte para trás e com as pernas tortas; então, os filhos, zombando do pai, disseram: Se tu, pai, andas também para trás e torto, como hemos nós de andar para diante, direitos? É força que sigam os filhos o exemplo do pai, que andem os filhos da sorte que vêem andar seus pais. Se vós dais tão mau exemplo a vossos filhos com vossa torpe vida, com vossos depravados costumes, qual esperais que seja vossa família; quais esperais que saiam vossos filhos? Esperais que sejam castos à vista de vossa incontinência? Que sejam humildes à vista de vossa soberba? Que sejam modestos à vista de vossa desenvoltura? Se vós não obedeceis aos divinos preceitos, e das leis de Deus fazeis tanto caso como

---

* No original: "entreviessem".

das fábulas de Esopo, quereis que vossos filhos vos sejam rendidos e obedientes a vossos preceitos? Se vós procedeis como gentio sem piedade nem temor de Deus, como quereis que vossos filhos sejam devotos e tementes a Deus? Pródigo seria não serem todos como vós, porque será milagre grande serem de bons costumes os filhos donde é de tão maus procedimentos o pai.

Quando a terra se abriu e tragou aqueles três judeus que murmuraram de Moisés e causaram motim no povo de Deus; diz a Sagrada Escritura que fora um grande milagre que, engolindo a terra o pai, não engolisse juntamente com ele seus filhos; e a isto chama a Escritura milagre grande. E foi assim, porque, se os filhos estavam culpados como os pais, foi grande milagre que, perecendo os pais, não perecessem os filhos também; e, se os filhos estavam inocentes, milagre foi maior que, sendo tão maus os pais, fossem os filhos inocentes; que sendo Coré, Datã e Abiron murmuradores e sediciosos, fossem calados e pacíficos os filhos: porque, como de ordinário os filhos seguem o mau exemplo dos pais, maravilha será que saiam os filhos bons sendo os pais tão ruins. Essa é a maravilha que São Bernardo admirou em São Malaquias, que, sendo filho de pais idólatras, de maus e perversos costumes, fosse como o peixe que, criado no mar salgado, não seja também salgado como o mar. *(Num. 16.)*

Os horrendos vícios e depravados costumes de Nero princípio tiveram no mau exemplo de seu pai, Domiciano; e pôde nele mais o ruim exemplo do pai para ser mau que os saudáveis conselhos de Sêneca, seu mestre, para ser bom. A ambição insaciável de Alexandre Magno, com que escandalizou e tiranizou o mundo, princípio teve na de seu pai, Felipe, que com o exemplo e a palavra o exortou a buscar para si outros impérios iguais a seus generosos ânimos; e foi esta breve exortação do pai mais eficaz a Alexandre que os livros inteiros e repetidos conselhos de Aristóteles, seu mestre, para o dissuadir. As traições e inconfidências de Gi- *(Diador. L. 3.)*

^{Zabelic.}
^{L. 3. c. 9.}

lipo, lacedemônio, exemplo tiveram na inconfidência de seu pai, Clearco, que vendeu a pátria por dinheiro. As aleivosias* de Teseo, tão celebradas dos poetas e encarecidas dos antigos, exemplo tiveram na abominanda aleivosia de seu pai, Egeu, com que violava o direito das gentes em roubar e matar os hóspedes peregrinos. Os sete filhos D'El Rei Etelfredo, que com intestinos ódios se mataram uns aos outros filhos, foram semelhantes a seu impiíssimo e crudelíssimo pai, como diz Boécio. Enfim, que poucas vezes se achará escândalo grande nos filhos que não seja filho do mau exemplo do pai; porque, se não poucas vezes sucede não saírem os filhos conforme o bom exemplo e boa criação dos pais; que será se à ruim educação se ajuntar o mau exemplo?

^{Boet. L. 9.}

E se pela outra parte quisermos discorrer, acharemos que os mais dos santos grandes tiveram princípio de sua felicidade não só na boa criação de meninos, senão no bom exemplo de seus pais, como se vê claramente na família de São Gregório Naziazeno, toda santa, porque o foram seus pais. Na de São Leandro e outros muitos, porque a meninos nobres e bem criados na puerícia é grande estímulo para a santidade o bom exemplo dos pais. Para que mais claramente o vejais, considerai a família de um pai bem procedido e a de um de maus procedimentos, vereis quão diferentes são os filhos de uma e outra família. Considerai a família de Abraão e a de seu sobrinho Lot; a de Abraão, todos pacíficos, honestos e fiéis a Deus; a de Lot, inquietos, sediciosos e inficionados alguns nos vícios de sua pátria Sodoma; porque, ainda que Lot era justo, Abraão era mais santo e, conforme o testemunho do mesmo Deus, soube criar seus filhos no santo temor e amor de Deus. A família de Jacó e de seu irmão, Esaú; a de Esaú, malditos e pecadores, a de Jacó, santos e patriarcas; porque Jacó foi santo, e Esaú pecador; Jacó amado, e Esaú aborrecido de Deus. Extremado

----
* Traições, perfídias.

exemplo temos no Santo Mancebo Venceslau, Duque de Boêmia, e de seu irmão Boleslau. Foi aquele criado desde menino com a santa doutrina e bom exemplo de sua santa avó, Ludmila, e foi santíssimo varão e mártir de Jesus Cristo; foi Boleslau, desde criança criado com a ruim doutrina e pior exemplo de sua mãe, Draomira, gentia e idólatra, e saiu, como ela, de péssimos e abomináveis costumes; e, por fim, se condenou com sua mãe. Tanto como isto vale o bom ou o mau exemplo dos pais, a boa e má criação dos meninos.

O que está dito dos pais se deve entender juntamente das mães, não somente a respeito das filhas (que estas de ordinário seguem o exemplo das mães), mas ainda a respeito dos mesmos filhos, procurando, quanto for possível, de encobrir aos filhos meninos os defeitos que conhecem do pai, que sabidos dos filhos lhes poderão servir de escândalo. E não fazer, como fez a ímpia Atalia, que com seu mau exemplo e pior doutrina foi causa de que seu filho Ocosias seguisse os ímpios passos de seu pai, Jorão. E de caminho, encomendo aos filhos de pouca idade que, quando virem que os pais lhes são de escândalo com seu mau exemplo, sigam nesse caso o exemplo da mãe e não do pai; e, quando ambos lhes forem de escândalo com seu mau exemplo, sigam então a doutrina dos mestres e não o exemplo dos pais. 2. Par. 22.

No livro que chamam Espelho de Exemplos, se conta o seguinte, muito a este propósito. Houve uma santa donzela que, em menina, teve um pai de santos e honestos costumes; teve porém uma mãe desonesta, de péssimos vícios e escandalosa vida; o pai foi atormentado, enquanto viveu, de várias enfermidades, das quais morreu com grande desamparo dos homens. A mãe passou a vida em deleites, com próspera saúde, nos quais acabou, na opinião dos homens, com felicidade. Ficou a santa donzela, sem pais, menina e, crescendo com a idade o apetite libidinoso, entrou em pensamentos se largaria a rédea aos vícios, seguindo o exem- V. Conversio ex. 5.

plo da mãe, ou se seguiria o caminho da virtude, seguindo o exemplo do pai. Estando nestas imaginações, foi levada em espírito a um lugar ameníssimo, que parecia o paraíso, aonde viu a seu pai que, cheio de alegria, lhe saía ao encontro e, chamando-lhe filha, a abraçava e dava ósculo de paz; e querendo a santa donzela ficar-se ali com seu pai, ele lhe disse que não era ainda o tempo chegado, mas que se ela procurasse seguir seu exemplo, com que na vida a criara, e não o da mãe, com que na vida a escandalizou, chegaria sem dúvida àquele lugar. Daqui foi levada a um lugar escuríssimo, de horríveis tormentos, onde viu uma fornalha ardendo e nela sua mãe sepultada nas labaredas até a garganta, entre intoleráveis tormentos e eternos gemidos, justo castigo de sua torpe vida. Então lhe disse o anjo, que a guiava, que escolhesse qual exemplo queria seguir, se o do pai ou se o da mãe. Porém, a santa donzela se resolveu a viver santa e honestamente no santo temor e amor de Deus, a exemplo de seu santo pai, detestando o mau exemplo com que sua mãe havia escandalizado na vida.

Methaf   A força do bom exemplo dos pais para com os filhos meninos se pode ver em o exemplo seguinte. No tempo que imperava Justiniano, ano de quinhentos [e] vinte e dois, reinando, na Arábia, Dunaam, Tirano, foi presa pela fé uma mulher cristã que, com um filho de cinco anos, costumava recolher, por devoção, o sangue dos santos mártires; foi o filho apartado da mãe e a mãe foi atada a um pau para ser queimada viva. Tanto que o menino não viu a mãe, foi ter com o rei, que estava sentado em seu trono, e com muitas lágrimas lhe pediu lhe mandasse dar sua mãe; tomou o rei o menino nos braços e, com grandes afagos, lhe perguntou se queria antes ficar com ele. A que respondeu o menino: quero ir com minha mãe ao martírio, quero morrer mártir por Cristo, porque ela assim me ensinou e exortou muitas vezes. E que coisa é martírio, perguntou o rei. Martírio (respondeu o menino) é morrer por amor de Cristo; e Cristo, que coisa é, perguntou o rei; ao que respondeu o menino: vem tu comigo ao templo, que eu to mostrarei, e enxergando neste tempo a mãe, que estava atada ao pau para ser queimada, gritou com alta voz que o deixassem ir para sua mãe; tornou-lhe a perguntar Dunaam: e para que vieste tu aqui sem ela? Fica conosco, dar-te-emos peras, maçãs e cerejas; ao que respondeu: Eu cuidava que tu eras cristão, mas como conheço que és judeu, não quero ficar contigo; e mordendo-o na coxa, procurava fugir para a mãe; então, lançando-o de si o rei o encomendou a uns senadores para que o criassem na superstição judaica; porém o menino, escapulindo-se de suas mãos, vendo que já pegavam o fogo à mãe, correu para onde estava e, abraçando-se com ela, foi ali juntamente abrasado e morto; ensinando-nos (acrescenta Metafrastres) quão poderosa é a boa criação, junta com o bom exemplo dos pais, para persuadir aos filhos meninos.

CAPÍTULO X

Da boa companhia dos meninos

O que acompanha com sábios, diz Salomão, será sábio, e o que acompanha com ignorantes será ignorante. Esta sentença provada com tão larga experiência, entendem os expositores, não só da sabedoria da terra, mas principalmente da celestial, que é a virtude; de maneira que, na sentença de Salomão, o que acompanha com bons, de ordinário, sai bom; e o que acompanha com maus quase sempre sai mau. Só uma diversidade (diz São Efrém) se acha nesta experiência e é que, para sair um bom, não basta muitas vezes a comunicação de muitos bons, porém, para sair mau, basta a comunicação de um só; assim como, para lançar a perder uma caldeira de mel, basta uma só gota de absinto; mas para adoçar uma jarra pequena de absinto não bastam muitas caldeiras de mel.

E ainda que de toda a idade se entende esta doutrina, não há dúvida que a idade pueril está mais exposta a este mal. O mal contagioso mais facilmente se pega aos meninos que aos já provectos na idade. Os meninos (diz São Jerônimo) são como as violetas ou como os lírios, que com qualquer ar pestilencial se murcham e se perdem. São (diz São João Crisóstomo) como a jóia, ou depósito, que na mão do amigo fiel está seguro, mas na mão do ruim amigo está arriscado. São os meninos (diz Platão) como a cera, e os amigotes como o sinete; se os amigos com quem tratam forem

Prov. 13.

Tra. de Charitate.

bons, imprimirão neles imagem boa, e más, se forem maus. Os cordeiros seguros andam entre as ovelhas, mas não entre os lobos. Igualmente estão expostas ao rigor do tempo as frutas que as flores; porém, não há dúvida que as flores estão mais arriscadas, com o mau tempo, a se perderem, do que as frutas. Claro está também que, entre as ruins companhias, mais arriscados andam os meninos do que os velhos. Se meteres um menino português entre os gregos, a primeira língua que falar há de ser grego, inda que não queira; se depois de grande estiver entre os latinos, não há de aprender latim com a facilidade com que em pequeno aprendeu o grego. Por esta causa, Platão admoestava as amas dos meninos que, de nenhuma sorte, lhe contassem fábulas nem falassem diante deles coisas desonestas, porque facilmente aprendem as crianças semelhantes linguagens; e o poeta Juvenal diz que de nenhuma sorte se falem palavras torpes na casa onde estão presentes meninos e, muito menos, se cantem diante das meninas cantigas desonestas, porque estes de ordinário falam o que ouvem e fazem o que vêem, como os bugios*.

Apud. Plutarc. de educ.

Satyr. 14.

Não acabam os santos de admirar a santidade de Moisés, que, criando-se desde menino no palácio de faraó entre ciganos de tão maus costumes, fosse tão santo e fiel a Deus; assim como de Samuel, que, vivendo desde três anos em companhia dos malvados filhos de Heli, conservasse a inocência pueril; porém isso foram dois casos singulares da onipotente graça de Deus, porque, de ordinário, é tão dificultoso (diz São Gregório Nazianzeno) conservar-se o menino entre as más companhias, como é conservar sua doçura a breve veia de água doce entre as salgadas águas do mar.

Delaud. Baf.

Viu um filósofo antigo um seu discípulo menino entre outros rapazes de ruins procedimentos e, envergonhando-se o discípulo de que o mestre o visse entre aquelas compa-

---

* Macacos.

nhias, lhe disse o mestre: filho, com aqueles somente trata entre os quais, se te acharem, te não possas envergonhar; como se fosse o mesmo estar um menino entre os maus, que ser também, como eles, havido por mau. Além disto, o demônio, sabendo que da boa criação da puerícia depende todo o bom sucesso de nossa vida, procura com todas suas forças de nos perverter enquanto meninos e, como por si não pode, procura fazê-lo por via destas más companhias; assim como quando semeou a cizânia* entre o trigo, o fez a tempo que nascesse com o trigo cizânia juntamente, para ver se podia, com as mãos dos segadores, arrancar com a cizânia o trigo nascido de novo. Faraó, para acabar com o povo de Deus, mandava por meio das parteiras matar todos os meninos hebreus; o qual faz o diabo, a quem faraó representava, com o povo de Cristo, para ver se pode com mão alheia, que são as más companhias, acabar ou perder os meninos, para desta sorte acabar com o povo de Cristo, como São Efrém.

Do qual se colhe a vigilância que devem ter os pais sobre os filhos de pouca idade, examinando as companhias com quem conversam, procurando com todo o cuidado que de nenhuma sorte acompanhem com moços de maus costumes, entendendo decerto que com tais companhias se perdem. Aquele mesmo preceito, que Deus, Nosso Senhor, pôs aos filhos de Israel, de não comunicarem com os filhos e filhas dos estrangeiros, dando por razão que decerto se perverteriam com sua comunicação. Esse mesmo devem dar os pais aos filhos a respeito dos moços de maus procedimentos, persuadindo-se que, com semelhantes companhias, decerto se perderão.

Faraó já vinha em que saíssem do Egito os filhos de Israel, que fossem já varões, contanto que ficassem no Egito os meninos. Porém, Moisés de nenhuma sorte quis vir nes- Exod. 10.

---
* Gramínea nociva, que nasce no meio do trigo; joio.

ta condição, senão que os meninos haviam de ser os primeiros, que saíssem. O que fez faraó é o que costuma fazer o demônio no Egito deste mundo; e o que fez Moisés é o que devem fazer os pais de famílias. O demônio já se lhe não dá que os grandes se afastem da companhia dos maus, porque para esses têm outros meios de os enganar; o que pretende é que se não afastem os meninos pequenos, porque desta sorte é que os engana melhor. Pois, que remédio contra este faraó? O que fez Moisés? Os primeiros que hão de deixar os tratos dos egípcios ou os primeiros que se hão de apartar da comunicação dos maus são os filhos meninos, porque nos grandes não é tão manifesto o perigo.

De filiis edvan. dis.

Plutarco, autor gentio, falando com os pais de famílias, diz: Muito vos importa afastar vossos filhos da comunicação dos maus, porque, sem dúvida, se farão participantes de seus maus costumes. Em outra parte diz que atendam os pais com que meninos brincam, e com que criados se servem os filhos de pouca idade; porque, assim como aquele que sempre acompanha com o coxo vai tomando ruim jeito ao andar, assim os meninos, que conversam com meninos de ruins costumes ou se servem com rapazes de ruins manchas, vão pouco a pouco aprendendo seus costumes e ficam como eles mal criados; até aqui este grão filósofo. Bom exemplo o de Alexandre Magno, que jamais pôde perder os vícios que, em menino, aprendeu em companhia de Leonides, como bem notou São Jerônimo, escrevendo a Leta.

Epist. 7.

Genes. 21.

Uma vez viu Sara o menino Isaac brincando com Ismael, que era filho de uma sua escrava e meio irmão de Isaac; e logo fez lançar fora de casa o rapaz com sua mãe, porque, como notaram os santos, advertia que não eram os brincos* tão honestos como convinha; e poderia Isaac, com a comunicação de Ismael, aprender seus maus costumes. Pelo qual devem os pais ter muito cuidado na escolha dos meninos

---
* Brinquedos.

com quem tratam, e na eleição dos criados com quem se servem os filhos, enquanto são meninos, que sejam tais quais querem que sejam os seus próprios. Da mãe de Platão se conta que criara a seus peitos, juntamente com seu filho, um menino estranho, com quem o seu Platão houvesse de brincar, para que, criando-se com o mesmo leite e com a mesma doutrina, não tivesse ocasião o filho próprio de brincar com outros de diferentes costumes. O mesmo, dizem os hebreus, fizera Sara com Isaac, dando de mamar a outros meninos juntamente com Isaac, para que, mamando todos o mesmo leite, tivessem todos a mesma criação e tivesse Isaac meninos da mesma criação com quem folgar. Isto fazem as mães que desejam os filhos bem criados, porque as que os deixam acompanhar com rapazes de péssimos costumes, não se lhes dá que os filhos sejam bons ou sejam maus. Plut. in vitaPlat.

Mend. in lib. Reg. c. 14. 52.

Por essa mesma causa os reis godos criavam, em seus palácios, alguns meninos espanhóis mais sisudos, para que, criando-se com sua comunicação, os filhos príncipes bebessem deles os costumes espanhóis. O mesmo, se conta, faziam os reis de Macedônia, fazendo morar em seus palácios moços bem morigerados, para que os de sua casa, com sua comunicação, se edificassem. Isto, com maior vantagem, usou Augusto César, quando, por não ter filhos próprios, adotou por filhos aos dois meninos Caio e Lúcio, mandando convocar a[o] palácio os filhos meninos dos nobres, para que se criassem, juntamente com os dois perfilhados* príncipes, tomando ele mesmo, imperador, o assunto de os ensinar. O mesmo se conta dos reis do Egito, os quais mandavam que os sacerdotes trouxessem seus filhos a[o] palácio, para se criarem nele juntamente com os filhos príncipes, para que, como filhos de sacerdotes, que supunham, eram de bons costumes, fossem de exemplo aos príncipes meninos; ao qual costume parece que alude Santo Tomás, quando diz

Vedra Emp. 2.

Curt. l. 6.

Alex. ab. Alex. l. 2 & 25.

Opus. 20. de Reg. Prin.

....
* Adotados.

que os monarcas egípcios costumavam ajuntar os meninos de bom parecer e engenho, aos quais mandavam ensinar as letras, para que dali escolhessem para os magistrados os que saíssem mais sábios e de melhor parecer.

Provera a Deus que todos os meninos pudessem ser criados como Josué no tabernáculo* com Moisés; como Samuel no templo com Heli; ou como Loas no dormitório dos sacerdotes com Joiada, quando não pudesse ser com Josafá em uma torre fechada com a doutrina de Barlaam; separados de tantos maus exemplos quantos vêem os meninos nesta vida; mas porque isso nem sempre pode ser, é necessário que seus pais ponham grande vigilância em apartar os filhos, enquanto são pequenos, daquelas companhias peçonhentas, que lhes podem ser nocivas; façam a seus filhos, enquanto são crianças, o que faz a águia aos seus enquanto são pintãos.

In Deut. c. 32.

A águia, diz São Jerônimo, costuma fazer seus ninhos sobre os mais altos penhascos ou árvores mais levantadas, para que as serpentes, ou outros animais venenosos, não façam mal a seus filhinhos, enquanto estão no ninho; e assim costumam pintar a águia sobre os seus filhinhos com uma víbora na boca, para hieroglífico da vigilância paterna na boa criação dos filhos na idade da puerícia. Oh, se soubessem aprender da águia os pais como devem afastar os filhos daquelas víboras peçonhentas, que com o veneno de seu trato e palavras, lhes são nocivas. Se se persuadissem os pais que é tão dificultoso sair bom um menino que trata com maus, como é impossível lançar uma linha direita por uma régua torta; ou que cresça direita a varinha de hera que, do princípio, nasceu pegada em alguma vara torta. Alcebíades, quando era menino, não tinha demasiado assento; começou acompanhar com outros rapazes de sua idade, travessos, e ia-se fazendo como eles; não faltou quem lhe tirasse pela orelha e emendou-se de tal sorte, fugindo à comunicação destes,

Plut. sua vida.

....
* Parte do templo de Jerusalém onde ficava a arca da aliança.

que foi um dos mais célebres heróis da Antiguidade. Não faltam nas histórias eclesiásticas exemplos bem lamentáveis a este propósito que eu pudera aqui relatar, sirva o seguinte pela doutrina que contém e pode servir para todos.

Em Madri houve um filho de um cavalheiro, que apenas tinha cheios os anos da puerícia de igual índole a seu ilustre sangue, confessado do Padre Luís de Gusmão, varão santo da Companhia de Jesus, tão devoto, modesto e prudente que o Padre Luís lhe tinha dado franca licença para entrar na casa da provação a tratar com os noviços, de quem era mestre, pelo fruto espiritual que os mesmos noviços tiravam de sua conversação e também para que, com a companhia dos noviços, evitasse a dos outros moços de sua idade, que lhe poder[i]am servir de escândalo. Sucedeu, pois, que fazendo o padre Luís ausência daquele Colégio, o seu confessado deixou também a conversação dos noviços, em cujo lugar admitiu a de outros moçotes distraídos que se lhe agregaram, os quais, com seu mau exemplo e piores conselhos, o foram pouco a pouco distraindo, até que, deixando com a idade de menino a inocência pueril, se entregou como os demais companheiros aos vícios da adolescência. Um dia das quarenta horas*, quis ir ao nosso Colégio para se confessar e ganhar o santo jubileu, e os amigos o divertiram, convidando-o para os jogos daqueles dias. Intentou o mesmo o segundo dia e os mesmos amigotes o tornaram a divertir com os jogos e desonestidades daquele tempo, nas quais não sei por que ocasião foi miseravelmente morto a punhaladas, sem confissão. Assim perdeu a vida entre as más companhias o que, entre as boas, era a todos de exemplo e edificação.

Nier. Varoens da Comp.

....
* Horas canônicas e outras matérias de culto.

CAPÍTULO XI

Que se não devem criar os meninos à vontade

Disse com acertado juízo um daqueles padres antigos: se vires o menino subir para o céu por sua vontade, sem que seja por tua direção, pega-lhe nos pés e dá com ele em terra, porque não é isso o que lhe convém. Quis dizer o prudente ancião que não havia coisa mais arriscada, nos de pouca idade, que deixá-los ir por onde querem, ainda que pareça que levam bom caminho; porque, como nos de pouca idade não há a discrição necessária, nem suficiente prudência para a eleição dos meios convenientes, não pode haver em suas ações o acerto conveniente que se deseja. Pelo qual, um dos conselhos mais saudáveis que o Espírito Santo nos dá pelo Eclesiástico, para a boa criação dos filhos, é que os domemos e lhes cortemos a vontade enquanto são meninos. E, no capítulo trinta, claramente diz: não dês liberdade ao filho, enquanto é menino. Por este modo vão os santos, e mestres de espírito todos; e ainda os mesmos filósofos antigos foram da mesma opinião. Plutarco expressamente diz: convém não deixar sair o menino com o que quer; e o aprendeu este filósofo de Platão e Aristóteles, e é assim conveniente, porque assim se costumam a seguir os ditames da razão e não os impulsos da vontade.

Se o pai do pródigo não deixara ir o filho para onde o levava o apetite, e lhe cortara a vontade, como devera fazer, não o virá depois perdido, como viu, pobre, faminto e vi-

In vitis. PP. l. 10. p. 11.

Eccl. 7.

Plut. de educ. puer.

Luc. 15.

cioso. Se Davi soubera negar a licença que lhe pediu seu filho Absalão, para ir sem necessidade a Belém; ou examinara primeiro as causas de sua jornada, como devem fazer os pais vigilantes, não o veria* rebelado depois, como viu e experimentou com destruição do reino e perda da alma. E se, quando o mesmo lhe pediu licença para levar seus irmãos ao banquete, não condescendera com sua vontade, não se seguir[i]am as desordens da morte de teu filho Amnon. As quais desgraças atalharia Davi se, quando soube do infando incesto de Amnon com sua irmã Tamar, o repreendesse e castigasse, como tão desaforado caso merecia; mas porque Davi (como diz a Escritura) se não atreveu a entristecer, nem desgostar o filho, o viu depois morto às mãos de seu irmão. De sorte que Davi, que antes degolava gigantes e despedaçava leões, não se atreveu depois a repreender e desgostar um filho atrevido e desonesto, caso que os santos padres, com razão, estranham em Davi; e, pois, que fim podia esperar o pai de filhos criados em tanta liberdade?

O pai que condescende com a vontade desordenada dos filhos, ou os deixa ir conforme seus apetites, quer os fazer Ícaros ou Faetontes, que, na liberdade que lhes permite, lhes concede as ocasiões de suas ruínas. Bem conhecia o pai de Faetonte que não eram os anos pueris do filho suficientes para correr a região do céu no carro do sol, a que anelava**; condescendeu contudo com seu pueril apetite, para o ver abrasado em seus incêndios. Não eram as asas de Ícaro convenientes para voar, como pássaro, a região do ar, como desejava; contudo lhas concedeu o pai, Dédalo, para o ver precipitado nas águas, a quem deu o nome com sua ruína. De sorte que as rédeas e as asas, que estes pais concederam aos filhos meninos, lhes foram ocasião de um perecer no fogo e de outro acabar nas águas. Os pais, que

----
* No original: "vira".
**Ansiava, almejava.

largam as rédeas aos filhos meninos ou lhes dão asas para voar; isto é que lhes largam as rédeas de seus apetites ou lhes dão azos de lançarem mão da liberdade, ordinariamente os perdem e vêem deles tristes e desastrados fins; como claramente diz o Espírito Santo, por Salomão: o filho (diz) criado à vontade é confusão de sua mãe ou, como lêem os Setenta, é confusão de seus pais. _{Prov. 29.}

Quando Deus, Nosso Senhor, mandou, no Levítico, lhe oferecessem dois pombinhos com o menino nascido de pouco, tomava o sacerdote o pombinho, retorcia-lhe o pescoço e cortava-lhe as asas, e com aquela cerimônia o oferecia em sacrifício a Deus; na qual cerimônia, diz Eusébio Emisseno, quis Deus ensinar que os pais deviam cortar as asas e torcer o pescoço; isto é, ter sujeitos e rendidos os filhos enquanto são meninos; cortando-lhes o[s] desejos inúteis e os apetites nocivos, significados nas asas, procurando dobrar aos que são de natural duro[s], significado no pescoço retorcido; o que tudo era fácil de fazer, enquanto os filhos são meninos significados nos pombinhos. _{Lev. 5.}

Desta verdade experimentamos cada dia tantos exemplos que era escusado autorizá-la com os muitos que os autores referem. Contarei somente o que conta Famiano Strada, do Príncipe Carlos, filho de Felipe, Rei das Espanhas e neto de Carlos V. Logo de pequenino conheceram sua má inclinação, conjeturando o que seria depois, pelo verem degolar por sua mão os coelhinhos; assim como antigamente conjeturaram os atenienses do menino que tirou os olhos às gralhas e, por essa causa, o mandaram matar. Ajuntou-se à sua má inclinação a muita liberdade em que, na ausência do pai Filipe, o criou Maximiliano, rei de Boêmia, que, em lugar de Filipe, governava o reino e tinha o cuidado da criação do menino Carlos; o qual, de tal sorte se foi depravando nos costumes, com esta tão livre educação, que seu avô, o imperador, tornando de Flandres para Espanha, teve muito grande desgosto de o ver. Quis El Rei, seu pai, pôr nisso re- _{L. 7. de Brllo Belg.}

médio e não pôde, já que tanto tinha lavrado nele a liberdade e tão feito estava já à sua vontade em tão poucos anos. Mandou-o para Flandres em companhia dos excelentes príncipes João de Áustria e Alexandre Farnézio, para ver se, assim como com a mudança dos climas se mudam muitas vezes as compleições do corpo, se mudavam as do ânimo do filho. Porém não sucedeu assim porque, com a ausência do pai, se fez pior; e o que causa maior espanto é que, sucedendo-lhe aqui chegar às portas da morte de uma queda, que deu por uma escada, e sarando repentinamente por milagre de S. Diogo, não só se não emendou, mas se fez cada vez pior; e por mais que El Rei, seu pai, procurou reduzi-lo aos procedimentos de quem era, nunca pôde; até que, preso em casa, consumido de tristeza por lhe faltar a liberdade, em que se criara, acabou em menos de seis meses. De tanto mal como isto é criarem-se os filhos à vontade na idade de meninos, e toda a indústria não basta muitas vezes para os reduzir, depois que endureceram. Por isso, aconselha bem o Eclesiástico que tratem os pais de domar e quebrar a vontade aos filhos, enquanto são meninos, porque, depois de grandes, nos não sejam quebranto do coração.

Eccl. 7. & 30.

É o filho, criado à vontade, como o poldro que se criou no campo sem freio e sem rédea. É necessária muita força e muita arte para o amansar; o que se não vê no poldrinho que se costumou de pequeno à vara e ao freio; e ainda assim os poldros, se não lhes tem mão nas rédeas, se fazem desbocados ou, se lhas tiram demasiado, se fazem rebelões. O mesmo passa nos filhos que, de meninos, são criados em liberdade, que custa muito depois de grandes domá-los e, se acaso lhes contradizem seus apetites, ou lhes não permitem a liberdade com que foram criados, se descompõem e fazem piores. Por isso, claramente diz o Eclesiástico: o cavalo, por amansar, sai rebelão, e o filho, criado à vontade, sai arrebatado. Por esta causa, diz Sêneca, que se há de usar com o filho menino o mesmo que se usa com o poldrinho: de rédea, de vara e de espora; de rédea para lhe ir à mão

Eccl. 30.

L. 2. d. ira.

aos petites*; de vara para corrigir dos defeitos; de espora para o estimular a seguir o caminho que convém e não o que apetece.

Do Santo Menino Tobias, conta a Escritura que, no tempo que estava cativo na Pérsia, era muito amado do Príncipe Salmanasar, o qual lhe tinha dado franca licença e liberdade de fazer o que quisesse e de ir para onde tivesse vontade. Contudo o santo menino nunca perdeu um ponto de sua modéstia com tanta liberdade, antes fugia à companhia dos maus e a todos dava conselho de salvação. Porém este foi exemplo singular e que se não acham muitos nas Letras Divinas, nem humanas; porque, de ordinário, o menino posto em liberdade de fazer quanto lhe pede o apetite, e de ir para onde lhe pede a vontade, segue o mau exemplo dos maus e se perde. Por isso, o pai de famílias prudente, e que deseja a boa criação de seus filhos, há de ser como o diligente e cuidadoso pastor, que nunca se afasta da vista do seu rebanho, nem lhe permite a liberdade que seu brutal ímpeto lhe pede. Se o pastor largar os cordeiros, ou os cabritos, para que livremente discorram os campos e outeiros, põem-se a perigo ou de que sejam comidos do lobo, ou que se despenhem, ou que se percam, ou, quando menos mal, se desgarrem.

Tob. 1.

De serem os meninos criados à vontade têm as mães de ordinário mais culpa que os pais; porque, como amam os filhos mais tenramente, cuidam que então os amam melhor quando em tudo lhes fazem a vontade; e, o que é pior, que muitas vezes importunam os maridos para que concedam aos filhos mais liberdade do que lhes convém; e o pai prudente não deve estar por estas imprudentes importunações da mãe, para deixar de fazer o que convém aos filhos. Mui a propósito vem aqui a sentença de Temístocles, príncipe ou capitão dos atenienses; importunava-o sua mulher, pe-

---
* Pequenos.

<small>Ravisio Text.</small>

dindo-lhe certa liberdade para um filho menino, a quem criava com mais liberdade do que o pai desejava como prudente, à qual respondeu Temístocles desta sorte: os atenienses dominam aos gregos; eu aos atenienses, tu a mim, e teu filho a ti; olha lá, não saia tal que, quando governe aos gregos todos, o faça como ignorante; quis dizer que, com a liberdade que procurava ao filho, o fazia mal criado e, por conseguinte, imprudente e incapaz de ser príncipe dos gregos.

CAPÍTULO XII

Quanto dano causa criar os meninos com mimo

Para acertar na boa criação dos meninos, é necessário saber distinguir o mimo, do amor; porque criar os meninos com amor é virtude e pode ser de grande utilidade; porém criá-los com mimo é vício e pode ser de grande dano para sua boa educação. Criar, pois, os meninos com amor é criá-los querendo-lhes e aplicando-lhes os meios convenientes para seu bem; porque amar não é outra coisa senão querer bem e o pai, que maior bem quer ao filho, esse é o que o ama mais. Porém, criar os filhos com mimo é criá-los com o regalo escusado e com desordenada indulgência; e os que desta sorte criam seus filhos, tão longe estão de os amar (diz Plutarco) que antes estorvam ao verdadeiro amor, e assim diz ele: Vi alguns pais cujo amor foi causa de não amarem aos filhos; porque, como não lhes buscam com a demasiada indulgência o maior bem, não vem a ser amor senão mimo. Lib. de bbe. educ.

O primeiro dano, pois, que causa o muito mimo nos meninos é fazê-los mimosos e moles; e, por isso, pouco aptos para o trabalho; e assim claramente diz Fábio: a criação mimosa enfraquece os nervos do corpo e debilita as forças do espírito. Aristóteles diz: convém costumar os filhos desde meninos ao frio e ao rigor, para se costumarem a ser robustos. Por isso os antigos, como toca o poeta, costumavam meter na neve e nos rios aos filhos, logo em nascendo, para se fa- Fab. 1.

Arist. Polit. l. 7. c. 17.

Aeneid. 6.

zerem, com o rigor do frio, duros e sofredores das injúrias do tempo. Como faziam os celtas, os de Trácia, e os antigos germanos, como refere César. Mais ainda faziam os espartanos e lacones, dos quais os primeiros matavam os filhos à fome e à sede, curtiam-nos ao sol e à chuva para saírem robustos e de nenhuma maneira mimosos; os segundos costumavam levar os filhos diante dos altares de seus deuses e aí os açoitavam fortemente até correr o sangue, para que, daquela sorte, se costumassem a sofrer e não ser melindrosos. E de maior admiração é o que refere Tertuliano, dos espartiatas, cujos filhos levavam os açoites, com tal sofrimento à vista dos pais que antes haviam de cair mortos, diante dos altares, que chorar uma lágrima ou dizer uma palavra. Assim fugiam os antigos gentios todo o mimo na criação dos filhos; e só as que assim os criavam se tinham por mães de filhos varões; donde veio o adágio, só as mulheres lecenas parem varões; porque, como as demais os* criam com mimo e regalo, de ordinário saem afeminados e não merecem o nome de varões. Por esta causa Tármulo, o terror do mundo, vendo o filho no colo da ama, com chapéu, lho tirou, dizendo que não queria que seu filho se criasse com tanto mimo; e Licurgo mandava que andassem os meninos descalços.

    O segundo dano é que os meninos criados com mimo, de ordinário, saem deliciosos e desonestos; são como a vide que não é podada, nem cultivada, que tudo é vicejar e luxuriar; [o que tem a vide podada**], que viceja menos e frutifica mais. Testemunha seja o mais delicioso e luxurioso rei, que se lê nas Divinas Letras, que foi Salomão. Qual foi sua criação em menino? Ele mesmo o testifica, dizendo: Eu fui filho pequeno de meu pai muito tenro, ou, como se lê no Caldeu, delicado e criado com muito mimo, e assim me ensinou minha mãe. E, pois, que muito saísse Salomão tão

---

* No original: "as criam".
** No original: "o que não tem a vide podada".

delicioso e desonesto, se em menino foi criado com tanto mimo e delícia? A razão disto está muito clara, porque, como para resistir às branduras de nossa carne seja necessária muita mortificação da carne e valor de espírito, que mortificação pode ter o que foi criado com mimo e regalo?

O terceiro dano é que os filhos criados com demasiado mimo, de ordinário, saem tolinhos e menos avisados; e por esta causa, diz o Padre Salazar, se tem menos opinião dos filhos morgados e dos filhos fidalgos, porque, de ordinário, são criados com mais mimo que os demais, e é coisa rara serem discretos; e isto quis dizer Salomão, nas palavras que atrás referimos; diz este doutor, quando disse: Eu fui menino delicado e filho morgado diante de minha mãe, e ela me ensinava e dizia etc. Como tendo por grande maravilha ser tão sábio, havendo sido filho morgado e criado com tanto mimo? Mais claramente no-lo ensina o mesmo Salomão, nos Provérbios, no Capítulo 21, donde diz assim: a tolice está atada no coração do menino e só a vara a faz fugir. Foi o mesmo que dizer (conforme a comum exposição); o menino que naturalmente é tolo, se for disciplinado, bem se fará avisado; porém, se for criado com mimo, se tolo for, tolo se ficará. A versão dos Setenta ainda explica melhor: a demência, ou tolice, está pendente sobre o peito do menino; porém, o açoite e a disciplina está mui longe dele; como se dissera: o mesmo é criar os meninos com mimo que fazê-los ignorantes; porque, assim como com a disciplina se fazem avisados, assim com o mimo se fazem tolinhos.

O quarto dano é que os filhos criados com mimo, de ordinário, são os piores e os que mais depressa se perdem; são como o peixe, ou carne, que se não salga a tempo; a carne salgada a seu tempo sempre dura; a que se não salgou a tempo, depressa se corrompe, e, uma vez corrupta, por mais sal que lhe lancem, nada aproveita. Assim se hão os pais com os filhos que criam com mimo, e os não sabem salgar a tempo enquanto meninos, antes que entre com eles

Sal. in. Prov. c. 3.

Prov. 3.

Prov. 21.

<small>Eccl. 20.</small>

a corrupção dos vícios. Por onde cuidam que os criam, os lançam a perder com o mimo e demasiado carinho; são estes pais, como aquela bugia, que conta Plínio, que tanto abraçou e beijou o filho, que pariu, até que o matou. Por isso o Espírito Santo, em muitos lugares, aconselha aos pais que não mostrem aos filhos pequenos demasiado carinho, por que não sintam depois a mágoa de os verem perdidos. Pelo Eclesiástico, diz: cria teu filho ao peito, e far-te-á acautelado, brinca com ele, e far-te-á triste. E logo acrescenta: não te rias para ele, para que não te doas depois. Por Salomão, diz: teus filhos, ensina-os desde pequenos, doma-os e não os cries com mimo; tens filhas, não lhe[s] mostres rosto alegre. Sem o haverem lido na Escritura, o sentiam assim os persas, dos quais conta Valério Máximo que não viam os filhos diante de si antes dos sete anos; o mesmo conta dos franceses antigos César.

<small>Eccl. 30.</small>

<small>Eccl. 7.</small>

<small>L.2.c.1. De bell. Gal. l. 6</small>

<small>Ann. ann. 304.7 n. 27.</small>

Uma cousa estranha conta Saliano, autor antigo, que pertence a esta matéria da criação dos filhos com mimo, que quero referir aqui. Quando a Rainha Sabá veio de Etiópia a Jerusalém, a experimentar a sabedoria de Salomão, entre os enigmas que lhe propôs foi um de figuras vivas desta maneira. Apresentou-lhe seis crianças de pouca idade, três machos e três fêmeas, vestidos todos nos mesmos trajos, sem diferença alguma; e eles, nas feições das caras os mais proporcionados que podiam ser, para que Salomão adivinhasse pela fisionomia quais eram os machos e quais as fêmeas. Salomão, para discernir o enigma, mandou buscar um jarro de água bem fria e mandou que todos os seis meninos lavassem os rostos com aquela água; entretanto, esteve o rei observando quais se lavavam com melindre e quais afoitamente. Os que se lavavam com melindre, como mimosos, avaliou por fêmeas, e eram assim; e os que se lavavam com afoiteza, sem receio do frio, avaliou por machos e, desta sorte, soltou o enigma da Sabá.

<small>Engel. D. post. Pasc.</small>

Outra história contam as *Crônicas de França*, que também faz muito a este propósito. Antônio de Borbon, Rei de

Navarra, havendo tido vários filhos da rainha, sua mulher, por mais cuidado que deles tinha e regalo com que eram criados como filhos de rei, todos lhe morriam, pelo qual vivia com muito desgosto. Que fez seu sogro Henrique Alberio? Considerando que o muito mimo com que os netos eram criados no Paço poderia ser a causa de se não lograrem, tomou um singular conselho; e foi que o primeiro filho, que depois disto nasceu, o mandou criar no campo, entre os pastores, como o filho de qualquer deles, sem o mimo e regalo que, no Paço, podia ter; e foi o sucesso que desejava, porque este somente se logrou entre todos, que foi Henrique II, de França. Donde aprenderam os pais o quanto importa criar, ou não criar, os filhos com mimo demasiado no tempo da puerícia.

CAPÍTULO XIII

De quanta importância é criar os meninos em piedade e devoção

Não é minha intenção persuadir aos pais a obrigação que têm de criar os filhos em piedade e temor de Deus; porque esse é preceito divino, a que estão gravemente obrigados e de que hão de dar estreita conta a Deus; porque, se os pais têm grave obrigação de buscar o necessário para a vida temporal dos filhos, quanta maior é a obrigação de lhes procurar o necessário para a vida espiritual da alma? Só pretendo mostrar sua importância, de os informarem nessas coisas de piedade logo desde sua puerícia.

A quem ensinará o Senhor sua ciência, a quem a inteligência de seus mistérios (diz pelo Profeta Isaías), senão aos meninos, quando são desmamados e arrancados dos peitos de suas mães? Sabedoria de Deus é saber as coisas da salvação; a inteligência de seus mistérios, é saber a Doutrina Cristã, as coisas de piedade e devoção; estas, quer o pai de todas as criaturas que os pais ensinem a seus filhos, tanto que são desmamados e que as primeiras palavras, que falarem, sejam de piedade e devoção. Isai. 21.

Vigéssio, autor grave da arte militar, ensina que, para saírem os filhos bons soldados e bem disciplinados na guerra, importava muito que desde meninos se criassem nas coisas militares e que o tirocínio melhor do soldado veterano é o da puerícia; que, por isso, as mulheres espartanas, quando estavam prenhas, lutavam entre si, para que os filhos nas-

_{L. 1. c. 4} cessem já com a inclinação à guerra e, quando nascidos, lhes faziam uns arquinhos e, por setas, palhinhas; para que de logo se inclinassem ao exercício militar. A este fim se inventaram os certames, as lutas, os ginásticos e outros jogos semelhantes, que refere Plutarco a este propósito. E era tão praticado este ditame entre os antigos que até o pão, que haviam de almoçar os rapazes, o punham, em um lugar alto, as mães, para que dali o conquistassem às pedradas e de outra sorte lho não davam, e assim se exercitassem no [expedir*] da funda** desde meninos.

_{L. 1. c. 13}

Soldados somos todos da milícia do Cristo, importará também muito que, desde meninos, nos exercitemos na milícia cristã para sairmos bons soldados ou bons cristãos. Que vergonha é, e que dor do coração, que não saiba um cristão as cousas de cristão, nem exercite as cousas de piedade que são os exercícios de cristão? Isto de que vai, se não de o não aprenderem desde meninos? Que vergonha seria que o soldado velho não soubesse disparar o mosquete, nem cingir a espada? A mesma é que não saiba o soldado de Cristo como se há de confessar, como há de ter oração e as outras coisas próprias de cristão. Pois, assim como aquela ignorância no soldado velho nasceu de se não haver exercitado nas armas no tempo de bisonho; assim, no soldado de Cristo, aquela ignorância nasceu de se não haver exercitado nas coisas de piedade, enquanto menino. Por isso o Espírito Santo, naquelas palavras dos Provérbios em que admoesta os pais a criar bem os filhos desde meninos, usa daquela palavra latina, *initia puerorum*, que propriamente pertence ao soldado; porque, assim como para sair bom soldado é prudente conselho aprender desde menino os documentos militares, assim para sair bom cristão é saudável conselho aprender desde menino os documentos de Cristo.

_{Prov. 21.}

---

* No original: "despedir".
** Atiradeira.

Os poetas, para encarecerem quão grandes capitães foram os sujeitos de seus poemas, fingem que, sendo meninos, se haviam criado entre os tambores e estrondo militar, e que os seus brincos eram as esporas e lanças; e que os carrinhos, em que começaram a engatinhar, eram os escudos, como do seu Honório *jacta* Claudiano. E para encarecerem quão grandes soldados foram os espartanos, dizem que, ao nascer, os recebiam as parteiras em uns escudos. O mesmo podemos nos dizer, com mais verdade, dos soldados de Cristo: os melhores capitães, que são os doutores da Igreja, todos mamaram, com o leite, a sabedoria; com as primeiras papinhas, a piedade cristã; e por isso saíram tão sábios e tão santos. Santo Tomás, luz da teologia, sendo de mama, para o fazerem calar, lhe davam um livro para brincar; engoliu um papel em que estava escrita a saudação angélica; e, quando tinha quatro anos, rogou a seu mestre lhe explicasse que coisa era Deus, e saiu com estes prenúncios tão consumado que ninguém melhor que ele explicou que coisa era Deus. De sorte que os pais, que desejam seus filhos bons cristãos, sábios e devotos, os devem costumar logo desde meninos nas coisas de piedade; porque se muitas vezes os que foram bem criados saem indevotos e desalmados, que será nos que, desde pequenos, se criaram sem devoção nem temor de Deus?

Muitas vezes vejo eu alguns pais muito curiosos de trazerem os filhos pequenos muito enfeitados e alindados, e dos mistérios da fé e piedade nada curam; vê-los-eis com espadinhas prateadas, vestidos de seda arrendada de prata, porém sem cartilhas para aprenderem os mistérios da fé, nem rosários, ou Horas de Nossa Senhora, para terem oração. Estes podereis esperar que sejam bons vadios, não bons cristãos ou bons doutores. Outros pais, em lugar da piedade e devoção, se ocupam todos em ensinar os meninos a bailar, tocar viola, cantar, esgrimir ou correr a cavalo; porém de os ensinar a rezar, confessar e mais exercícios de piedade, pouco ou nada curam. Estes filhos poderão sair bons dançantes ou bons cavaleiros, mas não bons cristãos.

Outros pais há tão imprudentes e maus cristãos que ensinam aos filhos ditames bem contrários à piedade cristã e humildade de Cristo, como a ser timbrosos*, melindrosos; a título de nobreza, os ensinam a ser soberbos; a título de discrição, bacharéis; a título de cortesia, entremetidos**; e talvez a título de zombaria, a ser desonestos, fazendo-os repetir palavras bem torpes, as quais, ainda que o menino as não entenda, são como a peçonha que mata, ainda que se não conheça; e estes pais não consideram que assim como a peçonha no leite é mais nociva, assim aqueles ditames naquela idade são mui danosos. São estes pais, sem querer, como aquela meretriz do tempo de Salomão, que matou o filhinho com o mesmo peito com que o criara, porque, dormindo com o peito na boca do infante, o sufocou sem querer.

3. Reg. 3.

Mui de outra sorte criarão seus filhos os pais bons cristãos e tementes a Deus, ensinando-lhes desde crianças a piedade e devoção, que antepunham a qualquer outro respeito humano. Santa Brígida, como escreve Súrio, não só andava como a águia sobre seus filhinhos, cuidadosa em os criar, mas lhes buscava mestres que os ensinassem e exercitassem em toda piedade. Um dia deixou um filho seu de jejuar, véspera de São João, e chorou a Santa por isso tantas lágrimas que veio o Santo do Céu a consolá-la, dizendo que já que ela sentia tanto faltar seu filho naquele serviço seu, ele o tomava debaixo de seu patrocínio. A mãe de São Frederico, vendo o filho tão inclinado às coisas de Deus e repetir, com tanta graça, as coisas que ouvira aos pregadores, e assistir aos divinos ofícios com mais aplicação que os outros meninos aos jogos pueris, o entregou aos sacerdotes para que o instruíssem bem nas coisas de piedade, solicitan-

Tom.4. Jul. 25.

Sur. t. 4. Jul. 18.

---

* Escrupulosos, meticulosos.
** Aqueles que se metem em vários negócios, sem serem chamados.

do-os, com dádivas, para que tivessem nisso particular aplicação; e foi a Deus tão agradável esta diligência da mãe e ao filho de tanto proveito que lhe revelou Deus o entregasse a São Riefrido, Bispo de Trajeto, com cuja doutrina, de tal modo aproveitou que foi santo canonizado. Boa mãe foi também a d'El Rei Dom Sebastião, que o fazia ajudar às missas no nosso Colégio de Santo Antão e, o que mais admira, o fazia ir diante da procissão das doutrinas, tocando a campainha. E por não repetir destes exemplos inumeráveis, concluirei com o do Santo Tobias, por ser das divinas letras, de que se não pode duvidar. *Tob. 1.*

Deu-lhe Deus um filho, a que pôs nome Tobias, a este (diz a Sagrada Escritura) ensinou desde sua infância a temer a Deus e fugir de todo pecado. Estando vizinho à morte, depois de lhe haver encomendado a obediência a sua mãe, lhe fez uma exortação em que recomendava, além do temor de Deus, todo exercício de piedade e devoção, que se lê no capítulo quarto. E por ser mui dilatada se não repete aqui. A esta imitação muitos pais, amantes verdadeiros de seus filhos, fizeram o mesmo na hora da morte e alguns lhas deixaram por escrito. Porque de outra sorte devem criar os homens seus filhos, do que os brutos. Vereis os filhos dos brutos, como logo em nascendo, se enviam às tetas das mães e caminham para o pasto, e os pais para lá logo as encaminham; não há de ser assim a criação dos homens, senão que o principal fim há de ser a piedade e bem eterno de suas almas para o que foram criadas.

CAPÍTULO XIV

De quanta importância é criar os meninos na devoção da Virgem Maria, Nossa Senhora

De quanta importância seja para a boa criação dos meninos a devoção da Virgem, Senhora Nossa, não é fácil de declarar em um só capítulo. Não aproveitam tanto os meninos nos corpos, com o leite das próprias mães, quanto aproveitam nas almas, com o leite da devoção da Virgem; porque, assim como o leite materno é o mais proveitoso para a saúde corporal dos meninos, assim o leite da devoção da Virgem é o de maior proveito para a saúde de suas almas, mais que outra qualquer indústria ou política humana; o qual se conhecerá facilmente se considerarmos o alto grau de perfeição e santidade a que muitos santos em breve chegaram, na primeira idade da puerícia, por meio desta santa devoção da Senhora. São Bernardo, São Edmundo, São Bernardino e outros inumeráveis santos logo desde meninos foram santos, porque desde meninos se criaram neste amor da Virgem. Quem não admira o prodígio da santidade a que chegou o Beato Estanislau, noviço da Companhia de Jesus, em dezessete anos que viveu, pela devoção da Virgem, em que se criou? Os cegos e coxos, os inumeráveis milagres que Deus tem feito por sua intercessão, que só de mortos se contam dezoito; e por não multiplicar exemplos semelhantes. O grande Batista, que primeiro foi santo, que nascido à assistência da Virgem, em que nasceu, e à sua devoção, em que se criou; atribuem muitos padres o altíssimo grau de santidade a que foi levantado sobre todos os nascidos.

Já se considerarmos os que na mesma devoção e amor da Virgem mais se assinalaram e dela receberam os mais regalados favores, acharemos que, por isto, cresceram tanto nela, porque nela se criaram desde meninos. Por isso Santo Ildefonso recebeu da mão da mãe de Deus a casula* branca, e, Santo Tomás de Cantuária, a encarnada**, porque as mães de ambos os haviam, desde as mantilhas, dedicado a seu serviço. Por isso [a Virgem] chegou a se desposar espiritualmente com Santo Alano, da Ordem de São Domingos, e [com***] São Hermano, que depois por essa causa se chamou José; porque ambos desde a puerícia se haviam dedicado a seu amor e consagrado por voto de perpétua castidade. Por isso chegou a dar o peito virginal ao Santo Irmão Pedro de Bastos, sendo noviço na Companhia de Jesus, porque, em menino, o havia tomado em seus braços santíssimos a mesma Senhora.

Já se considera[r]mos o inumerável número de santos que, por toda a vida, conservaram a celestial flor da virgindade, que no sexo varonil é de maior admiração e de que faz um largo catálogo o Padre Espinelo, acharemos que os mais foram por benefício da devoção da Virgem Senhora, em que se criaram desde a puerícia. De Santo Ildefonso, São Bernardino, São Domingos, o Beato Luís Gonzaga e o Beato Estanislau, o dizem expressamente os autores de sua vida. Uma coisa notável conta Santo Antonino de sua Ordem de São Domingos, que não quero deixar de contar. Certo religioso, de grande observância, testificou que, em um convento da Ordem dos Pregadores, confessara geralmente a cem religiosos e que deles achara perto de setenta, que conservavam ainda a pureza de meninos, com que haviam entrado na religião; e se em um só convento se acharam tantos vir-

Spinsexus Virg. sect. 2.

3. p. tom. 23. c. 10.

---

* Vestimenta sacerdotal.
** Vermelha.
*** No original: "como".

gens, que será em toda a Ordem junta? Estas flores e estes lírios colhe a santíssima Virgem daquele jardim, que ela mesmo, por sua mão, plantou no paraíso da Igreja. É também graça esta mui particular da Companhia de Jesus, onde são inumeráveis os que nela, até a morte, se conservam virgens por benefício da Senhora; o qual se atribui à devoção da Virgem com que se criam os meninos e estudantes nas nossas escolas e congregações da Virgem. E se para conservar esta virtude, que é a mais arriscada de se perder, é tão eficaz remédio criar os filhos, desde meninos, nesta devoção da Virgem; também o será para alcançar e conservar as demais virtudes; cumprindo-se o que ela mesmo disse nos Provérbios, que os que da madrugada de sua vida (como explica São Gregório) lhe são devotos, acharão certo seu favor. Prov. 8.

Também é claríssimo argumento de quanto importa para a boa criação dos meninos a devoção da Senhora considerar o grande fruto que a Companhia de Jesus tem colhido por meio das congregações da Virgem, ou de, por meio de sua devoção e patrocínio se criam os meninos e mancebos em toda piedade e temor de Deus; as quais, que são muitas mil por toda a cristandade, tiveram princípio da piedade com que um nosso Irmão, belga de nação, por nome João Leônio, mestre da inferior classe dos meninos, os começou a dirigir naqueles exercícios de piedade que suas idades permitiam. Todos os dias, os que desejavam ajuntar com as letras a devoção se ajuntavam em uma das classes, onde faziam oração por algum espaço de tempo diante da imagem da Virgem e liam meia hora de lição espiritual, confessavam-se todas as semanas e comungavam cada mês; e destes rudes princípios nasceu a congregação da Anunciação de Roma, mãe de todas as demais, que enriqueceram as religiões de sujeitos; a Igreja, de prelados; e o céu, de santos. Não quero deixar de fazer menção de dois congregados destes, por morrerem ainda na idade de meninos, cuja política escrevemos e podem servir de exemplo a todos. Sacchia hist. Soc. Ann. 1536.

O primeiro é o angelical menino Alexandre Bércio, florentino de nação, de cuja santidade escreveram vários autores; eu só tocarei os favores que recebeu da mão da mãe de Deus, porque, no terceiro tomo*, pretendo escrever sua vida. Começaram os extraordinários favores que a Senhora lhe fez desde o berço; porque, estando nele, sendo de mama, o visitou e acalantou, da sorte que costuma fazer a mãe a seu filhinho, adornando-lhe o berço de rosas fragrantíssimas trazidas do céu. Quando adoecia, o visitava freqüentemente e lhe alastrava a cama de flores; pelo qual a Santa Madre Maria Magdalena de Pazi lhe costumava chamar anjo da terra e flor do céu. Costumava também a Senhora visitá-lo algumas vezes quando estudava e lhe virava as folhas do livro; na última doença, de que morreu, o visitou muitas vezes e lhe assistiu até expirar, que foi ao tempo que tocavam as ave-marias, que lhe costumava rezar com particular devoção. Algumas pessoas santas viram e ouviram os anjos que se convidavam a assistir a Alexandre, seu companheiro; e um deles, por mandado Virgem, trazia uma capela de flores celestiais, que lhe pôs na cabeça de Jesus, cujo pretendente era e onde tinha o coração; e, ao entrar pela porta da Igreja, que foi em ombros de anjos, se lhe mudou o rosto em cor-de-rosa como vivo, mostrando, neste prodígio, se gozava de morar, ao menos depois de morto, em companhia daqueles que tanto desejara sendo vivo, e, por falta de idade, não conseguira.

O segundo congregante foi o seminarista Jacobo Felipe, criado no seminário romano e pretendente da Companhia, que, estando já para entrar nela, no-lo roubou o céu, sendo de idade de dezessete anos. Era devotíssimo da Virgem e, por meio da sua devoção, tinha chegado a grande perfeição e inocência de vida. Entre os favores que dela re-

---

* Ao que parece, Alexandre de Gusmão pretendia escrever uma terceira seção, fato que não chegou a se concretizar.

cebeu (conforme [ele*] mesmo confessou na hora da morte), foi dar-lhe a gostar do leite de seus puríssimos peitos. Na hora da morte, o visitou e, com sua presença afugentou o demônio que o pretendia tentar. Recebendo o viático, querendo-lhe dar o purificatório, respondeu que não era necessário, porque a Santa Virgem, que presente estava, lhe dera a beber em um cálice o sangue precioso de seu santíssimo Filho e que agora vinha levar sua alma para o céu; entre estes favores da Virgem acabou os anos breves da vida temporal, que viveu, para começar os eternos da vida bem-aventurada.

À imitação, pois, das congregações da Virgem, podem os pais em suas casas criar os filhos desde meninos na devoção da senhora e recolherão grande fruto; procurando que rezem todos os dias à sua coroa, que jejuem ao sábado e sejam seus escravos, fazendo que tragam, em sinal, a sua cadeinha** e, sobretudo, que imitem suas virtudes; para o que lhes devem contar exemplos de quanto a Virgem favorece a seus devotos, principalmente aos meninos; e pode servir de exemplar o modo com que o Irmão Francisco Moreno, de nossa Companhia, homem de grande perfeição e zelo da boa criação dos meninos, ensinava aos seus discípulos a devoção da Senhora, de quem o mesmo Irmão era devotíssimo; porque, aparecendo-lhe, em Segóvia, a Senhora e dizendo-lhe: *Eu serei tua mãe*; de tal sorte a tomou por tal que em tudo o que podia a servia; principalmente em arraigar sua devoção nos corações dos meninos da escola que ensinava, procurando que a tivessem por mãe e, como a tal, a amassem; e tal impressão fez, em alguns, a força e eficácia, com que o santo Irmão lho procurava persuadir, que muitos se assinalaram nesta devoção com extraordinário fervor. Menino houve que gastava duas horas rezando de noite o rosário de Nossa Senhora; outro menino de tal sorte

....
* No original: "ela".
** Corrente.

se afeiçoou à Senhora que algumas vezes o acharam abraçado com uma imagem da Virgem, chorando muitas lágrimas; e, perguntando-lhe os de casa por que chorava, respondeu: porque se lembrava das lágrimas que a Virgem chorou com a morte de seu filho, e a este modo eram os demais meninos que não passavam de dez anos, e conforme a esta devoção era o aproveitamento nas demais virtudes.

Quão agradável seja à Virgem este cuidado dos pais em criar os filhos na sua devoção se pode conhecer pelos inumeráveis benefícios que faz assim aos pais, como aos filhos. Dos mais célebres é o que fez ao filho de Santa Brígida, Carlos, como a mesma Senhora lhe revelou, assistindo-lhe na hora da morte, livrando-o de todas as tentações e ocasiões que lhe podiam ser causa de alguma culpa ou diminuição de merecimento, até receber sua alma e a levar ao paraíso da glória; o qual tudo, declarou a santa, fazia pelo cordial amor com que Carlos a amava, antepondo todo o seu interesse à sua glória.

Nier. l. 7. c. 13.

Nas partes católicas de Holanda houve uma mulher pia que ensinava a uma filha que tinha a devoção da Virgem. Entre outras coisas, lhe dizia que, em todas suas necessidades e perigos, invocasse sempre a Virgem Maria, Mãe de Deus. Sucedeu, pois, que andando esta rapariga em certas danças e bailhos* menos honestos, em companhia de outros de sua idade, estando descansando ao pé de uma árvore, lhe apareceu o demônio e, pegando-lhe do braço, lhe disse: anda comigo, que te quero dar o prêmio de teus bailhos, levando-te comigo para o inferno; nesta tribulação se lembrou a filha do que a mãe lhe havia ensinado e, de todo coração, invocou o favor da Virgem Maria, Nossa Senhora, cujo nome, ouvindo o Demônio, exclamou, dizendo: ó maldita seja a que tal coisa te ensinou e, com isto, deixou livre a rapariga e desapareceu.

* Bailes.

CAPÍTULO XV

Da boa eleição do mestre dos meninos

É mui própria semelhança nas divinas letras comparar a primeira doutrina da fé ao primeiro leite do peito, assim como é muito ordinário assemelhar a infantes de mama os principiantes na fé. São Pedro diz: assim como infantes de pouco nascidos, haveis de desejar o leite; e São Paulo: como a meninos de mama, vos dei o leite; quis dizer que, como a principiantes, lhes dera os primeiros elementos da doutrina; porque, como a criança com o leite do peito se alimenta na vida do corpo, assim o principiante, com o leite da doutrina, se alimenta na vida do espírito. E conforme a esta propriíssima comparação, bem se segue a necessidade que os meninos têm de quem lhe ministre este leite; porque, assim como é dificultoso criarem-se os infantes sem o leite do peito, assim é dificultoso criarem-se bem os meninos sem o leite da doutrina. I. Petr. 2. Hebr. 5.

No capítulo segundo desta segunda parte, dissemos a importância que havia de se criarem os meninos com o leite de suas próprias mães, assim porque essa era a ordem da natureza, como porque o leite das próprias mães é mais proveitoso que o alheio. O mesmo se há de dizer do leite da doutrina. A doutrina mais natural, e que mais efeito obra nos filhos meninos, é a dos próprios pais; porque, além de o dispor assim a lei da natureza, a experiência ensina que esta tomam os filhos melhor e esta conservam por toda a vida, como se vê claramente na obstinação com que os hereges estão ferrados a seus erros, dando por única razão de sua contumácia, ser feita em que os haviam criado seus pais.

Porém, assim como é lícito com causa justa entregarem os pais os filhos a outras amas para os criarem com o leite do peito, assim é lícito, e, por muitas razões, entregá-los a outros mestres, para que os criem com o leite da doutrina. Este é estilo de todas as nações e que totalmente se deve seguir, o que importa é a boa escolha do mestre que os haja de ensinar; porque, assim como na boa eleição da ama está grande parte da boa criação do filho, enquanto há vida do corpo; assim, na boa escolha de mestre, enquanto há vida do espírito, está grande parte da boa educação dos meninos. Compara o Espírito Santo, nos Provérbios, as almas dos meninos a um campo novo, que novamente se há de cultivar, a que, no latim, chamam *novalle*; semelhanças de que usam a cada passo os autores e filósofos antigos para o mesmo fim. E que senhor haverá, que para lavrar o seu campo novo, não escolha o melhor lavrador? Que importa ser o campo bom e a semente melhor, se o lavrador o não sabe cultivar? Que importa ser bom o menino, e melhor a doutrina, se o mestre o não sabe ensinar? Pois se vós buscais para o vosso campo o melhor agricultor (diz São João Crisóstomo), por que não buscais para os vossos filhos os melhores mestres? A este modo se pode formar o mesmo argumento nas mais artes da mecânica. Buscamos para a fábrica de nossos palácios o melhor arquiteto; para o primor da jóia, o melhor ourives, e para a curiosidade da imagem, o melhor estatuário; como não buscais, para a doutrina dos filhos, os melhores mestres? Ouvi o que nesta parte fizeram os gentios e sirva-vos de exemplo e de confusão.

Os reis persas, tanto que lhes nascia algum filho, buscavam por todo o reino os melhores mestres para o ensinar e não se contentavam com um só, mas lhe assinalavam quatro para o cuidado do corpo e para os costumes do espírito.

À Calcedônia enviou o Imperador Antonino, pelo filósofo Apolônio, para lhe entregar o magistério de seu neto Marco Antônio, tendo por bem empregado todo o trabalho que se passasse em uma tão dilatada jornada, só a fim de que o menino tivesse por mestre o filósofo de mais fama que havia na Grécia. Felipe teve por igual felicidade nascer-lhe o filho Alexandre para herdeiro de seus estados, que ser em tempo de Aristóteles, que pudesse ser mestre seu. O mesmo se conta de Peléo, que se alegrara sumamente com a chegada do filósofo Fênis, para lhe entregar o cuidado de seu filho, Aquiles; e a este modo se contam outros exemplos que, por semelhantes, não relato. Carol. Stephan Verbo Phenix.

Dos príncipes cristãos, basta o exemplo de Carlos V, tão célebre no mundo; ficou menino de seis anos por morte de seu pai, Felipe I, em poder de seu avô Maximiliano; buscou-lhe este o mestre de maior opinião que havia então e acertou com o deão* de Lovania, Adriano, que depois foi sumo pontífice; e saiu o discípulo tão aproveitado de seu magistério que foi dos mais esclarecidos príncipes da Europa. Ilhesc. Hist. Pont.

Por esta causa os antigos, a fim de alcançarem um bom mestre para seus filhos, não perdoavam ao trabalho, nem reparavam em dispêndio. Licurgo, notando-lhe certos cidadãos porque dava tão grandes salários aos mestres de retórica, respondeu que, de boa vontade, daria a metade de seu reino a quem lhe ensinasse bem seus filhos. Tinha este rei bem considerado a importância da boa criação dos filhos na idade da puerícia, como vimos na primeira parte, e, por isso, assim sentia da boa escolha do mestre. Diógenes, excelente filósofo, sendo cativo e vendido em público leilão, perguntando-lhe o pregoeiro: que partes eram as suas para encarecer ao comprador? Respondeu que dissesse que ele vendia um homem que sabia ensinar bem meninos. Ouviu este pregão um pai de famílias e comprou-o por uma grande Plut. Laerc. lib. 6.

---
* Dignidade eclesiástica.

soma para mestre de seus filhos, aos quais ensinou as artes liberais em que saíram excelentes. Confusão é para aqueles pais cainhos*, que acham por mal empregado o que se gasta com a criação dos filhos e reparam no que se dá ao mestre para os ensinar. A propósito do qual, conta Plutarco, que perguntara um pai ao filósofo Aristides quanto lhe havia de dar por lhe ensinar um filho. Pediu-lhe o** filósofo mil dramas; parecendo-lhe ao pai demasiado salário, disse que com mil dramas comprava ele um escravo; ao que, respondeu graciosa e agudamente Aristides: Comprareis dois em vez de um: um com as dramas, outro no filho; querendo dizer que o filho sem mestre se não distinguiria do escravo.

De educatione filiorum

Perguntareis o que se deve buscar, em primeiro lugar, no mestre dos meninos: a ciência ou o exemplo? Respondo que, se pode ser, há de ser uma e outra coisa; porque, como na primeira parte dissemos, há de buscar o pai para os meninos mestre que seja como aquelas inteligências que Deus deu aos céus estrelados, espirituais e inteligentes. Porém, havendo de faltar uma de duas, antes seja menos a ciência que o exemplo. Porque, com um mestre de bom exemplo e menos sabedoria, contanto que não seja totalmente idiota, podem aproveitar os meninos melhor do que com um mestre muito douto e pouco exemplar. Este é conselho de Severino Boécio, o qual diz que tivera um aio*** o qual lhe aconselhara que, quando houvesse de estudar retórica, buscasse um mestre de bom exemplo, ainda que fosse gago ou tartamudo****. O mesmo sentimento tinha Plínio mais moço, o qual, escrevendo a uma senhora chamada Cornélia, lhe diz que escolhesse para seus filhos meninos tal mestre do qual pudessem aprender, em primeiro lugar, os bons costumes e, em segundo lugar, a retórica.

De discipul. schol. l. 4

Lib. 3. l. Ep. ad Cor.

....
* Avaros.
** No original: "ao".
*** Preceptor de crianças.
**** Aquele que fala com voz trêmula.

A utilidade que se segue da boa eleição do mestre aos meninos não é menos que sair do bom mestre bom discípulo, como diz o provérbio antigo. Josué teve por mestre a Moisés, e foi tão avantajado discípulo que excedeu a todos os de Israel; porque, como diz a Escritura, sendo menino, nunca se apartou do tabernáculo do mestre. Lot, por isso, diz São João Crisóstomo, fora tão justo, porque em sua puerícia teve por mestre a seu tio Abraão. Joás, diz o Livro dos Reis, que obrara toda a justiça nos olhos de Deus, todo o tempo que esteve debaixo do magistério do sacerdote Joiada. Samuel, por isso, saiu tão sábio e tão santo, porque, de três anos, se criou no templo com a doutrina do sacerdote Heli. E destes acharemos inumeráveis exemplos nas histórias humanas, como nos discípulos de Platão, de Aristóteles e de outros célebres mestres da Grécia, que foram insignes na sabedoria e virtudes morais; porque, como o bom mestre de meninos é como o sábio agricultor do campo novo, ou como as inteligências que movem os céus estrelados; conforme é a ciência do agricultor, é também o proveito do campo cultivado; e, conforme o impulso da inteligência, é o movimento dos céus; e pode muitas vezes suceder que saiam os meninos da mão do mestre mais aproveitados, não só na ciência, porque isso está manifesto, mas ainda nos costumes, do que da mão dos pais; como se vê naqueles que, sendo filhos de pais infiéis e pecadores, saíram santos e sábios pela criação que tiveram, em meninos, no poder dos bons mestres; e posto que, a este propósito, não faltam exemplos nas histórias eclesiásticas, quero referir a do bem-aventurado mártir S. Pedro, da Ordem dos Pregadores, por suceder tratar esta matéria no dia de sua festa.

Exod. 33

4. Reg. 12.

1. Reg. 2.

Foi o santo filho de pais hereges maniqueus criado, porém, e ensinado na escola de um mestre católico, onde aprendeu os primeiros princípios da fé. Encontrou-o um dia seu tio herege, e, perguntando-lhe que havia aprendido aquele dia na escola, respondeu que o credo; e, começando-o a repetir: Creio em Deus, Padre Todo-Poderoso, criador do céu e da terra, lhe replicou o tio, conforme à seita dos maniqueus: não digas, filho, criador da terra, senão somente do céu, porque estas coisas que vemos são más, não as criou Deus, senão o demônio, e, por mais razões que deu o tio, ameaços e castigos dos pais nunca lhe puderam tirar do coração o artigo que de seu bom mestre havia aprendido; de tal sorte que, sendo depois martirizado pela fé, escreveu com seu sangue: Creio em Deus, padre, criador do céu e da terra.

CAPÍTULO XVI

Do respeito e obediência a seus mestres, aios e tutores em que se hão de criar os meninos

Em duas partes, diz Santo Agostinho, se divide a disciplina: em correção e instrução; a correção somente com o temor, a instrução com o amor. Estas duas coisas se requerem totalmente nos meninos, para saírem bem ensinados da mão do mestre; porque o respeito e obediência aos mestres, que são a alma das escolas, não podem persistir sem temor e amor, que são o vigor de toda a disciplina. É do temor filho o respeito, assim como é filha do amor a obediência; se nos meninos não houver temor do mestre, mal poderá haver o respeito devido. Se não houver amor em os mestres como pai, mal poderá haver a obediência, que se requer; e se nos meninos faltar o respeito e obediência do mestre, faltará a correção e instrução, em que consiste todo o ser da disciplina. Veio um dia ter, com Diógenes, um moçote de pouca idade para ser seu discípulo, entregou-lhe o mestre seu tinteiro e mandou-lhe que o seguisse; o moço, impaciente e soberbo, arremessando-lhe o tinteiro, virou as costas e deixou a escola; encontrou-o daí alguns dias Diógenes e disse-lhe: basta, que um tinteiro desfez vossa amizade! Quis dizer o filósofo, conforme comenta o historiador, que não era bom para discípulo o que não tinha respeito e obediência a seu mestre.

De moribus Eccles.

Brus. l. 6. C. 2.

Três cargos, diz Petrarca nos seus Diálogos, toma sobre si o mestre do menino: o aproveitamento do discípulo, o agrado do pai, a satisfação da república; faltou-lhe o princi-

Dialog. 31.

pal, que é a conta que dele há de dar a Deus; a nada destas coisas pode bem satisfazer o mestre, se nos discípulos não houver respeito e obediência; porque, como diz o apóstolo São Paulo aos hebreus: para que o mestre possa, sem moléstia, fazer sua obrigação, são necessários nos discípulos este respeito e obediência; e, nos discípulos meninos, com mais razão, assim pela obrigação dos menos anos; como por ser de estranhar mais o contrário nos meninos. O que estes devam fazer, neste particular, diremos no segundo tomo do *Menino cristão**, se Deus for servido, que saia à luz; agora diremos o que devem fazer os pais e digo que devem fazer todos o que fez o bom Imperador Teodósio.

Dera ele por mestre de seus dois filhos meninos, Arcádio e Honório, a um insigne varão, não menos santo que douto, chamado Arcênio; e para que com mais facilidade pudesse fazer o mestre seu ofício, lhe deu toda a autoridade e poder que ele tinha como pai, sem excetuar tempo ou lugar em que não estivessem em tudo à sua obediência, e, para que os castigasse quando e como lhe parecesse, sem isenção alguma de outro qualquer menino. Arcênio, como era tão humilde, não ousava tomar a mão que o religioso imperador lhe dava e tratava-se com tal modéstia que, entrando um dia Teodósio a tempo que estava o mestre fazendo seu ofício, vendo a seus filhos sentados e Arcênio, mestre, em pé, ensinando-os, o levou muito mal e mandou logo que se levantassem em pé os filhos e que Arcênio se assentasse como mestre, encarecendo com graves palavras o respeito e obediência com que queria fosse Arcênio tratado de seus filhos, que não fosse menor o respeito que tivessem ao mestre do que ao pai imperador. De tal sorte se emendaram os filhos com a repreensão do pai que, depois de ser imperador, Arcádio escreveu uma carta a Arcênio, seu mestre amantíssi-

Lipom.
tom. 6.
Maii 8.

---

* O autor, provavelmente, faz menção ao livro que pretendia escrever, publicado dez anos mais tarde: *Menino cristão*. Lisboa: Miguel Deslandes, 1695.

mo, de grandes agradecimentos pelo trabalho que havia tomado em o ensinar e, juntamente, lhe pedia não só a benção para administrar o império, mas ainda perdão de certo desgostinho que lhe havia dado pelo haver castigado por uma culpa.

Pais há, de menos qualidade que o Imperador Teodósio, que querem que seus filhos, e bem meninos, sejam tratados nas escolas como príncipes e não como discípulos; pois sabeis vós (diz o prudente Plutarco) por que, de ordinário, os filhos dos príncipes não saem melhores das mãos dos mestres? É porque não são tratados como discípulos, senão como príncipes. Pais conheci eu tão imprudentemente amantes dos filhos que levavam mal serem açoitados nas escolas; sendo que os pais honrados e que desejam a boa criação e ensino dos filhos pedem aos mestres, com todas as instâncias, que os açoitem e que lhes não perdoem culpa sem castigo; e Santo Agostinho diz de si que, quando por não saber lição era na escola açoitado, era isto mui louvado de seus pais; e Plutarco conta dos espartanos que, se acaso sabiam que o filho repugnara ao castigo do mestre na escola, era outra vez muito bem açoitado em casa pelos pais. Em Holanda mandou certo pai um menino às nossas escolas e, com ele mandou juntamente um feixe de varas, para que com elas fosse açoitado todas as vezes que ao mestre parecesse, advertindo ao mestre que, acabadas aquelas, tinha em casa outras para o mesmo fim. Isto fazem os pais que amam aos filhos com verdadeiro amor, que o que perdoa ao açoite, por perdoar ao menino, tão longe está de o amar que antes o aborrece, conforme Salomão diz: o que perdoa a vara, aborrece o filho.

Plut. in Apol.

Prov.

O leão é animal tão feroz e generoso que não permite açoite ou golpe do naire*, que o costuma amansar em peque-

---

* Termo utilizado na Índia para designar o militar encarregado de adestrar animais utilizados em combates militares, como leões e elefantes.

no; que faz para isso o mestre, suposto que nem entre os brutos há ensino sem castigo? Açoita para isso à sua presença um cachorro e, à vista do castigo alheio, se amansa. Saudáveis são os açoites que em vossas casas dais a vossos filhos, mas os da escola são mais proveitosos à vida, porque aproveitam aos vossos e mais aos alheios; porque o menino, com o açoito próprio, se emenda e, com o alheio, se acautela e vai cobrando temor e, com ele, o respeito.

Açoitara um mestre de meninos, em Mauresa, a um que, com as lágrimas nos olhos, foi fazer queixa a um seu tio, o qual, como se fosse alguma grave afronta, determinou vingar os açoites do menino com a morte do mestre, como barbaramente em efeito o fez. A este ressuscitou a Virgem, Nossa Senhora, para pregador de sua Imaculada Conceição, porque, duvidando certo pregador desta verdade, ele se levantou da sepultura e claramente disse que, por benefício da Senhora, ressuscitara para testificar a verdade de sua conceição* sem pecado original; o que importa, a nosso propósito, é considerar duas bárbaras imprudências deste homicida; primeira por avaliar por injúria o paternal castigo, que havia dado o mestre ao rapaz; segunda, a nímia** credulidade em dar ouvidos a meninos magoados com os açoutes do mestre, que, de ordinário, exageram o castigo para desculparem o delito; e os pais prudentes não devem dar ouvidos às queixas dos filhos, e que, por dois capítulos, são suspeitosos, por meninos e por castigados; antes deviam tomar o exemplo dos lacedemônios, que os tornavam a açoitar em casa todas as vezes que eles se queixavam do castigo da escola; e se os pais usarem desta vingança e desafrontarem os açoites da escola com outros açoites de casa, eu asseguro que eles se não tornem a queixar aos pais; que, doutra sorte, se fazem desobedientes, melindrosos e voluntários;

Plut.

---

* Concepção.
** Excessiva, intensa.

por isso o filósofo Díon, perguntado de não admitir na sua escola o filho de um nobre muito delicado, respondeu que o queijo mole não era bom para o anzol; quis dizer que os meninos melindrosos, como se não acomodavam bem com os açoites, eram acomodados para a disciplina escolástica.

Laert.*
l. 4. c. I.

Petrarca faz dois Diálogos, que intitula do bom e mau discípulo, em que engenhosamente introduz dois meninos, um dócil e de bom engenho para o estudo, outro indócil e de ruim natural; e, ponderadas bem todas suas razões, se vem a concluir que aquele menino é o dócil e bom para as escolas, que respeita e obedece com temor e amor a seu mestre, e, pelo contrário, o que é rebelde e contumaz não serve para as escolas, nem pode ser de muitas esperanças; se bem, conclui o filósofo, que nenhum é tão incapaz que, com o trabalho e arte, se não possa doutrinar.

Dialog.
13. &
32.

Príncipes e monarcas houve no mundo tão ingratos a seus primeiros mestres que chegaram a beber o sangue dos que os haviam criado com o leite da doutrina. Hércules matou a seu mestre Lício. Antio, príncipe ateniense, foi o principal motor da acusação e morte de Sócrates, seu mestre. Nero mandou matar a seu mestre Sêneca, Juliano a seu mestre Pegmênio. Pelo contrário, outros foram príncipes tão ilustres que defenderam, honraram e ensalsaram** quanto puderam a seus mestres, como Carlos a Adriano, Alexandre a Aristóteles, que perguntado de quem tinha mais saudades, se de Felipe, seu pai, ou de Aristóteles, seu mestre, respondeu que de Aristóteles. El Rei Dom Sebastião chegou a chorar muitas lágrimas pela morte de seu mestre, o Padre Luís Gonçalves da Câmera. E não faltam exemplos destes nos mestres da Companhia de Jesus, porque experimentamos, em muitos, grande amor e afeição, que se criaram em nossas escolas, assim como também em não poucos que nos aborrecem, muitas perseguições. E a causa de tudo isto, se bem

Radig.
l. 19. c.
24.
Laert. l.
2.
Suet. c.
35.

Plut.
ejus. vit.

---

* Ilegível no original.
** Termo não indicado nos dicionários consultados.

se examinar, se achará que nasce tudo da primeira criação; porque, de ordinário, amamos e aborrecemos com mais eficácia aqueles que nos primeiros anos amamos ou aborrecemos; e se, nos primeiros anos, os meninos se criarem sem este temor e obediência, que estimação podem ter adiante dos mestres que os criaram? Virão a ser como Antio, que perseguiu a seu mestre, se não chegarem a ser como Hércules, que o matou.

Pelo qual se vê de quanta importância é criarem-se os meninos de sua primeira idade com este respeito e obediência a seus mestres; e que, quanto mais sujeitos forem e rendidos os meninos aos mestres, mais bem disciplinados e bem criados sairão. O qual respeito e obediência devem procurar os pais, gerando em seus corações temor e amor a seus mestres, com que toda a boa disciplina se fomenta, como diz Santo Agostinho, porque do temor nasce o respeito e, do amor, a obediência.

De moribus Eccles.

CAPÍTULO XVII

Quanto importa castigar os meninos quando erram

Do que fica dito, nos capítulos atrás, se entenderá facilmente quanto importa castigar os meninos, quando erram, para sua boa educação, porque, assim como não há doutrina sem disciplina, não há criação boa sem castigo; e, conforme nos ensina o Espírito Santo, o mesmo é ensinar que castigar, e assim diz nos Provérbios de Salomão: o que não castiga ao filho, aborrece-o, e o que o ama, ensina-o como se fosse o mesmo castigar ao filho que ensiná-lo; assim como o mesmo é castigar o filho que amá-lo; porque, como no castigo procura seu ensino, no castigo procura seu bem. Prov. 13.

Pelo Eclesiástico diz: o pai, que ama a seu filho, não cessa de o açoitar, para que se alegre no dia último. O pai que ensina seu filho terá nele grande glória e, em sua família, grande louvor. E logo mais adiante, no mesmo capítulo, diz: açoitai muito bem o filho, enquanto é infante, para que se não faça rebelde depois de grande e vos seja quebranto de coração. Ensinai o filho e trabalhai com ele, para que não sejais cúmplice em seu pecado. De sorte que, todas as vezes que o Espírito Santo encomenda aos pais o ensino dos filhos, lhes encarece o meio do açoite e castigo, insinuando claramente que não pode haver, sem açoite, boa criação nos meninos. Eccles. 30.

Os egípcios, que tudo explicavam por hieroglíficos para significarem a Deus, pintavam uma vara com um olho na ponta, querendo dizer que Deus, neste mundo, tudo via e tudo castigava; assim há de ser o pai de filhos em sua casa, como é o pai universal em todo o mundo, olho e vara; há de ver o que passa entre seus filhos e há de corrigir os que erram. Tanto que viu o erro do filho com o olho, o há de castigar com a vara, porque isso é ser pai de famílias.

E fora de toda a metáfora egipcíaca, Deus, Nosso Senhor, assim o significou pelo Profeta Jeremias, dizendo: *Que é o que vês, Jeremias?*, perguntou Deus, respondeu o profeta: vejo, Senhor, uma vara vigilante, uma vara com olhos; pois viste bem, disse o Senhor, porque assim hei de ser eu na execução de tudo o que te ordenar. De sorte que o que Deus, Nosso Senhor, é em seu povo, há de ser o pai em sua família; vara vigilante há de andar sempre com os olhos sobre os filhos e corrigir seus defeitos com a vara do castigo, e este há de ser seu primeiro cuidado na educação dos filhos, vigiá-los e castigá-los.

<small>Jerem. I.</small>

Aquelas palavras do Espírito Santo, no capítulo treze dos Provérbios, que dizem: o que ama ao filho não cessa de o ensinar, tem a raiz hebréia, o que ama o filho, logo de madrugada, trata de o castigar. Os rabinos entendiam isto ao pé da letra e diziam que a primeira coisa que haviam de fazer os pais, logo em amanhecendo, era dar a cada filho uma surra de açoites, para que, com aquela lembrança, gastasse todo o dia bem. Porém, o que o Espírito Santo quis dizer é que o negócio de maior importância no pai, e que a todo outro negócio se há de antepor, é o castigo dos filhos logo na primeira madrugada de sua puerícia, que é como aurora da vida e que, assim como o negócio de maior importância não se deixa para a tarde, senão que logo, logo de manhã se há de executar, assim o castigo do filho se não deve dilatar para muito tarde, senão o mais cedo que puder ser.

<small>Prov. 23.</small>

A importância deste ponto encarecia o mesmo Deus, por Salomão, nestas palavras: não deixes o ensino do menino, porque, se o açoutares com a vara, não morrerá, e, dan-

<small>Prov. 23.</small>

do-lhe com a vara, livrarás sua alma do inferno. De sorte que o efeito que faz o ensino com o açoute no menino, conforme afirma Salomão, é livrá-lo da morte eterna e mais da temporal, que assim o entendem os expositores sagrados. Quanto ao primeiro efeito, diz Salazar, está muito clara a razão por que, com o açoute, se corrige e se faz o menino timorato a Deus e de bons costumes; e habituado desde menino na virtude, persevera, de ordinário, até o fim de sua vida, com que assegura a salvação e se livra do inferno.

Quanto ao segundo efeito, que o castigo livra também da morte temporal, explica o mesmo doutor com uma semelhança a modo de parábola, desta maneira. Cada um de nós tem duas mães nesta vida, uma é a que nos gerou e pariu, outra é a terra, a quem chamamos mãe universal de todos, porque todos tivemos da terra nosso nascimento. Sucedeu, pois, uma demanda diante de Deus entre estas duas mães, a saber, a terra, e mais uma mãe com dois filhos, que criara com muito diferente educação, porque um foi criado com mimo e outro com rigor; um, pelo mimo com que a mãe o criava, era mole, dissoluto e de muito poucas esperanças; o segundo, porque sempre fora castigado, corrigido e criado com rigor, era forte, modesto e de boas esperanças. Vindo pois estas mães diante do supremo Juiz, que é Deus, requeria a mãe particular* a vida de seus dois filhos, dizendo que eram seus pelos haver gerado em seu ventre e criado a seus peitos; a outra mãe, que é a terra, alegava que eram seus e se lhe deviam dar para os receber em si, donde primeiro haviam saído por serem formados da terra e se haverem sustentado com seus frutos. Ouvidas as partes, deu o Juiz final sentença, que a primeira mãe levasse dos dois filhos o que foi criado com o açoite, e que, a segunda, que é a terra, levasse o segundo, criado com mimo; porque só o primeiro era digno da vida, por suas virtudes, e o segundo, indigno

---
* Direito exclusivo.

da vida, por seus vícios. Cumpriu-se logo a sentença, porque a primeira mãe, abrindo os braços, levou neles o primeiro filho vivo; e a segunda, abrindo a boca, recolheu o segundo morto em suas entranhas, que é a sepultura. Pois, eis aqui (diz este doutor) porque Salomão te encomenda que não deixes de açoitar a teus filhos, quando erram, porque, em os castigar, livras sua alma não só da morte eterna, mas ainda da temporal.

De tudo o que está dito se segue que não basta corrigir os filhos com a palavra quando erram, mas que é necessário o castigo pelo açoite. Pode suceder que a repreensão da palavra baste para emendar o filho, que é de boa índole ou que poucas vezes erra; porém, quando o filho é protervo, ou cai muitas vezes, é necessário ajuntar o castigo do açoite à repreensão de palavra, porque, de outra sorte, é perder aos filhos e se ofenderá Deus gravemente, como claramente se viu em o sacerdote Heli e seus filhos; porque, ainda que o pai os avisava e dizia: filhos, olhai que não é de boa a fama que ouço de vós; contudo não bastava isso, era necessário mais castigo, e, porque foi nisso remisso Heli, o castigou Deus com morte repentina e se condenou, na opinião dos mais dos santos padres.

[margin: I. Reg. 4.]

Por isso alguns pais de famílias, prudentes e desejosos do bem de seus filhos, não somente lhes não perdoam castigo, conforme o conselho da salvação, mas ainda, para os acautelar, os açoitam pelos pecados alheios. Em Lisboa houve uma mestra de meninas que, passando por sua porta uma mulher a enforcar por fazer adultério a seu marido, ela açoitou todas as meninas que ensinava, para que, com aqueles açoites, se lembrassem melhor, ao tempo futuro, do sucesso daquela mulher; para a cautela, quando fossem casadas.

De quão severos foram alguns pais em castigar os filhos, se pode ver nas histórias eclesiásticas que, por brevidade, deixo; só referirei alguns exemplos de maior admiração. Saul, sabendo que se havia quebrado um édito, que mandara lançar, resolveu que se fosse seu filho Jônatas o prevaricador, que fosse logo morto. Ezequiel, ouvindo dizer ao profeta Isaías que seu filho, Manassés, o havia de matar, quis logo dar-lhe a morte e o executara, se o mesmo profeta lhe não fora à mão. De um capitão romano, se conta, mandara cortar a cabeça a seu próprio filho por ir contra um preceito militar; e Valério Máximo conta, de Teleuco, que havendo seu filho cometido um pecado desonesto, mandou se executasse nele a pena da lei, que era ser privado de ambos os olhos, mas, porque toda a cidade pediu pelo moço, para que não ficasse sem castigo, mandou que lhe tirassem um olho a ele e outro ao filho, para que assim nem faltasse ao rigor da lei, nem ao castigo do filho. E o que mais espanta é que, no Deuteronômio, mandava Deus, Nosso Senhor, que filho protervo e contumaz, que depois de repreendido e castigado por seus pais se não emendasse, o levasse o próprio pai a juízo e que ali fosse apedrejado e morto. ^{Lib. 6. c. 5.}

Do qual se conclui a importância de criar os meninos com o castigo, quando erram, e que em os castigar procuram seu bem e lhes mostram maior amor do que tratando-os com demasiada benevolência; castigando-os os emendam e fazem melhores; dissimulando seus erros os perdem ou fazem piores; corrigindo-os fazem ofício de pais, perdoando-lhes, de tiranos; em os castigar imitam melhor a natureza do pai de todos, que é Deus; do qual, diz São Paulo: que só aos filhos e só aos que ama castiga; e, de si, diz o mesmo Deus no Apocalipse, aos que amo, repreendo e castigo. Para isso não se deve mover facilmente o pai das lágrimas do filho, nem dos escarcéus que faz o menino à vista do açoite, para lhe perdoar, porque essa compaixão seria crueldade e não amor. E mais vale vê-lo agora chorar com emenda, que chorá-lo depois com sua perdição. E isto é conselho do Espírito Santo, segundo a tradição do Raguino; ensina, diz a teu filho e não desesperes, e não te leves de suas lágrimas para lhe perdoar. Quantas vezes tem sucedido perderem-se os fi- ^{Heb. 12. Apo.} ^{Prov. 19.}

lhos por falta de castigo e acabarem depois desastradamente; pois não era melhor vê-los agora com proveito, que chorá-los, depois, com dano? Não fora melhor a Davi ver chorar a Absalão, com o castigo que merecia, que chorá-lo depois como chorou com tanto excesso pelo ver, com três lançadas, morto? Não fora melhor ver triste a Amon, com a repreensão, que entristecer-se depois por sua desgraça, como se entristeceu Davi? Claro está.

E se ambos os pais têm necessidade deste aviso, as mães, com maior razão, porque como o amor dos filhos é nas mães mais tenro, são mais fáceis que os pais em lhes perdoar. Por isso compara Salomão a doutrina do pai à luz da candeia e a da mãe à luz da vela, porque a luz da vela se fomenta com a cera feita com os ferrões das abelhas, que significa rigor; e a candeia, com óleo de oliveira, que significa brandura; e as mães, como mais tenras, têm mais necessidade que lhes encomendem, que se ajudem na doutrina dos filhos, do estímulo do rigor; e os pais, como mais severos, têm mais necessidade, os advirtam, se valham, nos castigos dos filhos, do óleo da brandura.

CAPÍTULO XVIII

Que não devem ser demasiadamente severos os pais nos castigos dos meninos

Ainda que é de tanta importância o castigo dos meninos a seu tempo, não devem contudo ser os pais, nem os mestres, tão severos em os castigar que os exasperem e façam com isso piores. Na vida de Santo Anselmo se conta que, praticando* com ele certo abade que tinha a seu cargo uma escola de meninos, lhe perguntara: dizei-me qual é a causa, por que, andando sempre sobre estes rapazes com o açoite e com a repreensão, cada vez se fazem piores? Ao que respondeu Santo Anselmo: é porque dessa sorte os tratais como a bestas e não como a homens. Dizei-me Abade (acrescentou o Santo) se vós tivéreis em vossa horta uma planta nova e todo dia não cessáreis de a varejar, regar e atabafar**, seria de algum proveito essa planta? Pois, assim sois vós com os vossos meninos; não fazeis outra cousa com eles mais que açoitá-los e estrugi-los*** com repreensões, sem lhe[s] dares alívio algum para respirar, que aproveitamento se pode deles esperar? Isto pode muitas vezes suceder entre alguns pais, os mais severos ou menos prudentes do que convém.

Sêneca, filósofo gentio, falando da ira, diz: muito importa reprimir os ímpetos da ira, criar bem os meninos desde

Surio 21. Aprilis. p. 698.

....
* Expondo por palavras, proferindo.
** Abafar, sufocar.
*** Gritar, aturdir.

sua puerícia; não é este negócio de pouca dificuldade, porque de tal modo nos devemos aplicar em os corrigir que nem lhes fomentemos a ira, nem lhes sufoquemos o bom natural. E que outra coisa é o que disse o apóstolo São Paulo aos Colossenses: Pais (diz), não provoqueis à indignação vossos filhos, para que se não façam de ânimo apoucado. E aos Efésios diz: E vós, pais, não queirais provocar à ira vossos filhos, mas criai-os em disciplina e correção. De sorte que criar os filhos com demasiada severidade mais é deprává-los que corrigi-los; porque tão longe está o menino de se emendar com aquela demasiada severidade que mais se exaspera do que se corrige; e, se acaso deixa de obrar, então, mal, mais é pelo temor da pena que pelo amor da virtude, que monta* tanto como nada.

> Collos. 3.

> Ad. Ephes. 6.

Há-se de haver o pai na correção dos filhos (diz Santo Ambrósio) como se há um ourives com uma lâmina de ouro. O ourives, para sair com uma lâmina de ouro, não basta purificar o ouro no fogo, nem somente o bate[r] ao martelo, mas o pule, lavra ora com uns instrumentos, ora com outros, até que fica apto para lhe engastar a pedraria; assim se deve haver com os meninos o mestre, ou, com os filhos, os pais, que são uns pedaços de ouro em que se hão de engastar as pedras preciosas de todas as virtudes; não há de ser tudo martelar, nem tudo abrasar, é necessário também polir, ajuntando, com a força, a mansidão; usando ora do instrumento brando e ora do rigoroso, porque se tudo for martelar, tudo fogo, sairá uma peça tosca e menos apta para o fim que se pretende, de fazer um filho perfeito ou um menino virtuoso. Por esta causa se deve guardar o pai de usar, no castigo dos filhos, de outros instrumentos mais que a vara, disciplina ou palmatória; e não de outros instrumentos ásperos, que podem ser de dano da saúde ou perigo da vida, como sucede aos menos prudentes ou mais precipitados; que, por

> Desimil. c. 178.

....
* Vale, importa.

isso, o Espírito Santo, quando encomenda o castigo dos meninos, nunca usa de outra palavra senão de vara ou disciplina. Que ganhou Roboão em ameaçar o povo com escorpiões de ferro, quando bastavam as varas de marmeleiro? Ganhou enfadarem-se os velhos e rebelarem-se todos. Que ganha o pai de famílias com o escorpião, quando sobeja a palmatória? Que remedeia com o estrondo, com vozerias, com que se vem a casa abaixo, quando bastava a repreensão paterna ou o açoite amoroso? O fruto que tira é fazer-se aborrecido dos filhos, odiosos em casa e perturbação de toda a família que, por não sofrerem sua condição turbulenta, se lhe vão os filhos de casa ou o desejam fora dela. 3.Reg. 12.

O que perturba sua casa, diz Salomão nos Provérbios, possuirá o vento; quis dizer, como explica Caetano, que o pai de famílias carrancudo e de má condição, que, com sua demasiada severidade em castigar os filhos, traz sua casa em uma perpétua perturbação, possuirá sua família como pode possuir o vento, porque os filhos o desampararão e os escravos lhe fugirão, porquanto nem uns, nem outros poderão sofrer sua demasiada austeridade. O menino, discípulo de Platão, vindo à casa do pai, ouvindo-o vozear, disse, nunca eu vi isto em casa de Platão. Prov. 11.

Sen. de ira l. 2. c.22.

Para evitar estas desordens, é bom conselho não castigar os filhos no flagrante delito, quando a deformidade da culpa naturalmente altera a cólera e faz romper em ímpetos de ira; senão guardar-lhe o castigo para a noite, ou para a madrugada, como o Espírito Santo aconselha por Salomão; segundo a raiz hebréia, o que ama ao filho procura castigá-lo de madrugada, porque, como de madrugada estão os humores mais quietos (diz Jansênio), está o ânimo mais sossegado para o castigar com o rigor que pede o delito, e não com o excesso a que o obriga a cólera; e a este mesmo fim, se me não engano, São Gregório Nazianzeno, nos seus versos, louva tanto aqueles pais de famílias que dissimulavam Prov. 13.

AdVita* lian.

....
* Ilegível no original.

ver os defeitos dos filhos meninos; porque, como o mesmo santo conclui, às vezes, a demasiada severidade ou a muita freqüência na repreensão lhes faz perder o pejo ao pecado, com que se vêm a desavergonhar mais e fazer piores, não menos que com demasiada dissimulação ou negligente correção. É como as cordas da viola, se apertam muito com elas, quebram, se as afrouxam demasiado, não soam; para que a viola faça boa consonância, é necessário temperá-la, apertando com umas mais e com outras menos, com moderação sempre e nunca com demasia. O mesmo se entende em uma família de muitos filhos. Isto é, temperar o rigor com o amor e, com a brandura, a severidade; que isto é ajuntar, na arca de Deus, a vara com o maná, a vara do castigo com o maná do regalo, quando a prudência e caridade paternal o pedir.

Para confirmação de que não podem sair bem criados os filhos que assim são doutrinados com estes estrondos e demasiada severidade, conta Engelgrave o seguinte exemplo. Um destes pais de má condição, e estrondosos, que não sabem corrigir os filhos sem estes estrondos, tinha um filho travesso de pouca idade, não sei que travessura fez em presença do pai, que, levado de ira, lhe atirou com um castiçal de metal, desviando o rapaz a cabeça veio a dar na parede, na qual não sei se por arte do demônio, se por destino do céu, ficou impressa a imagem de um homem enforcado. O futuro sucesso mostrou que não foi acaso; porque, daí a tempos, este rapaz se fez companheiro de uns malfeitores com os quais veio a ser juntamente enforcado; no qual exemplo se vê que assim como o açoite a seu tempo livra a alma do menino da morte, como diz o Espírito Santo, assim esta demasiada severidade é causa de sua perdição.

CAPÍTULO XIX

Que não hão de amaldiçoar nem praguejar os filhos, mas encomendá-los a Deus e a Virgem Nossa Senhora

Fora de toda razão é o mau costume com que alguns pais, impacientes com os defeitos dos filhos, os costumam amaldiçoar, praguejar e, muitas vezes, oferecem aos demônios. Este é um costume bárbaro e indigno da piedade paternal, que deve, por todos os modos, buscar o maior bem de seus filhos. Que fruto espera colher a mãe da doutrina com que ensina ao filho, misturada com tantas pragas e maldições? O que semeia o seu trigo, lançando-lhe sempre a bênção (diz São Paulo), colherá fruto de bênção. Porém, o que semeia com pragas e maldições, que pode esperar, senão fruto de maldição? Foi, em termos, o que sucedeu com aqueles dois lavradores em tempo de Santo Agostinho, dos quais um, herege maniqueu, encomendava o seu trigo ao demônio, e o católico, a Deus. E sucedeu que o católico colheu trigo belo e formoso, e o herege colheu joio ou ervilhaca*. Este mesmo fruto podem esperar os pais e as mães que não sabem doutrinar os filhos sem pragas e maldições, encomendando-os muitas vezes ao demônio, que ora em lugar de trigo, colherão joio; em lugar de saírem aproveitados, sairão maus. (2.Cor.9.) (Ribad. sua vida.)

Todas as felicidades dos filhos significavam os padres antigos nas bênçãos dos pais. Isso se incluía na bênção que (Genes. 49.)

----
* Trepadeira forraginosa, da família das leguminosas.

Isaac lançou a Jacó, e nas que Jacó lançou a todos seus doze filhos; de sorte que a todas aquelas prosperidades que Jacó prognosticou a seus filhos, estando para morrer, chama a Escritura bênções próprias que o pai lhes lançou. E se, em lugar de bênções, lançarem os pais aos filhos maldições, que felicidades podem deles esperar? Sem dúvida as que receava o mesmo Jacó, quando, em lugar de bênção, lhe lançasse o pai sua maldição; porque, assim como na bênção, que furtara de Esaú, levou os bens todos que Deus do céu lhe confirmou, assim na maldição, que receava, temia os males e infortúnios que depois o mesmo Esaú padeceu.

Genes. 27.

O Espírito Santo diz que a praga, ou maldição, que se lança sem causa é como o pássaro que voa sem efeito algum. Porém, não é assim a praga ou a maldição dos pais, que, de ordinário, são definitivas sentenças que Deus confirma, ou profecias verdadeiras do que há de suceder. Todas aquelas maldições que os santos patriarcas, por alguns respeitos, lançaram a seus filhos, todas se cumpriram assim como eles o prognosticaram; a maldição que Noé lançou a Canaã; e que Isaac botou a Esaú; as que Jacó lançou a Levi e Simeão por seus desaforos; todas se cumpriram ao pé da letra, porque as bênçãos ou maldições dos pais são profecias do que há de suceder aos filhos. Se os criam com sua bênção, saem filhos de bênção; se, com sua maldição, saem filhos de maldição.

Prov. 26.

Genes.

Genes. 49.

Quando Salomão começa a relatar a prática com que sua mãe, Betsabé, o ensinava quando era menino, diz assim: Palavras de Lamuel, rei, revelação com que o ensinava sua mãe. E qual é a causa por que chame Salomão revelação ou profecia as palavras com que sua mãe o ensinou quando era criança? A razão é (como diz Salazar) porque Betsabé, entre os documentos com que instruía o filho, misturava muitas bênçãos repetindo a palavra Lamuel, que quer dizer: *Deus te valha*; donde veio a chamar-se Salomão Lamuel, pelas muitas vezes com que assim o nomeava a mãe; e as bênçãos com que as mães ensinam os seus filhos meninos são profecias do que lhe[s] há de suceder, como em efeito assim sucedeu a Salomão (diz o mesmo doutor), porque todos aqueles documentos, que entre tantas bênções lhe deitava Betsabé, foram como prognósticos dos sucessos futuros de Salomão.

O que, pois, devem fazer os pais aos filhos, quando erram, é castigá-los ou repreendê-los com palavras de piedade e, quando muito, valer-se das que usam as mães piedosas, como Betsabé, *Deus te valha* ou *Deus te dê boa morte, São Pedro te leve* ou outras semelhantes; e de nenhuma sorte os dêem aos demônios ou maldigam; por que não suceda confirmar Deus, em pena de seu pecado, a praga que lhe rogam, como não poucas vezes tem sucedido com espantosos e horrendos sucessos, de que estão cheias as histórias eclesiásticas, das quais referirei aqui algumas para maior confirmação.

É horrendo o caso que conta Santo Agostinho. Amaldiçoou uma mãe a dez filhos, sete machos e três fêmeas, por certo agravo que de todos teve, na cidade de Cesaréia de Capadócia, e foi coisa notável que a todos deu logo um tremor de membros tão notável, que não se podendo sofrer a si mesmos, se foram todos pelo mundo, vagabundos, como outro Caim, e acabaram miseravelmente todos. De uma mulher gentia, conta Andrade que, dando ao demônio dois filhos travessos, logo no momento se apoderaram deles com tal furor, que se despedaçavam ambos aos bocados. Di Civitate Dei lib. 22. c. 8.

Outra mãe, dando um filho ao diabo, veio este logo e o arrebatou dos braços da mãe; e outros muitos, que deixo por sabidos. O que devem fazer os pais católicos é encomendar os filhos a Deus com todas as veras* e rogar-lhes todos os bens convenientes para seu bem espiritual, como fazia o Santo Jó. Do qual, diz a Escritura que quando seus filhos saíam de casa a fazer algum banquete, ele os estava enco- Jó 1.

---
* De todo o coração.

<small>Lib. 3.
ador.
vituper.
vitae
mon.</small>

mendando a Deus e santificando-os, rogando-lhes todos os bens, oferecendo a Deus holocaustos* por cada um, todas as madrugadas; com o qual exemplo confundem** os santos padres, Gregório, Jerônimo e Beda, os pais católicos tão descuidados nesta parte. E principalmente S. João Crisóstomo diz que, fazendo isto Jó antes da Lei da Graça, pôde ser de grande confusão aos pais cristãos.

---

* Sacrifícios.
** Não distinguir.

CAPÍTULO XX

Qual deve ser o amor dos pais na criação dos meninos

Para fugir estes dois extremos, do mimo e do rigor, tão nocivos para a boa criação dos meninos, necessário é o amor que os saiba unir, temperando o rigor com o mimo e o mimo com o rigor, para que a demasiada indulgência os não faça mimosos, nem a demasiada severidade, cruéis. Há de ser o amor dos pais, na criação dos meninos, qual é o das aves na educação de seus filhinhos: igual, solícito e vigilante.

Há de ser igual, porque, assim como a ave igualmente fomenta debaixo de suas asas os seus pintãos, não desestimando nem desamparando a um, por fomentar e alimentar aos outros; assim o amor paterno se deve estender a todos os filhos igualmente, não há de desprezar a um, por favorecer e enriquecer aos outros, não há de ser neste particular como a águia que, sendo no demais generosa, só no amor dos filhos o não é; porque, escolhendo só aqueles que lhe parece, atira com os demais a uma pedra e os mata. Fê-lo assim aquele ímpio pai, Deiotero, que, por enriquecer a um filho que mais amava, matou a todos os demais. Pelo qual Santo Ambrósio exorta aos pais que sejam iguais no amor aos filhos todos, porque é razão que sejam iguais no amor os que a natureza fez no sangue iguais. <small>Caelio l. 11. c. 17.</small> <small>Lib. de Joseph c. 4.</small>

Não tira, porém, isto que possa o pai mostrar maiores sinais de benevolência aos filhos que vê mais virtuosos e santos, como fez Jacó a José, ao qual amava sobre todos os mais

<small>Genes. 37.</small> não só por ser filho da velhice, senão porque era, entre todos, o mais santo, como diz Santo Ambrósio. E, posto que este amor particular do pai ao mais santo seja, entre os filhos maus, ocasião de invejas, como sucedeu aos filhos de Jacó; contudo, entre os filhos bons e honrados deve ser de estímulo e emulação para a virtude, entendendo que, se este foi o motivo do amor particular a um, este sem dúvida se estenderá a todos, se em todos se enxergar a mesma virtude.

Quanto ao segundo, há de ser o amor dos pais solícito, como o das aves. Não cessa o passarinho de buscar o comer para os seus filhos, traz a palha no bico e o grão no papo; a palha para compor o ninho, o grão para o sustentar e todo seu cuidado é criá-los enquanto estão no ninho, nem os desamparam até não terem asas capazes para voar e poderem <small>Cap. 18. lib. 5.</small> buscar sua vida. A gralha, como escreve Santo Ambrósio, não só cria os seus filhos no ninho, mas os ensina a voar, acompanhando-os enquanto são tenros. O rouxinol ensina os seus a cantar e o mesmo faz a calhandra. O pelicano chega a tirar do peito o sangue com que alimenta aos seus. Todas estas aves, e outras muitas, são hieroglíficos do amor paterno na criação dos filhos, que o mesmo santo põe por exemplar aos pais. O qual pode servir de confusão àqueles pais de famílias tão negligentes que, não cuidando do sustento e doutrina dos filhos, deixam sua casa e se andam vagabun- <small>Prov. 27.</small> dos, ou pelas praças ou pelo mundo. São estes (diz o Espírito Santo), como aquela ave que desampara o seu ninho e se vai para outra parte; porque, assim como desamparando a ave o ninho se lhe goram os ovos, ou lhe perecem os pintãos; assim, desamparando o pai sua família, ou se malogram, ou ficam mal criados os filhos.

Quanto à terceira coisa, há de ser o amor dos pais vigilante como é o das aves na criação dos filhos. Com que cuidado vigia a ave sobre os seus filhinhos? Nem de dia, nem de noite dorme em os vigiar. A todo o perigo se expõe para os defender. E deixando o exemplo de outras aves, sirva o da galinha, que os autores trazem por hieroglífico do amor paterno e, de cujo exemplo usou Cristo para o mesmo fim, quando disse: quantas vezes quis congregar teus filhos assim como a galinha os seus pintãos, debaixo de suas asas, e não quiseste?

Matt. 23.

A galinha (diz Plutarco, falando do amor dos pais para com os filhos) é a ave mais solícita, mais provida, mais vigilante de seus pintãos de quantas há, e, por isso, a mais amante e hieroglífica do amor paterno. Ela compõe o ninho para nascerem os seus filhos e, depois de nascidos, os recolhe debaixo das asas, defendendo-os das injúrias do tempo, ensinando-os a esgaravatar* a terra, e talvez privando-se do comer pelo dar aos seus pintãos. Ela os defende com bico, com as asas e com as vozes de todo o animal nocivo, e se envia** ao que os ofende, expondo-se a todo o perigo pelos guardar. De uma galinha, conta o Padre Dreixélio que, colhendo-a em o campo uma tempestade, ela, recolhendo debaixo das asas todos os seus filhinhos, aguardou sobre si todo o rigor do tempo, com que se ficou morta e os filhos vivos.

Plut. de amore Pat.

Neste sentido, chamou Homero galinha ao esforçado Aquiles; porque, posto que foi águia generosa no valor, foi galinha no amor com que se expôs a todo o perigo por defender os seus. Tal foi aquela mãe, em Florença, que conta Barônio que, vendo o filho nas unhas do leão, se avançou a ele a todo o risco e lho tirou das garras. Tal, pois, deve ser o amor dos pais na criação dos filhos, qual é o da galinha e mais aves na criação dos seus pintãos: igual, solícito e vigilante; porque outro qualquer amor, por tenro e intenso que seja, será como o amor da bugia, que tanto beija e abraça ao filho até que o esmaga e mata.

Tom. 1. Aeno 1259. n. 18.

Além disto, há de ser o amor dos pais, para com os filhos, bem ordenado, não antepondo o amor dos filhos ao

....
* Remexer com as unhas.
** Se remete.

amor de Deus e sua lei; que, por isso, a Escritura diz: tentara Deus a Abraão, mandando-lhe sacrificar o filho amado, para experimentar se podia mais o amor do filho em seu coração do que o amor de Deus e seu preceito. Há de ser assim o mesmo, bem ordenado, não antepondo o bem temporal do filho ao eterno; não lhe procurando mais do que pede a razão de seu estado, nem lhe solicitando riquezas que não possam lograr sem encargos de consciência; tendo sempre diante dos olhos o maior bem espiritual dos filhos, que é sua salvação; porque de maior utilidade será deixar os filhos bem instruídos de santos documentos que bem abastados de ricas fazendas. Pelo qual discorre admiravelmente São João Crisóstomo desta sorte. Queres tu deixar teu filho rico? Ensina-o a ser bom e benigno; porque desta sorte aumentarás tua fazenda, porque se ele for mau, pouco importará deixar-lhe infinita riqueza, uma vez que lhe não deixas nele guarda dela. Além disto mais vale deixar os filhos pobres do que mal criados; porque com a pobreza se podem moderar, e com as riquezas se fazem piores; até aqui o santo doutor. Donde claramente se vê quão desordenado é o amor daqueles que, por deixar os filhos ricos, perdem suas almas e põem as dos filhos no mesmo perigo.

Há de ser, além disto, moderado o sentimento dos pais nas mortes dos filhos meninos, porque, assegurando eles naquela idade a salvação, pede o amor bem ordenado que antes se deviam alegrar que entristecer. Davi chorou muitas lágrimas nas mortes de seus filhos, Amnon e Absalão, não assim na morte do filho infante, porque, como diz São Jerônimo, na morte dos dois primeiros, como tão grandes pecadores, temia o pai a condenação eterna; porém, na morte do inocente, como não temia pecado, não duvidava da salvação. Os pais, que amam os filhos com amor bem ordenado, mais razão tinham de se lembrar da vida eterna dos filhos que de se entristecerem pela morte temporal. Se vós me amásseis (disse Cristo a seus discípulos), alegrar-vos-íeis, porque vou a gozar do Eterno Padre; assim, mesmo se o amor dos pais fosse verdadeiro, se gozariam, antes do que se entristeceriam, por ter seguro no céu o seu filho. E, na verdade, razão tem de se alegrar o pai na morte do inocente por ter no céu mais uma estrela; no jardim da glória, mais uma flor; entre os espíritos celestiais, um anjinho; e, entre os santos da glória, um filho.

E, finalmente, o amor paterno bem ordenado é aquele que todo se ocupa em os fazer bons, para que venham a ser santos e nisto deve pôr todo o cuidado o amor dos pais na criação dos meninos. Pais houve tão bárbaros que, depois de criarem os filhos em vida com todo o mimo e liberdade, lhe levantaram, depois de mortos, estátuas e altares, para serem adorados por deuses. Tal foi aquele que conta Salomão, no capítulo catorze da Sabedoria, e tais como este foram Sirofanes Egípcio, Ninos, Rei dos Assírios, e outros que referem as histórias humanas. Quereis vós levantar estátuas e colocar sobre os altares vossos filhos com mais bem ordenado amor, criai-os bem no amor e temor santo de Deus, nos louváveis costumes e virtudes santas enquanto são meninos, e nisto se ocupe todo vosso amor de pai, que vós os colocareis nos altares e fareis santos.

CAPÍTULO XXI

Como devem os pais inclinar os filhos na puerícia ao estado de vida que devem escolher na adolescência

Os persas, que na criação dos meninos foram mui supersticiosos tanto que o filho chegava à idade de três anos, lhe mediam o corpinho para conjeturarem, daí, a estatura que adiante havia* de ter; e pelo que havia crescido nos primeiros três anos, conjeturavam o que podia crescer nos demais. O que os persas faziam, a respeito dos corpos dos meninos, devem fazer os pais acerca das almas; pelo que mostrou crescer, no juízo e inclinações, o filho nos primeiros anos, hão de prudencialmente conjeturar o que poderão crescer nos demais e o préstimo que poderão ter adiante; e conforme os gênios e inclinações de cada um, deve ser o ofício ou arte a que os devem aplicar. _{Sa Vedr. Emp. I.}

O Espírito Santo diz: por aquilo a que vemos inclinado o menino, conhecemos o préstimo que há de ter; como quando o vemos inclinado às armas, entendemos ser bom para soldado; se aos estudos, ser bom para estudante; se o vemos amigo de fazer altares e arremedar as cousas eclesiásticas, conjeturamos que virá a ser sacerdote ou religioso; e assim das outras ações e brincos pueris a que vemos inclinados os meninos, conjeturamos e, não poucas vezes, acertamos o que hão de vir a ser. Santo Ambrósio, sendo menino, dava a beijar a mão, e lançava a bênção aos outros me- _{Prov. 20.}

----
* No original, "haviam".

ninos, e veio a ser arcebispo. Santo Atanásio, sendo menino, batizava os outros meninos e veio a ser bispo e patriarca; e de outros muitos santos se conta o mesmo. Rômulo, sendo menino, se fazia rei com os outros rapazes e veio a ser o primeiro de Roma; e o mesmo se conta de Ciro e Septímio Severo, que se faziam imperadores de zombaria, sendo meninos, e o foram deveras, sendo varões.

Pois esta é a primeira diligência que há de fazer o prudente pai de famílias em ordem à eleição do estado que houver de ter o filho; observar, enquanto é menino, suas inclinações. Faziam-no assim antigamente os atenienses, que se prezavam de melhores mestres da puerícia que havia em toda a Grécia: conforme refere São Gregório Naziazeno, escrevendo a Eudóxia, imperatriz. Tinham uma lei em que ordenavam se desse aos filhos o ofício e arte a que nelas sentissem maior inclinação na idade de meninos. Para isso, tanto que chegavam à idade de catorze anos, quando faz termo a idade primeira de puerícia, os levavam a uma praça da cidade, ali lhe punham diante os instrumentos de várias artes e ofícios, assim mecânicos como liberais, e, conforme os viam inclinados à sorte dos instrumentos, assim os inclinavam a seus ofícios.

<small>Greg. Naz. Epist. Ad Eudox.</small>

Esta lei e costume, com prudente moderação, podem guardar os prudentes pais de famílias com seus filhos, enquanto são meninos, observando suas inclinações e, conforme a elas; tendo sempre respeito à qualidade de seu estado, os podem aplicar à arte ou àquele ofício e arte, ou estado, a que os virem mais inclinados; porque, sem dúvida, sairão neles consumados varões; porque, no violento, nunca pode haver demasiada constância.

<small>Laercio l. 6. c. 8.</small>

Perguntaram uma vez a Aristipo, filósofo, que coisas se deviam ensinar aos meninos na puerícia. Respondeu que aquelas cousas que houverem de aprender na adolescência. A mesma resposta deu Agesilão ao que lhe fez semelhante pergunta. E ambos responderam prudentemente; porque, de que importância é ocupar os filhos todo o tempo da pue-

<small>Plut. in Lacon.</small>

rícia, e talvez da adolescência, em aprender a dançar e tanger viola, quando vós os criais para estudantes e eclesiásticos? Que importa ensiná-los a esgrimir, e correr a cavalo, se vós desejais que sejam religiosos? A Diógenes filósofo, em um banquete ofereceram uma vez um alaúde para tocar, e escusando-se ele que não sabia tocar alaúde, o argüiu outro filósofo, dizendo, pois: que aprendeste em Atenas, que não sabes tocar um alaúde? Ao que respondeu Diógenes: aprendi a fazer a república, de pequena, grande; e era assim, porque, para governar e aumentar a república com sua sabedoria, pouco ia saber tocar o alaúde; o que importava era aprender os textos das leis do reino e a filosofia, que Diógenes com excelência sabia.

A fábula dos mosquitos e abelhas explica muito bem isto que í[a]mos dizendo. Recolhera-se uma vez, do frio, os mosquitos em uma abelheira, e como a abelha-mestra os quisesse enxotar dali, vinham eles em um concerto, oferecendo-se que ensinariam a cantar os filhos das abelhas, com interesse de habitarem entre as colméias do mel. Porém, a prudente abelha-mestra não quis vir no concerto, dizendo que aos filhos das abelhas importava aprender a fazer mel e não a cantar; porque do mel é que haviam de viver e não do canto. Pelo qual venho a concluir que os pais prudentes, depois de observados os préstimos e inclinações dos filhos na idade de meninos, os devem ir aplicando logo para o estado que hão de ter. <small>Polliant V. educatio.</small>

Já hoje, nestes calamitosos tempos, não há falar em aprender o filho o ofício do pai, sendo que era essa política muito útil e usada nas mais bem governadas repúblicas. Os árabes tinham lei de aprenderem os filhos machos os ofícios de seus pais. A mesma lei tinham os egípcios e lacedemônios, como afirma Heródoto. Jacó foi pastor e pastores foram todos seus filhos, que foram troncos de tão esclarecidas gerações; e o que mais espanta é que no tempo que assistiram no Egito à sombra de José, vice-rei, exercitaram o mes- <small>Sabelic. 16. c. 1.</small> <small>Herod. 16. c. 1.</small>

mo ofício de pastores em que se haviam criado; e não se desprezaram de ser pastores humildes os que, atualmente, eram irmãos do vice-rei.

Não é porém de estranhar, antes digno de muito louvor, que se apliquem os filhos na puerícia ao estudo das letras, ao menos a ler e escrever; porque, como bem disse um prudente, não é de todo homem o que ao menos não sabe ler e escrever. Sicínio, Imperador, é vituperado dos historiadores por não saber escrever, nem sabia firmar* suas provisões.

Ravis.

Britanion nem as primeiras letras do alfabeto sabia. Lentiniano, filho do imperador Graciano, não só ignorava, mas aborrecia o estudo das letras. Filonides, por não saber ler, se dizia, por adágio, "mais ignorante que Filonides". Por isso Quintiliano põe, por primeiro fundamento de tudo, o ler e escrever; e São Jerônimo diz que nos filhos dos nobres é totalmente indecente o contrário; e traz para prova o cuidado com que Aristóteles se aplicou, primeiro que tudo, a ensinar a Alexandre a formar as primeiras letras do ABC.

Lib. 1.
Inst. t. 1.
Epist ad
Laetam.

É necessário, para isso advertir, que havendo de aplicar os filhos ao exercício das letras, se logo o não fizerem enquanto são meninos, será depois trabalhar debalde**, como a experiência nos ensina; porque, se desde os primeiros anos se não afeiçoam ao estudo, depois de grandes dificultosamente se aplicam. É este conselho de São Jerônimo, o qual, escrevendo a Leta, diz: tende cuidado, em primeiro lugar, que os meninos não aborreçam o estudo, para que não passe aos anos maiores a pouca vontade de estudar. E, em outra parte, escrevendo a Gaudêncio, diz: Fazei com que os meninos amem o que lhe ensinam, e que lhe não seja o estudo trabalho, senão recreação, não força, senão delícia; e é assim, porque, se desde meninos se não afeiçoarem ao estudo daquela arte a que os aplicam, nunca sairão nela perfeitos.

Epist. 7.

....
* Assinar.
** Em vão.

Não é fora de matéria fazer aqui uma admoestação de grande importância aos pais, que, por meios ilícitos, procuram aos filhos meninos dignidades e prelazias* eclesiásticas, antes de ter idade conveniente nem a suficiência requisita para tão alto estado; sendo-lhe com isto ocasião de sua ruína; e, talvez, de sua condenação eterna; e, por onde cuidam aumentar os filhos, os depravam.

Verdade é que, no trono real, se viram não poucas vezes sentados meninos de bem poucos anos e não poucos merecimentos. Como do povo de Deus foram Azarias, de dezesseis anos; Manassés, de doze; Josias, de oito; e Joás, de sete; e hoje, a cada passo, veremos destes exemplos muitos; mas, como isso não é por negociação dos pais, senão por direito do sangue e legítima sucessão, não há os inconvenientes e escândalos, que se experimentam nestas** ambiciosas e, talvez, simoníacas*** resignações de benefícios em filhos meninos, de quem se duvida se serão, ao diante, dignos de tão alto grau; o que devem procurar os pais tementes a Deus, e amantes do maior bem de seus filhos, é fazê-los capazes, na puerícia, com o exercício das letras e bons costumes, com que se façam dignos de qualquer dignidade.

....
* Jurisdição de prelado.
** No original: "nestes ambiciosos".
*** Venda ilícita de coisas sagradas.

CAPÍTULO XXII

De quanta importância é inclinar os filhos ao estado religioso logo de sua puerícia

Suposto que a boa política, na criação dos filhos, é observar suas inclinações e conjeturar os préstimos que poderão ter adiante, para que, conforme a eles, os inclinem na puerícia ao estado que devem ter; em nenhum caso há razão tão especial como quando os vêem inclinados ao estado religioso, assim, por excelência, como pela conveniência da idade de meninos, que é a mais capaz para este estado, como logo veremos. Fizeram-no assim os reis de França, Eduardo e sua mulher, Eldgiva, igualmente prudentes que piedosos com uma filha de poucos anos que muito amavam, chamada Edburga. Puseram-lhe sobre um bufete*, de uma parte, muitas jóias, fitas, galas e outras cousas, que muito amam as daquela idade; da outra parte, lhe puseram um livro com um cálix**, mandaram à menina que daquelas cousas escolhesse a que mais lhe agradasse; então a inocente criança, com instinto superior, deixadas as galas e enfeites, lançou mão do cálix e breviário; então os reis, seus pais, cheios de espiritual consolação, exclamaram, dizendo: Oh, bem afortunada de ti, porque terás por esposo a Jesus Cristo; e, conforme aquela inclinação, que viram na filhinha às coisas da religião, a foram inclinando ao estudo religioso e desprezo de todas as cousas da terra.

Engel. D. 6. post. Pas.

----
* Mesa.
** Cálice.

> Esta mesma política devem guardar os pais na boa educação dos filhos, que, observadas as inclinações dos meninos a tão excelente estado não só os não divirtam, que os ajudem para isso e inclinem mais; porque, como largamente discorre São Bernardo: que felicidade maior podem desejar a seus filhos que vê-los servos de Deus e filhos de Jesus Cristo! Se os desejam bem criados, onde melhor criação que na religião, que é escola de virtude? Se lhes desejam bom estado, que estado melhor que o de religião, que é estado de perfeição? Se lhe desejam honras e riquezas, onde mais honrados, onde mais abastados, que na religião? Se os desejam livres dos infortúnios desta miserável vida, onde melhor que no porto seguro da religião? Quase tudo isto é de São Bernardo.

Epist. 110.

> Morto El Rei Ocosias, sua ímpia mãe, Atalia, com desejo de reinar, matou a todos seus filhos aleivosamente e só escapou o menor de todos, Joás, infante de mama, que Josafá escondera no templo, onde foi criado entre os sacerdotes alguns anos, até ser aclamado rei de Israel; de sorte que de todos os filhos de Ocosias só o que se escondeu e criou na casa de Deus, com a doutrina dos sacerdotes, esse foi o ditoso* e o que chegou a empunhar o cetro real, e todos os mais foram desgraçados. É isto uma figura do que passa entre nós, de ordinário, de muitos filhos que Deus vos deu, o mais venturoso, o que foi honra de toda vossa geração, foi o que destes a Deus, o que se escondeu na casa de Deus e foi criado, como o menino Joás, entre os religiosos, e dos demais vedes menos gostos e não poucas vezes bem desgraçados fins. Bom exemplo seja o da mãe de Samuel, Ana. Quatro filhos e duas filhas recebeu da mão de Deus; e, de todos, só Samuel, que dedicou a Deus, de três anos no templo, foi o santo e o de que faz menção a Escritura, porque dos outros não sabemos quais fossem suas venturas.

4. Reg. 11.

1.Reg. 1. & 2.

---

* Feliz, venturoso.

Muitas graças deviam dar a Deus os pais, e alegrar-se muito, quando vissem os filhos inclinados a este estado e, muito mais, quando Deus lhe fizesse mercê de os escolher para servos seus, mais ainda do que se alegram em seus nascimentos; porque, no nascimento, os recebem da mão de Deus, e, na entrada da religião, os recebe Deus da sua mão para si. E quem duvida que mais seguros e mais avantajados estão nas mãos de Deus que na mão do pai? Disto nos deu exemplo a mesma mãe de Samuel. Com desejar tanto o filho, não se alegrou tanto em seu nascimento quanto se alegrou quando a Deus o consagrou no templo, por mão do sacerdote Heli. Então é que cantou os cânticos de alegria, então é que deu a Deus as graças de lho haver dado; porque, como bem notou Mendonça, por maior benefício teve havê-lo Deus recebido de sua mão que o havê-lo ela recebido da mão de Deus. E ainda os próprios idólatras, de que fala Davi, quando sacrificavam os filhos meninos aos demônios, maiores festas faziam no dia de sua consagração do que no dia de seu nascimento, gloriando-se mais do filho imolado do que do filho nascido, como bem notou Teodoreto. E por escusar mais razões: Sendo o estado religioso mais perfeito que outro qualquer estado secular, como está assentado entre os doutores, têm os pais mais razão de se alegrarem de ver o filho mais neste que em outro qualquer. 1. Reg.

Pam. 105.

Só pode causar alguma dúvida se é lícito, e conveniente, aconselhar e instigar os meninos a que tomem mais este estado religioso, ainda quando os pais não sentem neles esta inclinação? Ao que respondo que não somente é lícito, mas mui conveniente, pelas razões seguintes, mui conformes aos ditos dos santos e concílios e a toda boa razão.

Primeira: porque, como logo largamente mostraremos, aos meninos é lícito e conveniente entrar na religião não só na idade da puerícia, mas ainda na da infância; lícito é logo e conveniente aconselhá-los e inclina-los para isso; porque, tudo aquilo que a mim me é lícito fazer, é lícito também a outrem aconselhar.

Segunda: porque, como ensinam os santos padres, concílios e teólogos, podem os filhos fazer-se religiosos não só sem licença dos pais, mas ainda contra suas vontades; e, como encarece S. Jerônimo, calcando e atropelando o pai, que o quisesse contradizer; logo, se ao filho é lícito entrar em religião contra a vontade do pai, mais lícito será entrar por seu conselho e admoestação.

<small>Bellar l. 2. de mon. c. 36. Hieron. Epist. 1. ad Heliodorum.</small>

Terceira: porque, como diz Soares e outros teólogos, afastar ou dissuadir o menino que não entre religioso é de si pecado grave não só pelo grave dano que lhe causa, mas pelo escândalo que lhe dá em o afastar do bem grande, que é ser religioso, porque não é menos escândalo induzir um para o mal. Logo, se o dissuadir do estado religioso é pecado grave, o persuadir para ele será virtude grande; e se a qualquer estranho é lícito aconselhar aos meninos que sejam religiosos, por que não será lícito aos pais para com seus filhos meninos?

<small>Opus. 17. c. 10</small>

Quarta razão, porque, como ensina Santo Tomás, não poucas vezes costuma chamar os meninos à sua religião por instigação de outros, e esta não é menos vocação de Deus que quando ele, por meio de sua ilustração, os chama; e se Deus pode chamar os meninos por meio de outros, por que os não poderá chamar por meio de seus pais? Antes o modo ordinário de chamar Deus à religião os meninos é este por meio dos conselhos dos mestres ou admoestações dos pais. Pergunto: assim como é lícito e conveniente ao pregador pregar a penitência ao pecador, para que se converta, e ao herege para que se reduza, não será lícito ao pai para com o filho? Pois se aos pais é não só lícito, mas conveniente, reduzir o filho pecador à melhor vida e o filho herege à verdadeira fé; por que não será lícito e conveniente incliná-lo ao estado religioso, que o é de perfeição? Porque, se eu o posso converter de mau em bom, por que o não poderei converter de bom para melhor?

Quinta razão, porque, conforme ensinam os teólogos, a vontade de ser religioso, como obra que é sobrenatural, não pode ser sem inspiração do Espírito Santo. Logo, se o Espírito Santo inclina o menino para o estado religioso com sua inspiração, por que não poderá o pai inclinar o filho, com seu conselho, para o mesmo estado?

Sexta: porque Santo Tomás diz que, se o demônio aconselhar a um que seja religioso, pode seguir seu conselho lícita e justamente, porque se, por impossível, o diabo pudesse dar tal conselho, lícita e justamente o faria. Logo, se ao diabo é lícito aconselhar ao estado religioso, e, ao menino é lícito e conveniente seguir naquele caso seu conselho, por que não será lícito e conveniente o mesmo ao pai para com seu filho menino? Opus. 17. c. 10

Sétima, e última razão, porque Santo Tomás expressamente ensina que é lícito não só aconselhar os meninos para que se façam religiosos na idade da puerícia, mas que é lícito, e conveniente, assim a seus pais, como aos religiosos, induzi-los com dádivas e donzinhos*, assim como costumam fazer aos meninos para outros fins. E assim como é lícito induzir as meninas com brincos, jóias e fitas ao estado conjugal, por que não será lícito fazer o mesmo para as induzir ao estado religioso? Antigamente, diz Santo Ambrósio, costumavam os gentios induzir suas filhas, com dádivas, para perseverarem virgens e agora costumam os cristãos induzi-las, com dádivas, para que se casem, pois por que não será lícito induzi-las a que sejam religiosas? Opus. 17. l. 34. 5. Lib. 3. de Virg.

Do qual tudo fica claro que, conforme a doutrina dos santos e boa razão, não só é de grande importância encaminharem os filhos ao estado religioso, quando na puerícia lhe sentem esta inclinação; mas que também é lícito e conveniente inclina-los a ele com boas razões e conselhos, contanto que os não violentem; ou também, quando pelos afetos naturais alcançarem e virem prudencialmente que o filho não é para o tal estado. Do qual se segue quão errados andam os pais

....
* Presentes.

que estorvam* os filhos de tanto bem, e quão grande ofensa fariam a Deus se, depois de consagrados a Deus, os tornassem a tomar; não seria este menor sacrilégio que o pecado daquele que tornasse a furtar o vaso de prata que havia liberalmente oferecido para uso do altar; antes seria tanto maior ofensa quanto é de maior estimação o filho dedicado a Deus que o vaso oferecido ao templo. Oh, quanto Deus se ofende destes pais, encarece largamente o Padre Plato, do bem do estado religioso e, por isso o não repito aqui; baste, para confirmação, o que escreve São Jerônimo, por ser de tão qualificado autor.

<small>Lib. 3. c. 35.</small>

Uma senhora nobre, por conselho de seu marido Himeto, tio da Santa Virgem Eustáquia, [que é] filha de Santa Paula, pretendeu mudá-la de seu propósito, que tinha de consagrar a Cristo sua virgindade, no mosteiro; para isso, lhe penteou o cabelo ao galante e lhe mudou o trajo vil, com que sua santa mãe a criava. Desagradou tanto a Deus esta ação da tia que, na mesma noite, lhe apareceu um anjo que, com terrível voz, a ameaçou, dizendo: tu és a que antepôs o mandado de teu marido ao de Cristo? Tu te atreves pôr tuas sacrílegas mãos na cabeça daquela virgem de Deus? As mãos se te secarão, com que serás atormentada e conheças o mal que fizeste, e, daqui a cinco meses, serás levada para o inferno; e, se perseverares em teu mal, serás privada de teus filhos e marido. As quais coisas, diz o Santo Doutor, sucederam assim todas por sua ordem; assim sente e assim castiga Deus aos que dissuadem os meninos dos bons propósitos, de serem religiosos.

<small>Hier. Epist. 7. ad Laet.</small>

É, porém, muito de estranhar a inurbanidade** com que alguns pais se hão para com Deus, destinando e inclinando para o estado religioso somente os filhos inúteis e desmazelados, ficando-se com os de préstimo e habilidade. Estes

---

* Dificultam, impedem.
** Falta de civilidade, falta de urbanidade.

imitam a Caim, que ofereceu a Deus o pior, e não a Abel, que oferecia o melhor de seu rebanho. Agradam a Deus da sorte que agradou Caim, e não Abel, de cujas ofertas diz a Escritura que pusera Deus os olhos em Abel e em sua oferta, e que os não pusera em Caim, nem em suas dádivas. Indiscreta e desordenada é vossa eleição em querer oferecer a Deus o pior filho; porque, para Deus e à religião não serve o filho inútil e sem engenho, senão o mais hábil e de melhor talento. Entre os filhos primogênitos, que Deus N. Senhor mandou no Êxodo lhe oferecessem, excetuou logo o filho primogênito do asno, dizendo que o trocassem pela ovelha; e que outra cousa significa o filho do asno (diz Cartagena) senão aquele filho que, por inútil e estólido*, como é o asno, se quer o pai desfazer dele oferecendo-o a Deus na religião? Não servem para a religião asninhos, que é lugar de sabedoria e santidade, porque não quer Deus, no seu altar, burrinhos senão cordeiros.

Genes. 3.

Tom.2. lib.3. Hom.2.

---

* Tolo, estúpido.

CAPÍTULO XXIII

Se convém que os filhos tomem o estado religioso na idade da puerícia?

Só pode fazer dúvida se será mais conveniente que os filhos tomem o estado religioso na idade da puerícia, ou se será mais acertado esperar para a idade da adolescência ou juvenil, quando haja mais discrição do que costuma haver nos meninos?

Primeiramente Lutero, heresiarca, e, depois dele, muitos hereges ensinaram que os meninos não eram idôneos para o estado religioso, porque tinham para si que não era lícito fazer profissão religiosa antes da idade de setenta anos; contra o qual se opôs Belarmino, mostrando, com a Escritura, concílios e doutores católicos, o contrário. No tempo de Santo Tomás também alguns houve que afirmavam não ser lícito receber meninos nas religiões antes de catorze anos; e contra estes se opôs o santo doutor, mostrando que não só antes dos catorze anos, mas ainda antes dos sete anos, no estado de infantes, era lícito aos religiosos recebê-los, se livremente forem nesta idade oferecidos pelos pais.

_{Belar. tom. 1. L 2. c. 35.}

_{Opus. 17. & II.}

Que seja lícito receber meninos na religião, além da praxe antiquíssima da Igreja, o tem assim definido o direito canônico em muitos concílios, que andam insertos no mesmo direito que se podem ver em Belarmino, os quais assinalam aos machos a idade de catorze anos e, às fêmeas, de doze; e consta, expressamente, do capítulo *ad nostram* e do capítulo *significatum extr. de regul.* E se bem o concílio triden-

_{Lib. 4. de Mon.}

_{Thom 2. 2. q. 189. n5.}

tino tem anulado a profissão feita antes dos dezesseis anos, não anulou a entrada antes disso.

Santo Tomás e, depois dele, o Cardeal Belarmino dizem que não só de catorze anos, mas antes disso se podem e devem receber os meninos, o qual mostram com aquilo de Jeremias: bom é ao varão honesto tomar o jugo desde a puerícia; e assim entendem o de Cristo, Senhor Nosso, quando disse: deixai que venham a mim os meninos e não lho[s] proibais. Em virtude destas palavras do Senhor, manda São Basílio, nas suas regras, que não deixem de admitir na Ordem os muitos pequeninos, porque, em nenhuma idade, deixavam de ser idôneos para a religião. Do mesmo parecer são os maiores doutores da Igreja, Santo Atanásio, Santo Anselmo, Santo Ambrósio, São Gregório e São Jerônimo, como se pode ver nos lugares alegados pelo Padre Nicolau Lancício, da Companhia de Jesus, que douta e eruditamente trata esta matéria.

Mostra-se mais esta verdade com a praxe universal de todas as religiões, que assim o usaram sempre. São Jerônimo afirma que havia, no seu tempo, nos mosteiros, monges de todas as idades, meninos, mancebos e velhos. São Gregório, Papa, diz que em seu tempo havia, pelos mosteiros, meninos; e o mesmo consta da Regra de São Bento, patriarca de todas as Ordens monacais no Ocidente. E o que mais admiração causa é que na Regra que o anjo deu a São Pacômio da parte de Deus se faz menção dos meninos que Deus para ela chama, e ensina o modo que se há de guardar em os dirigir. Na Sagrada Escritura há boa figura*. Mandava Deus lhe sacrificarem o cordeiro e o bezerro, não carneiro, nem touro, antes de tomar o jugo, *id est***, do diabo, diz Cartagena. Quem poderá logo negar ser não só lícito, mas conveniente, entrarem os filhos na religião enquanto são meninos; pois está assentado pelos santos na terra e pelos anjos do Céu.

....
* Emblema.
** Isto é.

Os grandes bens que experimentam na religião aqueles que a ela têm vindo meninos são tantos que havia* mister muita escritura para se contarem. Santo Tomás aponta seis que por ser de tal doutor me pareceu aqui recopilar. Lib. 5. de erud. Princip. c. 5.

Primeiro**: porque aqueles que entram meninos estão mais dispostos para receberem a disciplina religiosa, assim como para outra qualquer arte, como largamente vimos na primeira parte.

Segundo***: porque servir a Deus desde menino é a Deus mais agradável do que desde a velhice; que, por isso, o Senhor amou mais a João que aos demais apóstolos; porque o menino (diz o Santo Doutor) oferece a Deus a flor, e o velho, as fezes; o menino oferece a farinha, e o velho, o farelo.

O terceiro bem é que aos meninos é fácil o bom costume, porque não têm hábitos ruins que expelir primeiro para dar lugar aos bons; o que não tem o que entrou já, depois, mal avezado; que por isso (diz o Santo) custou tanto trabalho, e não puderam os apóstolos lançar fora aquele mau espírito que havia entrado naquele corpo desde sua puerícia.

O quarto bem é a segurança na vida e na morte; porque é certo que quem entrou menino na religião, e nela conserva a inocência com que entrou, [é] que pode com razão viver seguro e morrer seguro, que é maior bem do que se pode explicar.

O quinto bem é a melhoria do prêmio; porque em iguais serviços, maior prêmio merece quem mais tempo serviu; e mais serviu quem primeiro começou.

O sexto bem é a diminuição das penas do purgatório; porque, assim como o que entrou menino na religião esteve menos tempo nas vaidades deste mundo, assim merece estar menos nas penas do outro. Tudo isto é de Santo Tomás.

....
* No original: "haviam".
** No original: "primeira".
*** No original: "segunda".

Somente resta desfazer algumas aparentes razões com que alguns prudentes, deste mundo, pretendem persuadir o contrário. Primeira, dizem que nos meninos não há capacidade, nem juízo maduro para conhecer o que deixam e o que escolhem. Os que isto dizem pouco diferem do que afirmou Lutero; porque essas mesmas são as razões em que este heresiarca se funda, em afirmar que os meninos não são idôneos para o estado religioso. Certo que, quando os santos padres, e sagrados concílios assinalam a idade de quatorze anos aos machos, e doze, às fêmeas, para a entrada na religião, acharam haver já naquelas idades juízo bastante para discernir. E Santo Tomás, luz da teologia, e mais doutores da Igreja não assinariam ser lícito e conveniente receber os meninos na religião, se os julgassem menos capazes para esse estado.

Dizem, em segundo lugar, que nos meninos não pode haver forças e valor para o trabalho da religião, e que, por isso, será necessário usar com eles de mais indulgência do que convém ao rigor monástico. A esta dificuldade responde Santo Ambrósio, dizendo que, se nos meninos há forças e valor para suportar os tormentos e a mesma morte, como se vê em inumeráveis meninos mártires, por que não haverá, nos mesmos, valor e forças para os trabalhos da religião, que são menores? E quando a caridade peça usar na religião, com os de pouca idade, de alguma indulgência, pergunto: pode essa ser mais nociva aos meninos na religião do que é a liberdade da vida no mundo? É de crer que há de ser menos nociva esta indulgência na religião que essa liberdade no mundo? Certo é que dado caso que em uma e outra cousa haja inconvenientes, muitos maiores se experimentam em crescerem os mancebos na liberdade do mundo; que em se criarem os meninos com essa indulgência na religião. Dizem, em terceiro lugar, que a vocação dos meninos é duvidosa, é vocação de Deus, ou se são movidos de alguma persuasão, ou leviandade de meninos; ao que se res-

L. 3. de Virg.

ponde, com S. Tomás, que toda a vocação à religião, por qualquer caminho que seja, ainda que seja por persuasão do diabo, é vocação de Deus; porque, ainda que o princípio possa ser humano, leve, ilícito e diabólico, a interior vontade de ser religioso não pode deixar de ser de Deus; assim como, se um menino herege, levado dos jogos pueris dos meninos católicos, se afeiçoasse à sua companhia e, com seu trato, à sua fé, esta tal vocação à fé deste menino quem duvida ser de Deus, posto que os princípios fossem leves e pueris? Opusc. 17 c. 10.

Em quarto lugar, dizem que não pode haver, nos meninos, a constância para perseverar; porque com a mesma leviandade com que tomam o estado religioso o deixam. A isto se responde que, se a inconstância na vocação fosse argumento que provasse, se provava que a vocação de Judas não foi de Deus, porque apostatou; e que, a vocação de S. Pedro, São Tomé, e outros mais discípulos de Cristo, que faltaram na fé e desampararam a Cristo, não foram verdadeiras vocações. Além disto, se esta razão valera, mais razão havia para não admitir, na Companhia de Jesus, os de crescida idade do que os meninos; porque, de ordinário, nela mais constantes são os que entraram meninos do que os que entraram de mais madura idade, como bem testemunha o Padre André Nicolau Lancício. E por escusar muitas autoridades, o Espírito Santo encarece a constância do que começou menino, dizendo não se afastará o velho do caminho que tomou sendo menino. Lib. 1. tract. 1. c. 21. Prov. 22.

Não será fora de propósito referir aqui a constância que alguns meninos mostraram assim na fé de Cristo, como na vocação da religião, que, porventura, convençam a estes políticos do mundo, que sentem mal da constância dos meninos. Em Cartago houve um mestre de meninos que, sendo católico, se fez herege luterano; depois de se haver passado para os hereges, deu alvitre* aos magistrados; como na Sur. t. 4.

---

* Informou.

sua escola entre os meninos havia doze de extremadas vozes, que poderiam ser excelentes cantores. Mandam os magistrados pelos doze meninos; e nunca os ministros hereges os puderam arrancar dos outros fiéis, com quem fortemente se abraçavam; e não podendo nem com ameaças, nem com açoutes reduzi-los a que voluntariamente quisessem deixar a companhia dos fiéis católicos, os levaram violentamente à companhia dos hereges, tornaram-nos estes a açoutar rigorosamente, e não podendo acabar com eles, que se ficassem em sua companhia; os largaram onde vivem (diz o Autor) todos juntos, em uma casa pia, e religiosamente cantam e comem juntos, e os chamam os doze apóstolos. De maior admiração ainda é o que se segue.

No tempo que Inocêncio III publicou, por toda a cristandade, a cruzada para a jornada da Terra Santa foi tal o furor que entrou no coração dos meninos cristãos que, de França e Alemanha, se juntaram mais de vinte mil rapazes com ânimo de ir à conquista da santa cidade, dos quais uns foram presos e vendidos dos ladrões, outros naufragaram miseravelmente, outros pereceram à fome e ao desamparo, e outros muitos, que deram nas mãos dos sarracenos, padeceram martírio constantissimamente, por não quererem largar a fé de Cristo; e, no lugar onde muitos naufragaram, se levantou depois uma igreja por ordem de Gregório IX, a que chamaram Igreja dos Novos Inocentes. Esta é a constância dos meninos na fé; não é menor a que mostram na vocação, da* qual há inumeráveis exemplos. Trinta e três recolheu o Padre Nicolau Lancício das *Ânuas da Companhia de Jesus*, de vários meninos que na vocação mostraram tal constância que nem lágrimas das mães, promessa e ameaças dos pais, razões e persuasões de amigos e parentes, senhores, e prelados, nem ainda decretos dos reis, sumos pontífices, os puderam apartar de seus propósitos de perseverar na vocação à religião; de todos referirei somente um.

Bar. t. 1. an. 1213. n. 2.

Tom. 1. p. I. cap. 22.

----
* No orginal: "do qual".

Em Roma houve um menino, de ilustre sangue, chamado Desidério, sobrinho do Cardeal Palota; era este de tão rica índole e santos costumes que mais parecia anjo do céu que menino da terra; tinham seu tio cardeal e seu pai posto nele grandes esperanças, e pretendia o cardeal fazer nele grandes coisas; meteu no seminário e nele foi um espelho de virtudes, humilde, casto, calado, devoto, e em tudo um menino celestial; chamou-o Deus ao estado religioso, e, por conselho de um santo varão, escolheu a Companhia de Jesus; suspeitou o tio cardeal os desejos de Desidério e, a toda a pressa, o tirou do seminário, e chamou a sua casa para o advertir desses pensamentos, e não se pode crer as máquinas que moveu para dissuadir de seus santos propósitos; ora com mimos, ora com ameaças por si e por outros, e de todas saiu vencedor o ânimo invicto de Desidério. Mas não foram estas as maiores contendas; armou-se o tio cardeal com armas do sumo pontífice para que o não pudessem receber e nada valeu; vai no dia seguinte Desidério ter com o Papa, propondo-lhe sua causa; o tio cardeal, vendo isto, privou ao sobrinho de todo seu patrimônio, reduzindo-o ao andar de qualquer escravo de casa; o qual alegre voou logo com esta ocasião para a Companhia; temendo porém os padres a ira do tio, lhe dilatavam seus bons desejos. Para meter tempo no meio, mandou o pontífice que o santo menino fosse estudar a Pisa; e foi esta a maior prova de sua constância, porque entre os depravados costumes daqueles estudantes se conservou Desidério com a mesma modéstia do que antes, e já neste tempo era de onze anos; há poucos meses tornou a Roma, e, com sua tornada fé, renovaram os combates dos parentes, prelados, e senhores, que não puderam fazer moca* em sua constância, até que, desenganado, o pontífice mandou aos padres da Companhia que o admitissem, o que fez com sumo gozo de seu espírito, alegria de todos e contradição dos parentes.

....
* Zombaria.

CAPÍTULO XXIV

Dos jogos e brincos dos meninos

A ociosidade (como diz o Eclesiástico) foi sempre mestra de toda a malícia, e ter os filhos ociosos no tempo da puerícia é criá-los na escola de todos os vícios. Por esta causa os antigos, que se prezavam na política* dos meninos mais extremados, procuravam, com todas as veras**, de os ter sempre ocupados, para que a ociosidade, que é origem de todos os males, não lhes abrisse as portas aos vícios, como costuma. Licurgo queria que, quando não tivessem outra ocupação, se exercitassem no correr e nadar. Os partos*** não davam de almoçar aos filhos, senão suados. E São Jerônimo conta que vira, em muitos lugares da Palestina, certas pedras, umas maiores, outras pequenas, em que os rapazes se exercitavam por lei da república, para fugirem à ociosidade.

Plut. de educat.

In cap. 12. Tac.

Para evitar, pois, a ociosidade nos filhos meninos cristãos foi sempre boa política, recebida de todas as nações, permitir-lhes alguns jogos e brincos pueris, honestos, e próprios daquela idade, com que aliviem o enfado do estudo e fujam da ociosidade. Assim o aconselhava São Jerônimo, ensinando a um pai e uma mãe de famílias os exercícios em que havia de ter sempre ocupados seus filhos, que apenas lhe[s]

Epist. ad. Gaud. & ad Laetam.

....
* Boa ordem, disciplina.
** Deveras.
*** Habitantes da Pártia, região correspondente a parte do atual Irã.

dá tempo para respirarem, assinalando certos jogos pueris formados das letras do alfabeto, para que juntamente se recreassem e aprendessem as primeiras letras do ABC. O mesmo aconselha Aristóteles, falando particularmente do jogo da péla*, em que se devem exercitar os de pouca idade. Agesilau, Imperador, jogava com o seu filhinho o jogo do cavalinho de cana, e não se desprezava aquele monarca de correr com o filho, na cana, para o exercitar; do qual jogo do cavalinho de cana e, mais, do de pares e nomes faz menção Horácio, com jogos mui usados dos meninos. De muitos varões famosos no mundo contam as histórias que costumavam brincar e jogar com os meninos. Creio que não tanto por se divertirem a si, como pelos exercitarem a eles. Hércules, vencedor do mundo, costumava jogar com os meninos. Sócrates, filósofo estóico e prudentíssimo, foi achado muitas vezes, por Alcebíades, brincando com um menino, por nome Lâmpocles, de menos de sete anos. De Cosme de Médices, tão célebre, conta Volaterrano que depois de velho costumava brincar com os netos e um dia se pusera, na praça, a consertar o assobio de um.

É tão próprio e natural dos meninos o brincar e folgar que a mesma palavra latina *puer*, que, no vulgar, quer dizer menino, no hebraico soa brinco ou folguedo; é tirar o natural dos rapazes proibir-lhes o brincar. Uma história anda, que não sei de que autor é, que explica isto muito bem. Dizem que houve um menino mui célebre na prudência pelas sentenças que dizia, de velho. Desejaram vê-lo certos filósofos e acharam-no brincando com os mais rapazes, em um terreiro, com um carrinho; pareceu-lhes aos filósofos que não podia haver tanta madureza, como diziam, em um menino que estava folgando como os demais rapazes na praça. Perguntou-lhe, todavia, um deles: menino, que fazeis aqui entre os rapazes brincando? Ao que respondeu o me-

---
* Bola utilizada em jogo.

nino: estou dando ao tempo o que é seu; com a qual resposta se confirmaram os filósofos na opinião que dele havia; porque não desdizia, daquela idade de menino, aquele exercício próprio de meninos. Mais seriamente o significaram os atenienses. Furtara um rapaz a lâmina de ouro da Deusa Diana e, para saberem qual foi, ajuntaram todos os de que podia haver presunção, puseram-lhes diante vários instrumentos de jogos pueris, como peões, corrupios*, etc., e, entre eles, uma pasta de ouro; mandaram que cada um tomasse o que mais lhe agradasse, os meninos que estavam inocentes lançaram mão dos brincos pueris, o que estava culpado lançou mão da chapa de ouro, pelo qual entenderam que aquele era o ladrãozinho que havia furtado a lâmina de Diana, e o mandaram matar, julgando que tinha ânimos mais que de menino, o que, pela chapa de ouro, se não inclinou aos brincos pueris. Assim que quero dizer que os brincos e jogos pueris são mui próprios e naturais aos meninos, usados de todas as nações, e os devem permitir os pais aos filhos meninos a seus tempos.

É, porém, mui necessário advertir não lhe permitam jogos ilícitos, nocivos ou defesos; porque os que se costumam a estes jogos, desde a puerícia, nunca podem ter boa criação. Jogos ilícitos chamo aos desonestos de balhos**, danças e outros certos brincos, de que os meninos aprendem mau exemplo e abrem os olhos para a malícia. Tais eram os filhos do ímpio, de quem fala o Santo Jó, aos quais, sendo meninos e ainda infantes, permitia o pai gastar todo o dia em balhos e folias ilícitas; pelo qual diz a Escritura que passaram alegremente os dias desta vida, porém que suas almas descem em um momento aos infernos; que estes proveitos tiram os pais dos filhos que criam nessas folias.

Jó 21.

Jogos nocivos chamo àqueles que alguns pais permitem aos filhos que lhes podem ser nocivos à vida e bons

----
* Cata-vento de penas.
** Bailes.

costumes, como são jogar pedradas, esgrimir, correr a cavalo e outros semelhantes, em que os meninos aprendem a ser espadachins, impacientes, cruéis e soberbos, e correm grandes riscos e desventuras. Um dia se ajuntaram os dois exércitos de Joab e de Abner, e, convidando Abner a Joab que mandasse folgar os meninos diante deles, sairão doze, de uma parte, e doze, da outra, a desafio, e, de tal sorte folgaram que todos ficaram ali mortos, atravessados com as espadas de cada um.

> 2. Reg. 2.

Bem lastimoso foi o sucesso que refere Barônio, de Frederico, filho dos reis de Sicília, Martinho e Maria. Estava este, sendo de sete anos, folgando com os demais meninos às lanças, à vista dos pais. Feriu um de tal sorte que logo caiu morto à vista dos reis, seus pais, que tiveram do sucesso tal desgosto que a mãe, a rainha Maria, morreu de pena, em breves dias. E destes sucessos acontecem muitos; como de certo menino Felipe, filho de reis, refere um autor, que brincava, atirando com setas para as estrelas, e uma lhe caiu em um olho e lho vazou. Por isso é bom conselho não permitir aos filhos meninos facas, espadas, escopetas e outros instrumentos semelhantes, por que não brinquem de tal sorte com eles que suceda passar do brincar ao brigar; enfim, que é verdadeiro adágio que brincos de mãos sempre vêm a dar na cabeça.

> Tom. 1. an. 1041 n. 6.

> Alex. ab Alex.

Porém, os principais jogos de que os pais devem livrar os filhos são os defesos, como são dados, cartas e outros, que são próprios de tafularia*; porque o pai que permite o filho ser taful, em menino, que espera venha a ser, em mancebo, senão ladrão, perjuro, blasfemo, pronto para todo o mal e decidioso para todo o bem? Não se pode este ponto encarecer melhor que com o tremendo sucesso de um menino de doze anos, jogador, que refere São Cirilo, diferente daquele de cinco anos, que conta São Gregório, que, por ser de tal autor, quero referir por suas mesmas palavras. Em Jerusa-

---
* Inclinação viciosa ao jogo.

lém (diz São Cirilo, escrevendo a Santo Agostinho) houve um homem nobre, muito rico, o qual tinha um filho de muito poucos anos, que criava não só sem castigo, mas com todo o vício a que era capaz aquela pouca idade; porque não somente o não repreendia quando errava, mas lhe ensinava péssimos e depravados costumes. Desta sorte, cresceu até os doze anos, cada vez pior; um dos vícios a que o pai o costumou foi do jogo; sucedeu, pois, que, estando um dia jogando com seu pai, não lhe caindo a sorte como desejava, rompeu na seguinte blasfêmia: Se aquele Jerônimo, que proíbe o jogo, pode alguma coisa, faça-o que eu quer ele queira, quer não queira, não me hei de levantar daqui sem ganhar. Coisa horrenda. Dizendo isto, foi o miserável menino arrebatado de um demônio, em forma de um homem medonho e terrível; para onde fosse se não sabe até agora: Eu creio que para os infernos. Até aqui, São Cirilo.

Os jogos, pois, que os pais podem permitir aos filhos são os honestos, que são próprios daquela idade, como são o jogo do aro, da péla, do peão e outros que eles trazem nos seus anais; são fora de toda suspeita, antes indício de boa inclinação o fazer altares, presépios, arremedar o sacerdote e o pregador, como se lê de muitos meninos santos, como São Bernardino, Santo Atanásio, São Francisco de Borja e outros muitos. No prado espiritual se conta que, andando certos meninos folgando no campo, começaram a arremedar o sacerdote na missa, escolhendo deles um que fizesse esse ofício e outros dois de acólitos; estando nestes devotos brincos, desceu do céu uma labareda de fogo que abrasou o altar, que era uma penha*, com tudo o mais que nele estava para aquela representação; como sucedeu ao profeta Elias com os profetas de Baal. Lipom. prat. spi. cap. 196. 4. Reg.

Sendo menino e pastorinho de seu pai, Ciro, andando com os outros rapazes pastoreando seu gado, para desenfa- Just. Hist. l. 1.

---
* Rocha.

do armaram todos um jogo em que elegiam a um deles por rei, ao qual todos obedeciam; caiu esta sorte ao menino Ciro, que o tomou com tais veras que a uns repreendia, a outros mandava, e a outros castigava, como se verdadeiramente fosse rei e senhor, e os outros réus; queixaram-se estes a seus pais, e os pais, a El Rei Astiages, o qual, mandando chamar a Ciro, lhe perguntou como fazia aquilo. Ao que respondeu o rapaz que porque o haviam feito rei.

Porém, seja este ou aquele o jogo, há de procurar o pai que os meninos, nos jogos pueris, não façam cousa que cheire a impiedade ou pecado, mas que folguem como meninos católicos e bem criados, para o que pode servir de exemplo o que refere Teodoreto, de uns meninos samosatenos* de nação; os quais estando jogando a péla, caiu esta acaso entre os pés da besta em que ia Lúcio, herege excomungado; como os meninos eram católicos, não se atreveram a jogar mais com aquela péla, parecendo-lhes ser culpa jogar com péla, que havia tocado na besta de um herege excomungado.

<small>Lib. 4. c. 14.</small>

Por remate, advirto que, ainda que é justo permitir aos filhos estes jogos, não é conveniente dar-lhes tal liberdade que eles, sem licença dos pais, todas as vezes e a todo o tempo que quiserem o façam, senão que há de ser a seus tempos e com beneplácito dos pais ou dos mestres, a cujo cargo estão, por que assim se criem com rendimento e sujeição. Este estilo guardaram os antigos nos jogos e exercícios pueris que tinham destinado aos rapazes; e este é bem que guardem os meninos cristãos, que não vão folgar senão a seus tempos e com licença de seus pais ou mestres; para o que pode ser de exemplo o milagre seguinte.

<small>Sur. t. 5. Sept. 9.</small>

Pediu um rapaz a Santo Andomaro, a quem servia, licença para ir folgar com outros rapazes a uma praia da outra banda do rio Elna; negou-lha o santo, porque previa o que lhe podia suceder; porém ele, como viu ao santo velho des-

---

* Natural de Samusata, cidade da Síria.

cansando depois de jantar, se foi sem licença e, achando, na ribeira do rio, um batel*, se meteu nele só para passar à outra parte; mostrou Deus quanto se desagradou do pouco rendimento deste rapaz a seu mestre; porque, apenas esteve dentro do batel, quando se levantou um pé de vento tão forte que levou o batel pelo rio ao mar alto, até dar com ele nas praias dos saxões bárbaros; aqui se viu o moço afligidíssimo, porque o sair em terra era arriscado a dar em mãos dos bárbaros, entregar-se às ondas do mar, sem piloto, sem vela e sem remo, perigo manifesto e mais evidente; reconhecendo sua desobediência se encomendou de coração a seu mestre, Santo Andomaro, a quem Deus já tinha revelado o perigo do discípulo; foi Deus servido livrá-lo por seus merecimentos, porque o batel, sem que ninguém o governasse, tornou pelo mesmo caminho a seu primeiro lugar e, se não fora a oração de Santo Andomaro, perecera miseravelmente no mar.

* Pequeno barco.

CAPÍTULO XXV

Do especial cuidado que se deve ter na criação das meninas

Não encareceu pouco São Crisóstomo o especial cuidado que se deve ter na criação das meninas, quando disse que se deviam tratar as meninas de casa como as meninas-dos-olhos. E, na verdade, Salomão, nos Provérbios, segundo a versão dos Setenta, assim chama as meninas porque na palavra grega soa o mesmo, menina-dos-olhos que menina de casa.

A primeira advertência, que se oferece na boa criação das meninas, é a guarda e recolhimento; porque, assim como a natureza guardou as meninas-dos-olhos com tantas teias, portas e prisões de capelas, pestanas, humores, veias e membranas, assim se devem guardar as de casa com toda a vigilância e cuidado. São João Crisóstomo diz que toda a família de casa, pai, mãe, ama, eunucos e criados se devem ocupar na guarda das meninas, porque toda a guarda de casa não basta para guardar uma só. Assaz o encarece o Espírito Santo, pelo Eclesiástico, dizendo: A filha guardada é a vigília do pai e seu cuidado lhe tira o sono; os antigos, para significarem qual devia ser esta guarda das meninas, pintavam a Deusa Palas, armada de sua adarga* e lança, e, junto a si, um dragão, que dizem ser animal que nunca dorme; para significar que, na guarda das filhas, era pouca toda vigilância

Hom. 22. ad populum.

Prov. 20.

L. 3. de Sacerd.

Eccl. 42.

----
* Escudo.

que, se fosse possível, não havia de dormir o pai na sua guarda.

Donde se vê, claramente, a importância de criar as meninas com recolhimento, não consentindo que saiam à rua depois de desmamadas, a folgar com os meninos, nem lhes permitindo, depois de crescidas, visitas escusadas. Este é conselho expresso de São Jerônimo à Santa Virgem Eustóquia, e de Santo Ambrósio falando com todas as donzelas. E posto que às de maior idade é mais necessário este conselho, não deixa de ser mui saudável para as que são ainda meninas; antes é tão próprio das meninas o recolhimento que, na Sagrada Escritura, o mesmo é menina que recolhida, e recolhida, que menina; porque, onde a vulgata diz as meninas te amarão, no hebreu tem as recolhidas te amarão.

<small>Epist. 22.</small>

<small>Cant. I.</small>

Onde não é menos urbanidade, senão ação de polícia cristã, esconderem-se as meninas para suas recâmaras* interiores, quando sucedem entrar quaisquer visitas de varões na casa de seus pais; fê-lo assim Sara, quando entraram em sua casa os três anjos em figura de mancebos; o qual louva muito Santo Ambrósio em Sara, com ser já velha, e com quanta maior razão, nas meninas! O qual se há de entender, ainda que as visitas sejam de parentes mui chegados; porque, assim como às meninas-dos-olhos não só não são nocivas as cataratas de fora e exteriores, mas ainda os humores de dentro, que caem do interior do cérebro; assim, às meninas de casa não só fazem mal os encontros de fora, mas, não poucas vezes, os de dentro de casa. Prima era, e esposa também, Rebeca de Isaac e, contùdo, a primeira vez que Isaac a veio visitar a primeira cousa que fez foi cobrir com o manto a cara. E o que mais admira é o que Tertuliano queria que fizessem as donzelas de seu tempo, porque mandava que jamais estivessem com a cara descoberta, nem ainda as filhas diante de seus pais; nem as irmãs diante dos irmãos;

<small>L. 1. de Abr.</small>

<small>Genes. 24.
De ve-Landis Virg. c. 16.</small>

----

* Pequeno quarto sem aberturas para o exterior.

ainda que este é demasiado encarecimento é, contudo, argumento do recato que devem guardar as meninas de semelhantes encontros; porque, assim como as meninas-dos-olhos, cerradas as capelas, estão seguras de qualquer argueiro* que as pode molestar, assim as meninas de casa, encerradas na sua recâmara, estão seguras de qualquer poeira que lhes pode fazer dano.

Outra cousa, que têm as meninas-dos-olhos, é serem a parte mais pura, mais simples e mais delicada que tem o corpo, e, por isso, qualquer argueiro a[s] ofende, qualquer névoa lhe[s] faz mal; assim hão de ser também as meninas de casa, como as meninas-dos-olhos. Hão de criar-se desde logo no amor da pureza, na simplicidade da vida e na ternura** da devoção. É este conselho que São Jerônimo escrevia a Leta, instruindo-a na educação de sua filha, Paula, quando ainda mamava. Depois que a desmamares (diz) com Isaac, e a vestires com Samuel, tornai essa preciosa pérola ao cubículo*** de Maria, reclinai-a no presépio com o menino Jesus, chorando nas palhinhas; crie-se no mosteiro, viva entre os coros das mais virgens, não aprenda a jurar, tenha por sacrilégio o mentir, não saiba que coisa é o mundo, viva como anjo na carne sem carne, e, com tal simplicidade se crie que todo o gênero de homem imagine ser semelhante a si. Oh, se assim criassem os pais suas filhas desde meninas, como haveria hoje muitas Paulas! (Ad Laet. Epist. 7.)

Devem, pois, os pais ir com santas palavras, inclinando as filhas ao amor santo da pureza virginal, afastando delas todo o argueiro que lhe[s] pode fazer mal, afastando-as principalmente da familiaridade de todo homem que não for irmão e, ainda, daquelas criadas e amigas, que não forem muito honestas; porque daqui vêm não poucas desgra-

---
* Cisco, palhinha.
** De maneira tenra.
*** Cela de convento.

ças que, por se não prevenirem antes, se choram depois (que pelas meadas de linhas, que lhe veio a vender Selestina, se perdeu Milebéa); inclinando-as desde logo ao seu lavor, ao Rosário, lição espiritual e devoção da Virgem, Nossa Senhora; não lhes permita aquelas vaidades com que algumas se criam, de branquear os rostos e rubricar as faces com coisas supostas, nem de afeites* demasiados, mas que andem honestas e com os peitos cobertos, como São Jerônimo, escrevendo a Fúria, aconselha; porque, se São Paulo quer que as donzelas não estejam com as cabeças descobertas, com maior razão os peitos.

1. Cor. 11.

A última consideração que há, nas meninas-dos-olhos, é a clausura perpétua em que a natureza as encerrou, porque, ainda que tenham nobilíssimas operações e contínuos movimentos, nunca, porém, saem da clausura que o autor da natureza lhes destinou; a esta semelhança as meninas de casa; se a graça divina as chamar para o mosteiro, onde professam perpétua clausura e onde possam exercitar mais nobres operações, de nenhuma sorte lho devem estorvar os pais, porque farão nisto grande injúria a suas filhas e grande ofensa a Deus. O Concílio Tridentino põe pena de excomunhão a todo o que, sem causa justa, impedir a entrada ou voto de Religião. E se vossas filhas querem tomar a Cristo por esposo, guardar perpetuamente a preciosíssima pérola da virgindade e viver para isso em perpétua clausura no mosteiro, que melhor felicidade podeis delas esperar? Se na vossa mão estivesse escolher esposo (diz Santo Ambrósio), escolhia ela mal em escolher a Cristo? Ouve o que o santo conta de uma donzela, que, por ser de tão ilustre autor, o quero referir aqui.

Sess. 25 c. 18.

Lib. 1. de Virg.

Pretendiam uns senhores casar uma donzela que, pelo voto de virgem, havia tomado a Jesus Cristo por esposo; fugiu, como vítima da castidade, para os sagrados altares, por

---
* Enfeites.

fugir às instâncias dos parentes com que a importunavam para que se casasse. Um dia de maior combate, falando com todos, lhes respondeu desta sorte: Que é o que pretendeis de mim, senhores? Que tome esposo? Já tenho feito eleição de outro melhor; exagerai riquezas, nobreza e formosura, que outro mais rico, mais nobre e mais belo achei já; se vós tendes para mim outro semelhante, seguirei vosso parecer e, se não, não tendes cuidado de mim, senão inveja de meu bem; a esta palavras da virgem replicou um de maior empenho: se vosso pai fora vivo, vós não casaríeis; ao que respondeu ela: porventura que por isso morresse, porque me não fosse de impedimento a meu santo propósito; a qual resposta teve aquele homem, por oráculo de profecia para si, porque em breve acabou a vida, e a santa virgem conseguiu seu desejo.

Pois, se vossas filhas assim fossem todas, podia ser melhor sua ventura e melhor vossa felicidade? Que mais quereis que ver todas vossas filhas religiosas ou, ao menos, todas convosco, perpetuamente virgens? Que maior louvor quereis que ouvir dizer aos anjos: Vosso ventre é como um monte de trigo cercado de lírios? Que maior glória que poder dizer com verdade a Cristo: todo o fruto de meu ventre, o novo e o velho, guardei para ti, ó Cristo? Cant. 7.

Não quero dizer que todas as filhas hajam de ser freiras, porque isso coisa é que não pode ser; mas digo que aprovo os ditames daqueles pais que, desde meninas, as criam com esses intentos e reprovo os daqueles que apenas tem a menina os anos da discrição, quando já lhe falam em casamentos; e os pais honrados e prudentes nem falar permitem em casar diante das suas filhas. Visitou um dia certo fidalgo a um seu parente, pai de duas filhas donzelas, que estavam presentes: este, cuidando que dizia uma sentença discreta, para dizer que já eram para casar, disse: já são poldrinhas; ao que respondeu o prudente pai: sim e já têm as celas no mosteiro do Salvador. Pelo que concluo que, para saírem as meninas como é bem, se hão de tratar como se todas houvessem de ser religiosas, consagradas a Deus, Nosso Senhor, e esposas de Jesus Cristo; e, finalmente, para boa criação se devem tratar as meninas de casa como se tratam as meninas-dos-olhos.

Pode vir aqui, em questão, se é conveniente que as filhas aprendam as artes liberais desde meninas, assim como é certo dos filhos meninos. Ao que respondo que não só é conveniente, mas grande glória para o sexo feminino. Policiano faz, em verso, um largo catálogo das mulheres que foram insignes em letras e sabedoria. Ravísio refere exemplos de grande admiração, assim de gentios como de católicos, como foram as filhas de Catão, de Pitágoras e outras muitas que não só aprenderam, mas que ensinavam em escolas públicas as artes liberais.

Lib. I.
Verb.
mal
doctae.

Para vossa doutrina basta saber que Santa Catarina, desde menina, se deu ao estudo da retórica e filosofia, em que saiu eminente. Santa Eustóquia, filha de Santa Paula, de tal sorte se deu ao estudo das letras hebraica, grega e latina que foi chamada milagre do seu tempo, e, por essa causa, mui estimada do doutor da Igreja, São Jerônimo; e quase o mesmo se escreve de Marcela Romana. E por não amontoar exemplos; de Constância, mulher do excelente Príncipe Alexandre Esforcia, se conta que de tal sorte se entregou desde a meninice ao estudo das letras que na erudição excedia a qualquer varão douto de seu tempo; foi versada na lição dos santos padres Jerônimo e Ambrósio; e dos filósofos Cícero e Latâncio. Teve uma filha mui semelhante a si, por nome Batista, de tanta doutrina e erudição que metia espanto aos mais doutos de seu tempo.

Do qual consta que não só é conveniente mas mui louvável ensinar as boas artes às filhas desde meninas; ao menos o ler e escrever devem aprender todas, e, as que se criam para religiosas devem aprender alguns princípios da língua latina; porque é isto não só conforme ao uso das nações mais políticas e repúblicas bem ordenadas, mas também é conforme ao que São Jerônimo ensinou nas Epístolas, que escreveu a Leta, Santa Paula e a outras grandes mães de famílias.

Índice onomástico

A
Abel 170, 273
Abiron 191
Abner 286
Abraão 33, 34, 63, 65, 81, 87, 103, 192, 233, 258
Absalão 49, 53, 206, 246
Abulense 52, 57, 150, 184
Acã 190
Acabe 65
Adão 162, 170
Adônis 46, 178
Adriano 231, 239
Aebilo 172
Agesilão 262
Agesilau, Imperador 284
Ágis 38, 97
Agripina 34, 72, 169
Albano 126
Albino 128
Alcebíades 115, 150, 202, 284
Alexandre ab Alexandro 46
Alexandre Bércio 226
Alexandre de Gusmão 3, 7
Alexandre Farnézio 208
Alexandre Magno 28, 30, 71, 72, 116, 150, 172, 191, 200
Alonso de Andrade 50
Ambrósio 296
Ambrósio Parem 50
Amicla 150
Amnon 49, 53, 206, 258
Amulio 96
Ana 70, 81, 133, 147, 150, 154, 178, 268
Ananias 163
Andrade 253
Aníbal 28
Antígono 33, 73
Antio 239, 240
Antípatros 38
Antonino Pio 72
Antônio 142
Antonio de Borbon, Rei de Navarra 214-5
Antonio de Oliveira 7
Apolônio 72, 172, 231
Aquiles 74, 231, 257
Aquileus 31
Aram 23, 103
Arcádio 236
Arcênio 236
Ariobarsanes 34

Aristides 232
Aristipo 29, 262
Aristo 31
Aristóteles 6, 13, 28, 31, 67, 71, 72, 73, 125, 126, 164, 172, 176, 181, 191, 205, 211, 231, 233, 239, 264, 284
Arquelaos 33, 175
Arquideno 69
Artaxerxes 34, 65, 118
Atalante 97
Atalia 86, 95, 103, 193, 268
Atamante 85
Athea 86
Átila 65
Augusto 31
Augusto César 201
Ave Maria 109, 156
Azarias 163, 265

B

Baco 186
Baiaceto 182
Barea 150
Barlaam 202
Barônio 257, 286
Batista 16, 133, 143, 223, 296
Beato Estanislau 223, 224
Beato Frei Alberto 171
Beato Luís Gonzaga 184, 224
Beda 25, 128, 254
Belarmino 275
Bento de Beja de Noronha 7, 9
Betsabé 69, 70, 147, 164, 252, 253
Boaz 104
Boécio 192
Boleslau 193

Borja 34
Britanion 264

C

Caeta 150, 173
Caetano 121, 164, 249
Caim 162, 253, 273
Caio 201
Calvino 50
Camilo Romano 75
Campânia 23
Cardeal Baronio 109
Cardeal Belarmino 276
Cardeal Palota 280
Carlos 228, 239
Carlos Calvo 58
Carlos de Noyelle 7
Carlos Magno 128
Carlos V 207, 231
Cartagena 163, 273, 276
Catão 30, 296
César 14, 212, 214
Chiron 31, 74
Cícero 71, 125, 296
Cipião Africano 28
Cirilo 51
Ciro 29, 262, 287, 288
Claudiano 219
Clearco 192
Constância 296
Core 191
Cornélia 23, 232
Cornélio 101
Cornélio Gema 50
Cosme de Médice 284
Cresso 34
Crícias 72
Cristo 25, 33, 40, 96, 98, 105, 108, 128, 137, 149, 150, 151,

157, 167, 171, 173, 181, 183, 194, 199, 218, 219, 220, 258, 272, 276, 279, 280, 294, 295
Cupido 172, 178

D
Daniel 127, 163, 171
Dario 33, 34
Datã 191
Davi 26, 30, 45, 49, 53, 63, 104, 135, 163, 206, 246, 258, 269
Dédalo 206
Deiotero 85, 255
Del Rio 140, 141
Dêmocles 172
Denocletes 109
Desidério 281
Deusa Diana 183, 285
Deusa Juno 147
Deusa Palas 291
Deutéria 86, 175
Diana 285
Dido 150
Dina 62
Diógenes 45, 47, 72, 172, 231, 235, 263
Díon 73, 168, 239
Dionísio 40, 73
Dionísio Areopagita 126
Dionísio Tirano 168
Dom Álvaro da Silveira 182
Dom Gonçalo 182
Domiciano 191
Dona Marina de Escobar 109, 157
Draomira 193
Dreixelio 146
Druzo 30
Dunaam 195
Dunaam, Tirano 194

E
Edburga 267
Edmundo, Rei de Inglaterra 171
Eduardo 267
Egeu 192
Egistro 97
El Rei Astiages 288
El Rei Atelfredo 192
El Rei Ciro, o Grande 96
El Rei Dom Afonso de Castela 145
El Rei Dom Sebastião 221, 239
El Rei Moabe 87
El Rei Ocosias 268
Eldgiva 267
Eliano 33, 97
Elias 171, 287
Eliseu 52
Enéas 150, 172, 173
Engelgrave 250
Epaminondas 72
Eracla 127
Erasmo 27, 28
Ernesto 169, 170
Esaú 68, 192, 252
Esopo 191
Espurina 172
Ésquilo 108, 109
Éster 103
Estevão 137
Etéocles 38
Eudóxia 262
Euriclea 85
Euristenes 86
Eusébio 127
Eusébio Emisseno 207
Eutímio 45
Eva 162
Ezequiel 119-20, 245

F

Fábio 34, 211
Fábio Rutílio 34
Faetonte 206
Farmiano Strada 207
Felipe 31, 71, 72, 191, 231, 286
Felipe I 231
Felipe, Rei das Espanhas 207
Fenéias 49, 57
Fênix 31, 231
Filis 150
Filo 73
Filonela 85
Filonides 264
Frei Fernando de Castilho 129
Frei João de Vercelis 129
Frei Tomás de Cantiprato 76
Fúria 294

G

Galeno 146
Gaudêncio 264
Gerson 154
Gideão 65
Gilipo 191-2
Glaco 23
Golias 30
Graciano 264
Gregório 254
Gregório IX 280
Gregório Turonense 86
Grilo 31
Guilherme Abade 148

H

Habis 147
Hano Cartagines 28
Harpago 96
Helanica 150
Heli 49, 57, 133, 154, 179, 198, 202, 233, 244, 269
Heliodoro 104
Heliogábalo 50, 162
Henrique Alberio 215
Henrique II 215
Henrique, Imperador dos Romanos 171
Hércules 17, 239, 240, 284
Herodes 49-50, 85, 86
Heródoto 263
Himeto 272
Hipocrenes 175
Hipodemante 175
Hirão 71
Homero 257
Honório 219, 236
Horácio 123, 284
Hugo 25

I

Ícaro 206
Imaculada Conceição 238
Imperador Antonino 231
Imperador Domiciano 150
Imperador Justiniano 194
Imperador Maximino 40
Imperador Teodósio 236, 237
Irmão Francisco de Escarlate 109
Irmão Francisco Gaetano 185
Irmão Francisco Moreno 77, 227
Irmãos Pedro de Bastos 149
Isaac 68, 70, 81, 87, 147, 151, 200, 201, 252, 292, 293
Isaí 30
Isaías 41, 149, 245
Ismael 59, 86, 200

J

Jacó 23, 45, 62, 68, 70, 151, 170, 178, 192, 252, 256, 263
Jacob Felipe 226
Jacob Sadoleto 26
Jair 65
Jansênio 25, 116, 249
Jasão 85
Jeremias 81, 82, 103, 148, 171, 179, 242, 276
Jerônimo 254, 289, 296
Jerônimo Soares 7, 9
Jesus 76, 139, 154, 185, 187, 226, 293
Jesus Cristo 193, 267, 268, 294, 296
Jesus Nazareno 3
Jetro 98
Jô 254
Jó 66, 81, 82, 88, 123
Joab 286
João 277
João da Costa Pimenta 7, 9
João de Almeida 8
João de Áustria 208
João Leônio 225
Joás 95, 103, 154, 233, 265, 268
Joiada 103, 202, 233
Jônatas 245
Jorão 193
Josafá 95, 202, 268
José 62, 70, 71, 151, 170, 178, 224, 255, 263
Josefo 16
Joseta 103
Josias 154, 265
Josué 170, 190, 202, 233
Judá 62

Juliano 40, 239
Júlio Claro 121
Justíssimo Mártir 52
Juvenal 22, 190, 198

L

Latâncio 296
Lamberto 96
Lâmpocles 284
Lamuel 252
Learço 85
Leonides 72, 200
Leta 19, 21, 123, 185, 189, 200, 264, 293, 296
Levi 134, 252
Lício 239
Licurgo 16, 17, 18, 33, 73, 94, 212, 231, 283
Lisímaco 72
Ló 103
Loas 202
Lot 192, 233
Lourenço 137
Lúcio 201, 288
Lúcio Floro 87
Ludmila 193
Ludovico 58
Luis Álvares de Távora 182
Lutero 50, 275, 278
Luzia 136, 137

M

Magór 29
Manases 245, 265
Manoel de Moura Manoel 7, 9
Manoel Pimentel de Souza 7
Marcela Romana 296
Marco Antônio 72-3, 178, 231

Mardoqueu 103
Maria 95, 154, 185, 286, 293
Mariano 137
Martinho 286
Mauro 128
Maximiano 115
Maximiliano 207, 231
Medeia 85
Mendonça 147, 269
Metafrastes 195
Milabéa 294
Misael 163
Mitridates 163
Moabe 87
Moisés 81, 95, 98, 150, 151, 191, 198, 199, 200, 202, 233

N
Nabuco 163
Nabucodonosor 15, 87
Nero 28, 34, 50, 72, 115, 162, 168, 191, 239
Nicetas 30
Ninos, rei dos Assírios 259
Noé 252
Novarino 62, 145

O
Ocosias 86, 95, 103, 193, 268
Ofini 49, 57
Orígenes 57, 127
Oséias 149
Otávio 31

P
Padre Andrade 136
Padre André Nicolau Lancício 276, 279, 280
Padre Dreixélio 257
Padre Espinelo 224
Padre João Eusébio Niremberg 77
Padre João Nadozo 135
Padre Luís de Gusmão 203
Padre Luís Gonçalves da Câmara 239
Padre Plato 272
Padre Salazar 213
Páris 97
Paula 293
Paulo Diácono 86
Pedro 34
Pegmênio 239
Peléo 231
Peleus 31
Pellio 97
Peneda 147
Perimele 175
Perseu 33
Petrarca 47, 105, 235, 239
Pitágoras 296
Plácido 128
Platão 6, 29, 31, 38, 73, 104, 115, 119, 125, 162, 172, 197, 198, 201, 205, 233, 249
Plínio 116, 120, 214, 232
Plutão 186
Plutarco 6, 22, 23, 28, 72, 73, 125, 149, 172, 189, 200, 205, 211, 218, 237, 257
Pompeu 30
Pontífice Alexandre III 127
Príncipe Alexandre Esforcia 296
Príncipe Carlos 207
Príncipe Salmanasar 209
Profeta Eliseu 184

Profeta Isaías 217
Profeta Jeremias 179, 242
Progne 85
Protógenes 127

Q
Quintiliano 72, 119, 120, 264

R
Rábano 128
Racones 118
Rainha Sara 214
Rainha Simiramis 96
Raquel 70, 151
Ravísio 85
Rebeca 68, 70, 292
Remo 96, 147
Ribadaneira 41
Roboão 15, 249
Rodigino 16
Rômulo 96, 147, 262
Rute 104

S
Salazar 25, 26, 32, 67, 121, 243, 252
Saliano 214
Salomão 13, 16, 20, 25, 49, 68, 69, 70, 71, 81, 89, 104, 116, 119, 121, 147, 164, 173, 177, 197, 207, 212, 213, 214, 220, 237, 241, 242, 243, 244, 246, 249, 252, 253, 291
Salvina 19
Samuel 16, 70, 81, 133, 147, 151, 154, 178, 198, 202, 233, 268, 269, 293

Sansão 16, 143
Santa Ana 137
Santa Brígida 148, 220, 228
Santa Eustóquia 296
Santa Francisca Romana 148
Santa Isabel de Hungria 134
Santa Madre Maria Magdalena de Pazi 226
Santa Maria Madalena 137
Santa Mônica 169
Santa Paula 19, 148, 272, 296
Santa Virgem Eustáquia 272, 292
Santo Agostinho 25, 51, 70, 94, 165, 169, 171, 181, 235, 237, 240, 251, 253, 287
Santo Alano 224
Santo Ambrósio 5, 44, 80, 102, 148, 160, 169, 171, 248, 255, 256, 261, 271, 276, 278, 292, 294
Santo Andomaro 288
Santo André Corcino 135
Santo Anselmo 247, 276
Santo Antão 221
Santo Antonino 224
Santo Atanásio 262, 276, 287
Santo Estevão 102, 171
Santo Eustáquio 95, 98
Santo Idelfonso 135, 224
Santo Inácio 39, 65
Santo Irmão Pedro de Bastos 224
Santo Isidoro Polosiota 62-3
Santo Ivo 105
Santo Jó 53, 65, 66, 82, 103, 122, 123, 176, 179
Santo Mancebo Venceslau 193
Santo Menino Tobias 209

Santo Padre Gonçalo da Silveira 182
Santo Tobias 123, 163, 221
Santo Tomás 43, 128, 153, 154, 159, 171, 201, 219
Santo Tomás de Cantuária 224
Santo Tomás de Vilanova 134
Santo Velho Eliazar 122
São Basílio 5, 79, 102, 128, 134, 171, 177, 189, 276
São Bento 65, 128, 171
São Bernardino 223, 224, 287
São Bernardino de Sena 146, 154
São Bernardo 5, 28, 45, 74, 148, 149, 159, 171, 183, 191, 221, 268
São Cassiano 127
São Cirilo 108, 157, 164, 286, 287
São Clemente Alexandrino 19, 81, 127, 134, 148
São Diogo 208
São Domingos 99, 136, 171, 224
São Edmundo 70, 135, 179, 223
São Efrem 197, 199
São Francisco 34, 65, 171
São Francisco de Borja 154, 185, 287
São Frederico 220
São Gregório 53, 65-6, 102, 164, 187, 225, 270, 271, 275, 276, 277, 278, 279, 286
São Gregório Magno 108
São Gregório Naziazeno 69, 74, 133, 192, 198, 249, 262
São Gregório Papa 128, 157, 186, 276
São Hermano 224
São Jerônimo 5, 19, 21, 22, 45, 61, 63, 81, 123, 149, 159, 170, 173, 174, 185, 189, 197, 200, 202, 258, 264, 270, 272, 276, 283, 292, 293, 294, 296
São João 171, 173, 182, 220
São João Batista 147, 171
São João Crisóstomo 5, 35, 44, 46, 47, 49, 57, 58, 64, 66, 102, 119, 133, 143, 197, 230, 233, 254, 258, 291
São Justino Mártir 184
São Laurenço 171
São Leandro 192
São Luís 34
São Luís, Rei de França 163
São Malaquias 191
São Marcos 98
São Martinho 171
São Maurílio 157
São Miguel 63
São Nicolau 171
São Pacômio 276
São Paulo 16, 35, 45, 46, 56, 64, 116, 123, 148, 167, 181, 236, 245, 248, 251, 294
São Pedro 229, 233, 279
São Rafael 98
São Riefrido, Bispo de Trajeto 221
São Tiago 102, 105
São Tomé 279
São Vicente Ferreira 90
São Zenon 170
Sara 5, 70, 81, 87, 147, 200, 201, 292

Sardanápalo 162
Saul 30
Selestina 294
Sêneca 28, 31, 32, 72, 75, 119, 169, 191, 208, 239, 247
Septímio Severo 262
Sertório 16
Sevedro 39
Severino Boécio 232
Sião 82
Sicínio, Imperador 264
Simeão 62, 133, 252
Siqueu 150
Siracides 16
Sirofanes Egípcio 259
Soares 270
Sócrates 22, 31, 37, 72, 239, 284
Sofronisco 31
Súrio 220

T
Tamar 206
Tântalo 85
Tármulo 212
Teleuco 245
Temístocles 33, 115, 116, 209, 210
Teodeberto 86, 175
Teodoreto 269, 288
Teodósio 236
Tereo 85
Tertuliano 212, 292
Teseo 192
Timóteo 35, 64, 123, 167
Tobias 5, 98, 154, 163, 221
Trajano 28, 72, 125
Tritênio 128

V
Valério Máximo 214, 245
Vatablo 121
Vênus 46, 168, 172, 173, 178, 186
Vigéssio 217
Virgem Maria 109, 228
Virgem Mariana de Escobar 110

X
Xenócrates 73, 172
Xenofontes 31, 72, 125

Z
Zebedeu 150
Zedequias 87
Zenon 73

Cromosete
Gráfica e editora Ltda.

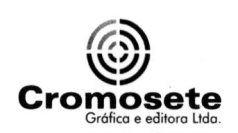

Impressão e acabamento
Rua Uhland, 307 - Vila Ema
03283-000 - São Paulo - SP
Tel/Fax: (011) 6104-1176
Email: adm@cromosete.com.br